常见心血管疾病名老中医经验集

主　编　何红涛

全国百佳图书出版单位
中国中医药出版社
·北　京·

图书在版编目（CIP）数据

常见心血管疾病名老中医经验集 / 何红涛主编 .
北京 : 中国中医药出版社 , 2025. 4
ISBN 978-7-5132-9104-0

Ⅰ. R259.4

中国国家版本馆 CIP 数据核字第 2024Q1A137 号

中国中医药出版社出版
北京经济技术开发区科创十三街 31 号院二区 8 号楼
邮政编码　100176
传真　010－64405721
北京联兴盛业印刷股份有限公司印刷
各地新华书店经销

开本 787 × 1092　1/16　印张 13.75　字数 293 千字
2025 年 4 月第 1 版　2025 年 4 月第 1 次印刷
书号　ISBN 978－7－5132－9104－0

定价　68.00 元
网址　www.cptcm.com

服务热线　010－64405510
购书热线　010－89535836
维权打假　010－64405753

微信服务号　zgzyycbs
微商城网址　https://kdt.im/LIdUGr
官方微博　http://e.weibo.com/cptcm
天猫旗舰店网址　https://zgzyycbs.tmall.com

如有印装质量问题请与本社出版部联系（010－64405510）

《常见心血管疾病名老中医经验集》

编委会

主　编　何红涛

副主编　张铁军　封亚丽　李　霞

编　委　（按姓氏笔画排序）

丁　岐　王云环　王思洲　井亚敏

牛士博　牛丕丕　尹鹏英　石彦会

卢卫娅　刘　淼　刘笑旭　孙福军

杜丽涛　李佳修　李俊红　李钰琪

宋雅婷　张　曼　张　煜　孟丹琳

胡雨桐　柳彩霞　耿　彬　高玉龙

郭亚楠　康国彬　董春芳

前　言

随着人民生活条件的改善，人口老龄化不断加剧，心血管疾病逐渐成为临床常见疾病。心血管疾病是危害人民健康和影响社会劳动力的重要疾病。心血管疾病的防治研究乃是当今医学领域的重大课题。中医心血管病学的发展经历了一个相当长的历史过程，经过历代医家的反复实践、充实和完善，特别是近几十年来，经过中医、中西医结合医学工作者不懈的努力，逐步形成了一套完整的中医心血管疾病的学术理论体系。

中医学是具有深厚文化底蕴的生命科学，其疗效是中医学术赖以生存和发展的基础。中医学重视临床，通过诊疗实践沉淀积累的名老中医临床经验是中医学术的精华部分，是获取临床疗效的关键之一。总结传承名老中医的心血管疾病学术经验，是提高临床疗效、促进中医心血管病学术发展的基础且有效的工作。为了传承名老中医宝贵的学术经验、指导心血管疾病的中医临床工作、更好地服务人类健康，本书收集了近几十年来我国中医心血管疾病领域部分名老中医的临床学术经验，理论联系实际，以期进一步充实中医心血管病的学术思想，传承名老中医的实践经验，提高青年中医辨治心血管疾病的水平。

由于水平有限，介绍中医心血管疾病专家学者的经验尚无法全面完善，病种的选择也难以反映中医心系疾病的全貌等，恳切地希望得到广大同道的批评指正。

在本书出版之际，感谢各位同道的无私帮助，并向各位中医心血管病专家学者致敬!

何红涛

2025 年 1 月

编写说明

心血管疾病是严重威胁人类健康的一类常见疾病。中医心血管病学，是指以中医理论为依据，对心血管疾病的病因病机、诊断和治疗等进行系统阐述的一门学科，是中医学重要的组成部分。中医学经过数千年的临床实践，在中医心血管病学领域取得了长足进步，逐步形成了一套较为完整的中医心血管病学术理论体系。

为了更系统地总结本学科在心血管疾病诊治方面的诊疗特色和优势，学习和传承名老中医在心血管疾病领域的宝贵经验，促进中医心血管病学科的建设与发展，使之更好地为广大患者服务，特编写了本书。

本书概论部分简要介绍了中医心血管病学的概念、特点，以及学习名老中医临床经验的重要性；以下各章分别按照西医心血管疾病的病名来阐释多位名老中医药专家对该病的病因病机、临床诊断、治法方药、现代研究等各方面的认识和经验，重点突出临床的实用性和可操作性。本书旨在传承名老中医诊治心血管疾病的宝贵临床经验，拓展中医心血管医师的临床思路，为提高心血管疾病的临床疗效提供有效帮助。

《常见心血管疾病名老中医经验集》编委会

2025 年 1 月

目录

概　论

一、中医心血管病学概述

心血管疾病是严重威胁人类健康的一类疾病。中医学经过数千年的历史进程，在心血管病领域取得了长足的进步，逐步形成了一套完整的中医心血管病学术理论体系。

中医心血管病学，是指以中医理论为依据，对心血管疾病的病因病机、诊断和治疗等进行系统阐述的一门学科，是中医学重要的组成部分。

中医心血管病学的基本理论包括心脏形态解剖、诊法、辨证、治则、治法及中药学、方剂学等相关知识。心脏的脏象学说是研究心脏疾病发生、发展、传变的基础。心脏的生理功能是辨识、治疗疾病的依据。厘清心与其他脏腑如心与肝、心与脾、心与肺、心与肾等脏腑之间的关系，通过对脏与脏、脏与腑等有关气机的升降出入、血液的运行畅通等因素的观察，是预测疾病变化的重要根据。

心血管疾病的诊法，主要包括望、闻、问、切四种中医诊察疾病的方法。它是收集临床资料、获得病情信息的重要方法，为运用中医基础理论进行综合分析、做出病证性质判断奠定了基础。因此，“四诊”方法掌握是否准确，关系到辨证论治的正确性。在运用诊法时，应该注意“四诊合参”。四诊是从不同角度来检查病情和收集临床资料的，各有其独特的意义，不能相互取代。只强调某一诊法而忽视其他诊法都不能全面了解病情，只有“四诊并重”才能全面系统地了解病情，识别真伪，探求本源。

心血管疾病的辨证包括脏腑辨证、病因病机辨证、气血津液辨证、八纲辨证、六经辨证等辨证方法。这些方法在临床应用中可单独使用，也可以联合使用。八纲辨证根据四诊取得的资料，进行综合分析，以探求疾病的性质、病变部位、病势的轻重、机体反应的强弱、正邪双方力量的强弱，可归纳为阴、阳、表、里、寒、热、虚、实八类证候，是中医辨证的基本方法，是各种辨证的总纲。脏腑辨证、气血津液辨证常用于心血管疾病中辨别脏腑病位及脏腑阴阳、气血、虚实、寒热等变化，是为治疗提供依据的重要辨证方法。六经辨证，多用于心血管疾病兼有外感病证者，也可以用于指导内伤心病的辨治，运用六经辨证，能正确地掌握外感病发展变化的规律，在治疗上有其重要的指导作用。因此，全面掌握各种辨证方法，对于提高心血管疾病的辨证能力有很大帮助。

心血管疾病的治则是从整体观念出发，在阴阳五行学说指导下，将四诊所得的临床资料，进行分析、归纳，在辨证基础上确立的治疗原则。治则是临证制方遣药的依据，主要包括扶正祛邪、调整阴阳、标本缓急、同病异治、异病同治、因地因时因人制宜等方面，其内容颇为丰富，千百年来一直在防治疾病上发挥着积极的指导作用。治法则是以心血管疾病各个阶段出现的主要证候表现为依据，将汗、吐、下、和、温、清、消、补八法和外治法，以及其他诸法的活用包罗之中。在制定治则和选择治法之时，首先要全面衡量患者的病情、病势、体质及四时、气候、地域等方面，其次需要分清主证、兼证之间的关系，还需要掌握各种治法的适应证和禁忌证，根据临床病症的具体情况，可单用、亦可两法或多法互相配合使用，总之以病情需要为原则。

二、学习名老中医临床经验的必要性

中医学是一个伟大的宝库，中医学术的精华不仅存在于浩瀚的历代医学书籍中，在当代名老中医临床实践中流传的丰富经验更是难能可贵。中医学是一门实践性很强的学科，中医学注重临床实践，临床实践是中医学的命脉，这些经验不是凭空而来的，而是在多年临床经验的不断探索研究中总结出来的，名老中医经验的传承是培养和造就新一代名中医的重要途径之一，名老中医经验是他们在长期与疾病作斗争过程中逐渐形成的，是理论与实践相结合的产物，因此，对于每一位中医人来说都是弥足珍贵的宝贵财富。名老中医有的禀于家学，有的师于传承，无论理论研究还是临床经验，更有独到之处，尤其宝贵的是这些理论和临床经验已经过数十年的实践验证，不断补充发展，日渐完善，更显珍贵。

心血管疾病逐渐成为临床常见疾病，是危害人类健康和影响社会劳动力的重要疾病。心血管疾病的防治研究乃是当今医学领域的重大课题。经过历代医家的不断发展、完善，尤其是近几十年来，经过中医、中西医结合医学工作者不懈地努力，逐步形成了一套完整的中医心血管疾病学术理论体系。疗效是中医学术赖以生存和发展的基石，提高临床疗效已经成为中医学发展的关键之一。收集、传承名老中医心血管领域的学术经验，是拓展中医心血管临床医师知识面、提高临床诊治水平、促进中医心血管疾病学术发展十分有效的工作。继承名老中医经验是中医心血管病学术发展的关键，具有十分重要的现实意义。

第一章　心力衰竭

心力衰竭（简称心衰），是指心脏不能搏出同静脉回流及身体组织代谢所需相称的血液供应，往往由各种疾病引起心肌收缩能力减弱，从而使心脏的血液输出量减少。心力衰竭是临床上常见的危重症，其发病率较高，在普通人群中大约为千分之一，且随着年龄的增加，发病率也相应地升高。根据心衰的临床表现，心力衰竭属于中医学“怔忡”“心痹”“心水”“喘证”“水肿”“气衰阳脱”等病证的范畴。

一、邓铁涛教授治疗心力衰竭的临床经验

（一）医家简介

邓铁涛，男，广东省开平人，著名中医师，广州中医药大学终身教授，中医内科学专业博士研究生导师。他致力于中医教育事业，培养了一大批中医人才。其论著深受国内外学者重视。1989 年邓铁涛教授被英国剑桥世界名人中心载入世界名人录，1990 年被遴选为全国老中医药专家学术经验继承工作指导老师，1993 年荣获广东省“南粤杰出教师”特等奖。

（二）临床经验

邓铁涛教授认为心为五脏六腑之大主，五脏息息相关，以心为本，他脏为标，心衰的病位在心，但却不局限于心。在心衰发生发展过程中，肺、脾、肾、肝皆与心相互制约与影响。例如，久患肺病，肃降功能失常，则通调水道不利，津液不布，痰水互结，则遏伤心阳，阻塞心气；久患肾病，则肾精匮乏，命门火衰，精亏则生血减少，不能上奉于心，火衰则气化不利而导致水饮内停，最终使心体失养，水气上凌于心；“脾病不能为胃行其津液，脉道不利”。上述皆可能是诱发或使心衰加重的原因。相反，心衰又可引起多脏腑功能衰竭。例如，心衰时血行不畅则血脉瘀阻，肺气瘀阻而致咳喘；母病及子，则中阳不运而致脘痞纳呆；心肾两虚，水火不济则水饮停积等。

1. 阴阳分治，温补阳气为主

邓铁涛教授认为心衰可分为两大类，心阳虚型与心阴虚型，故治疗心衰的基本原则为温心阳与养心阴。邓铁涛教授认为，治疗心衰的重点在于调补心脾的气血阴阳。气属

阳，温阳即补气；血属阴，滋阴即养血。邓铁涛教授常用红参、熟附子、薏苡仁、橘红等药物温补心阳，生晒参、麦冬、法半夏、茯苓、三七等药物滋养气阴。温补心阳与滋养气阴皆以人参为主药，用以培元益气，配合附子温阳，麦冬滋阴，薏苡仁、茯苓健脾利湿，法半夏、橘红通阳化痰，三七也具有益气强心之功效。邓铁涛教授应用补气药物，除常用的参、芪、术、草之外，尤喜用五爪龙，且用量较大，多在30g以上。五爪龙，其性味甘温，具有补气、祛痰除湿、平喘的作用。

2. 病证相结合，且灵活变通

邓铁涛教授对于心衰的治疗，强调必须病与证相结合，且需灵活变通。心衰病因不同，则方案随之变化。若属冠心病者，则多见痰瘀互结，临证可用温胆汤加用人参、三七、白术等以温阳通脉、祛痰补气。若证属阴虚，则临证多用温胆汤与生脉散加减调方。若属糖尿病者，则加用桑螵蛸、仙鹤草、怀山药、山茱萸等，且山药用量要大，一般需用60～90g。病因属于风湿性心脏病（简称风心病）者，皆会有风寒湿邪遏留，且易反复，治疗需在原方基础之上配合威灵仙、鸡血藤、桑寄生、红花、桃仁以活血化瘀、祛风除湿，并提醒患者注意预防感冒、防寒。病因属肺源性心脏病者，则加用三子养心汤、猴枣散配合鹅管石等以温肾纳气，降气平喘。

3. 经验方介绍

方药组成：西洋参、麦冬、炙甘草、大枣、太子参。

功效：益气生脉。

主治：慢性心力衰竭。

方解：方中以西洋参益气为君，太子参、麦冬益气养阴生津为臣，佐以大枣固护脾胃之气，使以炙甘草调和诸药，临证随病证变化进行加减。

随证加减：心阳虚者用暖心方（红参、熟附子、薏苡仁、橘红等）；心阴虚可用养心方（生晒参、麦冬、法半夏、茯苓、三七等）；兼见外感咳嗽者加用北杏仁、紫菀、百部；喘咳痰多者加用紫苏子、白芥子、胆南星、海浮石等；湿重且舌苔厚腻者加薏苡仁、扁豆衣。

【按语】邓铁涛教授认为心为五脏六腑之大主，心衰的病情虽然复杂多变，但其基本病机可以概括为本虚标实，以心阳亏虚为本，瘀血水停为标。且五脏之间相互影响，而致变证丛生，故其治疗时需辨别阴阳，滋阴养血，温补阳气，通过补气以温阳，补气为首，且补气贯穿心衰治疗的始终。使用药物方面，附子等温阳药的用量一般不超过15g。在临证中，注重病证相结合，根据患者各方面的表现，进行综合治疗。

二、于作盈教授治疗心力衰竭的临床经验

（一）医家简介

于作盈，男，吉林省中医药科学院主任医师、教授、博士研究生导师，享受国务院政府特殊津贴，作为第二、三、四批全国老中医药专家学术经验继承工作指导老师，从事中医医疗、教学、科研工作近50年，学识渊博，医技精湛，对于心血管科常见病、多发病及疑难病积累了丰富的临床经验，尤其对心衰治疗有其独到见解。

（二）临床经验

1. 对心衰辨证认识的特点

（1）气血阴阳的辨证：心气是心脏正常搏动的主要动力，只有心气充沛，才能使心力、心律及心率维持正常，血液才能在脉道内周流不息，正常运行，人体表现出面色红润，脉象和缓有力的征象。故此，血液的充盈、心气的充沛、脉道的通利是血液能够正常运行的基本前提。

心气是推动血液运行的原动力，那么心衰病机则必然与“心气”相关联。根据多年临床经验，于作盈教授认为：气虚是心衰的发病之本，在发病之初多为气虚，之后则进展为阳虚、阴虚，也就是气阴、气阳两虚，即本虚。由于病情本身发展及治疗的不当或失误，导致气虚阳虚，使血液运行迟缓而成瘀滞，“血不利则为水”，水液代谢异常生成痰浊，痰瘀互结于内，则症见舌质暗、有瘀点或瘀斑，苔质腻，口唇发绀，面色晦暗，肌肤甲错等。水湿泛溢肌肤则浮肿，上凌心肺而导致咳喘等。水湿停滞于胸、腹，则可致胸腔积液、腹水等，此即标实。总而言之，心衰病机的发展演变规律为气虚→气阴阳两虚→气阴阳两虚血瘀→气阴阳两虚血瘀与痰水互结。病性为本虚标实，故在心衰的发病中，起主要作用的为虚、瘀、痰、水等。在临证中，因心衰患者以老年人居多，纯虚纯实者少见，多见虚实夹杂，故治疗上需标本同治，补虚泻实。

（2）脏腑辨证：于作盈教授认为，心衰病位在心，与肺、肾、肝、脾关系密切。心和肺同位于上焦，若心气不足，则无力推动血液运行，此时肺脏就需发挥其相傅之职能。若肺之治节过劳，则肺气日渐亏虚，导致心肺气虚之证候。心、肾分别为水火之脏，水火相济则气血调和。肾阳为人体阳气之根本，心阳则是气血、津液运行流注的动力。若心病累及于肾，则阳气日渐衰竭，日久则肾失温煦、摄纳。若心肾阳虚日久，则必致阳虚水泛、阳气虚衰。心脾从五行相生来说，为母子之脏，其中心主血脉，脾胃为气血生化之根本，故心脾关系密切。若母病及子，则火不生土。心病可致脾气不足，脾阳不振又可导致心脾阳虚。心气不足，则运血无力，血行迟缓，而成气虚血瘀之候，血郁于肝，则瘀结于胁下。《灵枢·口问》记载“心动则五脏六腑皆摇”，故心衰乃五脏同病，而非

一脏之病。

2. 辨证施治

根据心衰病机的演变规律，于作盈教授认为治疗心衰的原则应为益气温阳、益气养阴。同时根据心衰的病程、病变程度，兼有血瘀时佐以活血化瘀；兼有痰浊佐以健脾化痰；若同见水湿则佐以利水消肿。在临证中，要注意疾病的发展情况因人而异，气血阴阳辨证不可与脏腑辨证相分离。

于作盈教授在临床进行治疗时，根据其病机演变规律，分为2条主线。

（1）气（阳）虚—气（阳）虚血瘀—气（阳）虚血瘀、痰浊水结：①心肺气虚，治疗则以补肺养心为原则，药物主要选用党参、川芎、桑白皮、北五加皮、黄芪、炙甘草、葶苈子等。②气虚血瘀，治疗以益气活血为主，药物选用黄芪、人参、丹参、三七、北五加皮、制远志、川芎、枳壳、甘松等。③气虚血瘀、痰浊水结，则治宜益气活血，利水消肿，药物选用黄芪、川芎、三七、人参、石菖蒲、砂仁、桂枝、车前子、丹参、大腹皮、枳壳、甘松、炙甘草、北五加皮等。

（2）气阴两虚—气阴两虚兼血瘀—气阴两虚血瘀夹痰浊水结：①气阴两虚者，治则为益气养阴，药物选用黄芪、麦冬、党参、五味子、黄精、酸枣仁、枳壳、川芎、葶苈子、炙甘草、北五加皮等。②气阴两虚兼见血瘀者，治则以益气养阴、活血化瘀为主，药物用黄芪、党参、酸枣仁、麦冬、五味子、黄精、丹参、三七、枳壳、川芎、北五加皮、葶苈子、甘松等。③气阴两虚兼血瘀，且痰浊水结者，治宜益气养阴、活血化瘀、利水消肿，药物以人参、麦冬、五味子、黄芪、酸枣仁、黄精、丹参、三七、车前子、大腹皮、茯苓、枳壳、川芎、北五加皮、炙甘草、葶苈子等为主。

另有心衰急性发作一证，症有心悸、喘咳、浮肿、不能平卧，于作盈教授辨证多为阳虚水泛，上凌心肺，治则以温阳利水、泻肺化瘀为主，药物主要选用黄芪、红参、丹参、肉桂、葶苈子、北五加皮、桑白皮、附子、赤芍、水红花子、枳壳、砂仁、炙甘草等；对心衰晚期突然出现大汗淋漓、四肢厥冷、口唇青紫、呼吸微弱、神志模糊甚至昏迷、脉微欲绝者，证属阳气虚衰，心阳暴脱，治则以回阳救逆、益气固脱为主，药物选用附子、黄芪、红参、丹参、赤芍、川芎、桂枝、枳壳、砂仁、肉桂、干姜、北五加皮、煅龙骨、煅牡蛎、葶苈子等。

3. 药物应用特点

于作盈教授用药遵循的原则为“药简效宏”。补气药的选择以人参、黄芪为主，根据气虚程度不同，分别选择党参、人参、红参；对于阳气不足的患者，用药除补阳外，还应以温阳（干姜、附子）、补阳（肉桂、淫羊藿）、通阳（车前子、桂枝）三种治法交替选择使用。养阴药物则以麦冬、天冬、五味子、黄精、酸枣仁为主以滋养心神；活血化瘀则以丹参、赤芍、三七为主，加入理气药川芎、枳壳、甘松等以调畅气机；利水消肿则多选用水红花子、车前子、大腹皮等；化痰药物以陈皮、半夏、茯苓、桑白皮等为主以健脾利湿化痰。需要注意的是，于作盈教授治疗心衰患者时，常于处方中加用北五加皮、葶苈子以强心利尿，泻肺平喘，此对心衰的喘咳之证疗效优异。

（三）病案

患者，女，69 岁，2012 年 8 月 16 日初诊。

主诉：间断心慌胸闷 6 年，加重 3 天。

现病史：患者有心衰病史 6 年，近几年间断服用地高辛、氢氯噻嗪、螺内酯等药物治疗，病情时有反复。3 天前，患者心慌、夜间憋闷、呼吸困难、浮肿等症状加重，伴右胁肋胀满不适。

刻诊：发作性心慌、胸闷、动则加重，伴喘促、夜间阵发憋闷、呼吸困难、气短、乏力、纳少、食后胃胀、右胁肋部胀痛、口干、手凉、寐差、尿少，大便正常。查：体温（T）36.2℃，脉搏（P）81 次 / 分，呼吸（R）25 次 / 分，血压（BP）130/70mmHg。颜面晦暗，口唇发绀，右颈静脉怒张，胸廓对称呈桶状，双肺叩诊呈过清音，听诊双肺呼吸音粗，可闻及湿性啰音，心界扩大，心尖冲动位于第 5 肋间左锁骨中线外 0.5cm，心率（HR）92 次 / 分，律绝对不齐、心音强弱不等，胸骨左缘 3 ～ 4 肋间可闻及舒张期杂音，腹软，肝右肋下 1cm，双下肢浮肿。

望闻切诊：舌质淡暗，苔薄白，脉沉细涩。

辅助检查：心电图示异位心律，心房颤动，V_2 ～ V_6示 ST–T 改变。心脏彩超示左房（44mm）、右房（36.8mm）增大，二尖瓣、三尖瓣中等量反流。腹部彩超示肝淤血。

西医诊断：心力衰竭。

中医诊断：心衰病。

辨证分型：气虚血瘀，痰浊水结。

治法：益气活血，泻肺利水。

处方：党参 20g，黄芪 30g，制远志 15g，石菖蒲 10g，川芎 15g，丹参 20g，炙甘草 15g，北五加皮 9g，葶苈子 15g（包煎），茯苓 20g，车前子 20g（包煎），大腹皮 15g。5 剂，日 1 剂，水煎服。

2012 年 8 月 21 日二诊：胸闷、气短、喘促减轻，可侧卧入睡，夜间憋醒次数减少，仍乏力、纳少、寐差，尿量增加，浮肿消，舌质淡暗，苔白，脉沉涩。

处方：上方减大腹皮、车前子，加鸡内金 20g，莱菔子 20g，麦芽 30g 消食和胃。继服 5 剂，日 1 剂，水煎服。

2012 年 8 月 26 日三诊：上述诸症均减轻，仍食少，胁肋胀痛减轻，舌淡暗，苔薄白，脉沉涩，上方再服 6 剂，症状均减轻。予中成药补益强心片 4 片，3 次 / 日，口服，以益气活血、利水消肿。随访 3 个月，病情平稳。

【按语】于作盈教授对于心衰的诊治可从两个方面来认识，首先是对病机的认识，辨证要结合气血阴阳及脏腑，且五脏为病，心为首，五脏之间密切相关。其次是治疗用药方面，以补气温阳为主，交替选择应用理气、活血、化痰之品，共奏益气温阳、益阴之功效。

三、董燕平教授治疗心力衰竭的临床经验

（一）医家简介

董燕平，男，辽宁省锦州市人，原为河北省中医院心血管内科主任，教授，主任医师，硕士研究生导师，全国名老中医，河北省高级卫生技术职称评审委员。董燕平从事中医内科学医疗教学和科研多年，擅长诊治心脑血管疾病，他运用中医或中西医结合方法治疗冠心病心绞痛、病毒性心肌炎、心律失常、心功能不全等取得良好效果，先后参编了适用全国中等卫校的《中医学》《中西医结合内科学》等5部著作，发表学术论文40余篇。其业绩被收录在《河北名医荟萃》和《中国当代中西医名医大辞典》中。

（二）临床经验

董燕平教授认为心衰的发病可以分为两个方面，即急性发作期及慢性缓解期，不同的发病阶段需要运用不同的辨证方法及治疗方法，现进行总结如下。

1. 发作期益气活血，温阳利水

根据心衰的主要临床症状，可将其归纳于中医“心悸”“水肿”“咳喘”“胸痹”的范畴。其主要病机为气虚血瘀、阳虚水停。气虚则血液运行无力而致血脉瘀阻，阳虚不能温化水饮而致痰湿内停。董燕平教授认为治疗慢性充血性心力衰竭的基本大法为温阳利水，益气活血。临床治疗应以此法为原则，并选择合适药物组方以治疗。其中，在药物的选择上，温阳药物常用附子、肉桂等以温化水液，并用益气药物配合利水药物，从而起到气可化瘀，气足则水津四布之作用，达到利尿的目的，进而减少回心血量。温阳药物与益气药物相配伍，如黄芪、党参、白术等，则有温心益气之功，可提高心肌的收缩力，增加心脏泵血功能。益气温阳药物与活血药物相伍，如当归、益母草等，意在取气行则血行，气虚则血瘀之道理，增强全身的血液运行，从而减轻或者是消除静脉瘀滞状态，改善症状。若左心衰竭表现突出，则应宣肺利尿，药物多用杏仁、桑白皮、葶苈子、车前子等。

2. 缓解期扶正固本，辨证施治

董燕平教授认为，对于症状已得到控制或缓解的心衰，为防再次发作，则应根据患者的个体情况行具体治疗，例如避免过度体力劳动、避免精神刺激、保证充足的睡眠等，并采取一定的手段防止神经内分泌的过度激活从而阻断心肌重构。除治疗原发病外，还应使用益气养阴药物，如黄芪、党参等以益心气，麦冬、玉竹等以养心阴，以此配伍可防止并延缓心肌重构的发展，增强心脏功能；使用养心安神类药物如远志、五味子、首乌藤、酸枣仁等，以使心率减慢，减少心肌耗氧量；使用疏肝健脾药物如柴胡、枳壳、郁金等用以调节患者情志，避免心衰的加重。

（三）病案

患者，男，41 岁，2010 年 2 月 6 日初诊。

主诉：反复心悸气促 2 年，加重 1 周。

现病史：患者 2 年前心悸，劳累后气促，1 周前症状加重，伴恶心、乏力，诊断为“心功能 3 级”“急性肾功能不全”入院。

入院主症：心悸、气促、恶心、乏力、倦怠、食欲不振、尿少、腹胀腹痛。体温 37.2℃，脉搏 110 次 / 分，呼吸 30 次 / 分，血压 100/65mmHg，双肺呼吸音粗，双肺底可闻及少许湿啰音，心尖区可闻及 SM4/6 吹风样杂音，腹膨隆，移动性浊音（+），双下肢浮肿。

望闻切诊：舌淡嫩色暗，苔白略腻，脉沉细。

辅助检查：血肌酐（Cr）12.6mmol/L，尿素氮（BUN）296mmol/L。心电图：频发室性期前收缩、心肌缺血。心脏彩超：左室射血分数（LVEF）50%。

西医诊断：慢性心力衰竭，急性肾功能不全。

中医诊断：心悸。

辨证分型：气阳两虚，血瘀水停。

治疗：予益气温阳、活血利水法。

处方：太子参、麦冬、五味子、川乌（先煎）、黄芪、白术、鸡内金、当归、泽兰、益母草、车前子、郁金等。

1 周后，症状明显改善，原方太子参加量继续服用 2 周，患者症状消失。

【按语】心衰是由多种原因所导致的心肌损伤，例如心肌梗死、心肌病、炎症等引起的心肌结构与功能的变化，最终导致心室泵血与充盈功能低下。同时，被激活的神经内分泌与细胞因子等，促使心肌重构的发生发展，损伤心肌并使心功能低下。因此，阻断神经内分泌的过度激活及心肌重构，是治疗心衰的关键措施。当今心衰的防治指南都确立了以 ACEI、β 受体阻滞剂为基础的治疗原则。虽然中医治疗慢性心衰的方法有很多，但有关抑制心肌重构，抑制神经内分泌过度激活，防治心衰的报道尚未发现。董燕平教授在临床上运用中医的辨证结合西医心衰的发病机制，以温阳利水、益气活血为治疗原则，配合对症施治，取得了优异疗效。

四、黄春林教授治疗心力衰竭的临床经验

（一）医家简介

黄春林，教授、主任医师，博士研究生导师、博士后导师，广东省名中医。黄春林教授是 1963 年广州中医药大学第二届毕业生，留在该校第二附属医院——广东省中医院

从事医疗教学科研工作，其擅长心血管病与肾脏疾病的治疗，同时热心于为疑难病患者解除疾苦，从中积累了丰富的临床经验。因医疗成绩显著，黄春林于1993年被广东省政府授为广东省名中医，1997年被卫生部确定为全国名老中医药专家学术经验继承工作指导老师。

（二）临床经验

1. 病因病机认识

黄春林教授认为，心衰的病机主要是心气虚衰，日久则损及肺、肾、脾等脏，最终导致水湿痰瘀互结，证属本虚标实。其中，心气虚为本病的病理基础，痰饮、瘀血为标，为本病的主要病理因素，病延日久，则本虚渐重而标实亦重，由心之虚导引出五脏之虚损，且五脏之虚弱又可加重心脏之虚。病位在心，但与肺、脾、肝、肾关系密切，常可因过度劳倦、情绪刺激、复感外邪或妊娠分娩、过食生冷咸腻等诱因而加重病情。若本病迁延不愈，则导致出现心阳暴脱或阴阳离决。从心功能来分，左心功能不全常可见心肺气虚之证，病情严重可兼见痰饮阻肺证，若左心功能不全，兼肺淤血、肺动脉高压，则常为气虚血瘀之证。右心功能不全，则出现上下腔静脉淤血，常可见气虚血瘀兼阳虚水泛之证，若伴肺部感染，则可见痰热阻肺证，心功能不全较严重，出现心源性休克时，则可见心阳暴脱之证。

2. 辨证施治

黄春林教授认为，根据患者的临床表现不同，可将心衰患者的常见证型分为两类。①心脾两虚，痰瘀阻肺证：症见气短，心悸，少气懒言，咳嗽咳痰，腹胀纳呆，大便稀溏，或见尿少浮肿，舌质淡红，苔薄白，脉虚数或促涩，临床上多见于左心衰患者。②心肾阳虚，痰瘀互结证：可见心悸气喘，畏寒肢冷，面色苍白，尿少浮肿，腰膝酸软，舌淡苔薄白，脉沉弱或促涩，临床多见于右心衰及全心衰者。

黄春林教授根据心衰患者的不同证型，自拟了生脉苓桂救心汤和生脉真武救心汤，并以此治疗心衰，取得了较好的效果，验方如下。

心脾两虚，痰瘀阻肺证：适用于左心衰，且症状表现为心脾两虚、痰瘀阻肺者。中药方剂选用生脉苓桂救心汤加减：党参20g，麦冬15g，茯苓皮30g，肉桂1.5g（焗），白术15g，丹参20g，葶苈子15g，大枣10g，黄芪30g，炙甘草10g。

心肾阳虚，痰瘀互结证：适用于右心衰、全心衰，且症状表现为心肾阳虚、痰瘀互结者。中药方剂选用生脉真武救心汤加减：党参20g，麦冬15g，五味子5g，茯苓皮30g，白术15g，熟附子10g（先煎），白芍15g，生姜10g，丹参20g，炙甘草10g。

黄春林教授认为：心衰病程通常较长，且易迁延不愈，日久则损及阴阳，而导致阴阳两虚，选用药物若只用参、附，则无阴而阳无以生，若能配以养阴之药物，则疗效更趋稳定，因此，在补益阳气之时，也要注意补阴。药物可选用石斛或天花粉等以养阴，则可制约温阳药物的温燥之气伤阴。此外，心衰又可因心血瘀阻而导致脾胃气虚影响脾胃运化功能，使脾胃健运失常，加之应用补气重剂更易致脾胃之气壅滞，故应配以健运理气之品，例如藿香、麦芽或广木香等药物。

（三）病案

张某，男，70岁，因“突发胸痛1天”于2009年3月1日至我院就诊，经中西医诊断为“真心痛”“急性前壁心肌梗死”于当天紧急行冠脉介入治疗（PCI），于前降支植入支架1枚。2009年3月10日出院。后因“乏力、气促15天”于3月15日至黄春林教授处首诊，当时患者神疲乏力，动则气促，少气懒言，咳嗽痰白稀，纳差，大便稀溏，尚可平卧，舌淡红，苔白腻，脉虚数。查体：血压110/70mmHg，心率100次/分，律齐，心音低钝，双下肺可闻及少许细湿啰音，双下肢无明显水肿。患者3月9日出院前复查心电图：急性前壁心肌梗死。心脏彩超：左室前壁心肌变薄、运动减弱、LVEF 42%。

黄春林教授诊断为“心衰”，辨证为“心脾两虚，痰瘀壅肺”证。西医诊断：冠状动脉粥样硬化性心脏病，急性前壁心肌梗死，PCI术后，心功能3级。

西药继续给予地高辛、阿司匹林、波立维、欣康、培哚普利等；中药治以健脾养心、活血化瘀，给予生脉苓桂救心汤加藿香15g，木香10g，以增强健脾行气化湿之功。

3月22日复诊：精神、胃纳转佳，室内缓行无明显气促，睡眠改善，咳痰减少，大便日1～2次，舌淡暗，苔薄白，脉细。查体：血压100/65mmHg，心率80次/分，双肺湿啰音消失。黄春林教授改白术为炒白术以加强健脾止泻之功；目前咳痰及啰音减少，痰湿较前改善，改茯苓皮为茯苓以加强健脾之效，继续加藿香15g治疗。

后患者定期随诊，守方加减服用，病情稳定，现患者每日晨运步行约1小时，且经常游泳。2010年2月复查心脏彩超显示左室前壁运动稍低平，EF 65%。

【**按语**】此患者明确诊断为心力衰竭，综合患者症状、舌脉及病史，黄春林教授辨证为心脾两虚，痰瘀壅肺证，根据患者辨证分型，运用黄春林教授经验方生脉苓桂救心汤加减，患者纳差便溏，脾虚明显，在经验方基础上加用藿香、木香进一步健脾醒脾，辨证准确，用药得当，效果显著。

五、张琪教授治疗心力衰竭的临床经验

（一）医家简介

张琪，男，黑龙江省中医研究院主任医师，1942年1月起从事中医临床工作，为全国老中医药专家学术经验继承工作指导老师、黑龙江省名老中医。张琪专攻疑难重症，在胸痹、痹病、肝病、血液病、精神疾病方面有丰富的临床经验。1986年张琪被聘为黑龙江中医学院（现黑龙江中医药大学）内科学博士研究生导师，第五、六届全国人大代表。

（二）临床经验

1. 心衰病机阐述：心肾阳虚为本，水停瘀血为标

张琪教授根据大量临床实践，总结出充血性心力衰竭是由多种不同原因引起心体受损，心脉推动无力，血行不畅，瘀阻于心，且“血不利则为水”，水气上凌心肺，出现心悸、喘促、尿量少、浮肿等症状的危重症，属于中医“心水”范畴。

张琪教授认为，心水病位以心为主，但与肾关系尤为密切。其发病之本为心肾阳虚，发病之标为瘀血水停。心在五行属火，心直接与脉相连，血液在心与脉中周流不息，在这个过程当中，心气起主要作用，心气足则血脉通畅，血液得以流动，周而复始，进而濡养人体五脏六腑、肢体官窍。中医学认为，气属阳，阳为气之载体，气为阳所用，若阳气不足，则心气虚，心气虚则影响血脉运行，血脉运行无力，则致血脉瘀阻，血行不畅，复又影响五脏六腑之血液供养，心失所养，则心气更虚，二者互相影响。

肾阳的生理功能主要有三个方面：其一，助脾胃化气行水，腐熟水谷；其二，帮助膀胱蒸腾化气；其三，肾阳为人体诸阳之本。故肾阳旺盛则全身之阳气旺盛，反之，肾阳虚衰则影响全身之阳气。脏腑之间相互影响，若其他脏腑病变，最终也会影响肾脏功能。因而，由各种原因所致的其他脏腑及肾脏本身的疾病，最终均会影响肾脏，尤其是肾阳，从而出现肾阳虚损，水液代谢受损，水液停留于体内，上凌心肺，阻滞心阳。由此可知，心阳虚与肾阳虚之间相互影响，导致恶性循环，从而加重病情。

综上可知，充血性心力衰竭的病理变化主要为：①心阳虚，无力鼓动血脉，加之心血瘀滞，水饮停留，上凌心肺，则发为心悸、喘促。②肾阳虚，气化水液功能受损，出现浮肿、尿少。③瘀血阻滞于心，日久则出现心体胀大。根据五行相生相克规律，子盗母气，故心体胀大日久必累及于肝，出现肝血瘀阻，且各病变脏腑相互影响，日久则多发变证，病情逐渐加重。

2. 辨证施治

张琪教授认为心肾阳虚为本病之本，血瘀水停为标，故其总的治则为温阳化瘀，拟验方温阳益心饮及调心饮子治疗充血性心力衰竭，疗效显著。

张琪教授认为若患者临床表现为心悸、气短，周身乏力，形寒肢冷，口唇色紫暗，舌质紫暗，脉象沉迟或结代，则其辨证为心阳虚衰，瘀血阻络，治则为温阳益气，活血通络，方选调心饮子加减，药物选用人参 15g，黄芪 25g，甘草 20g，小麦 50g，红枣 5 枚，附子 15g（先煎），桂枝 15g，麦冬 15g，五味子 15g，红花 15g，丹参 20g，鸡血藤 30g，赤芍 15g。方中人参、黄芪、小麦及甘草可健脾益气，附子补火助阳、温肾健脾，桂枝温阳通脉，丹参、鸡血藤、红花活血化瘀、通络，此方以益心气、温心阳、扶正固本为治则，益气温阳治本，活血化瘀通络治标，为防阳虚日久损及阴，而出现阴阳俱损之候，故加用麦冬、五味子以养阴生津。在临证用药上，张琪教授喜用生晒参，他认为其药性平和，可益气生津，为治疗心血管疾病的良药，一般用量在 10 ～ 15g。另外，张琪教授还常用黄芪，他认为黄芪甘温可补气升阳、健脾、养血生津、活血利水，尤适宜于各种心血管疾病。同时，药理研究证实，人参能扩张冠脉，增加冠脉血流量，降低心肌耗氧量，提高心肌收缩力及耐缺氧的能力。黄芪可增强机体的免疫力，降低血胆固醇含量，降低心肌耗氧量及提高心肌收缩力。

若患者临床症状表现为心悸，气短，四肢厥冷，自汗乏力，小便不调，双下肢浮肿，呼吸困难，夜间不能平卧，舌质滑润，口唇青紫，脉象沉细涩，则其辨证为心肾阳虚、水气凌心、血脉瘀阻，治则为益气温阳利水，方选温阳益心饮加减：人参 15g，附子 15g，茯苓 20g，白术 15g，白芍 20g，桂枝 15g，生姜 15g，泽泻 20g，丹参 20g，红花 15g，葶苈子 20g，甘草 15g。本方旨在温补心肾阳气，活血化瘀利水。此方为真武汤加味而成，真武汤功可温肾助阳、健脾利水，脾能运化水湿，肾为水之主，肾阳虚则不能化气行水，脾阳虚则不能运化水湿，而致水湿内停；心阳不振，无力鼓动血脉，则瘀血阻滞，导致水饮上凌于心，发为心衰，方中以大辛大热之附子温肾助阳、化气行水，并暖脾土，从而温运水湿；茯苓、白术健脾渗湿，使水从小便而出；白芍可养血柔肝、兼利小便，再伍人参益气健脾；桂枝温通心阳，与附子合用以温肾壮阳，养心益气，配以丹参、红花活血化瘀以改善血液循环，兼葶苈子利尿平喘，经过临床应用，疗效较好。

3. 中西医结合，病证相对

张琪教授认为对现代医学应在病理、药理等方面中西参汇，结合论治。他强调使用中药必须以中医基础理论辨证论治为主要步骤，参考药理研究，杜绝用西医理论来指导中药使用。对于本病，张琪教授认为利水消肿的治疗用药是不能忽视的，如此既可以达到西药利尿剂利尿消肿的作用，又无酸碱失衡、电解质紊乱的弊端。活血化瘀药又可扩张冠脉，改善冠脉血流量及心肌的收缩能力，使血管的弹性增加，且无西药扩张血管而致的不良反应。

张琪教授认为，葶苈子性味辛寒，为泄气郁水湿，利湿平喘之要药，适于浊唾痰涎壅阻气道的邪实气闭者，忌用于气虚喘咳、脾虚肿满者。葶苈子属十字花科的种子，药理研究证明其含有强心苷，功可强心，减慢心率，增加心脏输出量，其治疗心衰的使用指征为咳喘不能平卧，浮肿明显，无明显气虚之象者，尤适于反复应用地高辛后有中毒表现，不能再用地高辛者。用量一般为 15g，最多可用至 50g。张琪教授还喜用白茅根，他认为其能活血利水，清热通淋，兼理肺气、治咳喘，其药性平和，《本草正义》曰：“白茅根，寒凉而味甚甘，能清血分之热而不伤于燥，又不黏腻，故凉血而不虑其积瘀，以主吐衄呕血。泄降火逆，其效甚捷。”药理研究证明，临床上将其用于充血性心衰日久，且肝淤血严重者，可改善肝脏代谢，促进肝功的恢复，使转氨酶降低，肝脾肿大得以缓解。用量一般为 20 ～ 30g，最多用至 50g。

现代医学理论认为，导致心衰不断发展的病理生理基础是心室重塑，临床可见心室腔扩大，心室壁肥厚，心室腔增大呈球形。心肌细胞及细胞外基质的变化则是心室重塑的结构基础。经过大量的临床试验及药理实验研究证明，经过药物干预，是可以缓解心室重塑过程的。张琪教授以大量临床实践为基础，发现中医药能有效改善心衰症状，稳定病情，并且能延缓及逆转心室重塑。

张琪教授认为当前临床上治疗心衰存在两个问题：其一，治疗时期着重于心衰中后期，对早期无症状性心衰的防治重视不足。其二，服药时限，应服至临床症状明显缓解后，病情基本稳定时，其后还需坚持服药，以达到进一步缓解、逆转心室重塑的作用。

张琪教授还认为肾气的虚衰关系到本病的远期疗效，张景岳《类经附翼·大宝论》有云："天之大宝，只此一丸红日，人之大宝，只此一息真阳。"经过大量临床实践证实，在心衰中后期的治疗中加入补肾药物，尤其是续断、桑寄生、杜仲、菟丝子等补而不滞之中药，不仅疗效优异，且远期效果较好，复发率低，同时可改善患者的一般状态，提高机体素质。药理研究证明，补肾药物可增加有效循环血量，提高心肌的收缩力，抑制结缔组织的增生及渗出，改善骨髓造血功能，促进血液细胞的新陈代谢，还可提高机体的应激能力及改善内分泌。

在心衰病情基本稳定的情况下，张琪教授常将温阳益心饮或调心饮子加味制成丸或散剂，以方便患者常服，巩固疗效。

（三）病案

曲某，男，73岁，冠状动脉粥样硬化性心脏病史30余年，逐渐恶化为充血性心力衰竭。本次住院西医常规治疗无效，求治于中医。自觉胸闷，心悸，气短，不能平卧，后背冰冷不温，小便少，一昼夜240mL，大便秘结，1周1行，活动后则心悸气短加重明显。口唇颜面发绀，肝大，位于右锁骨中线5cm，质地硬，心率115次/分，双下肢浮肿，按之没指，舌质红紫，有瘀点瘀斑，舌苔白厚腻，脉沉伏。心脏彩超：全心衰竭。

西医诊断：冠状动脉粥样硬化性心脏病、心功能Ⅱ级。

中医诊断：胸痹、心水，辨证为心阳虚衰、水气凌心、血脉瘀阻。心阳虚衰为本，血瘀湿浊为标，属本虚标实。

处方：附子15g（先煎），白术25g，赤芍15g，茯苓30g，泽泻30g，葶苈子30g，白茅根50g，红花20g，丹参20g，当归30g，怀牛膝20g，猪苓25g，益母草30g，大黄10g，郁李仁15g，大枣10枚。14剂，日1剂，水煎，分2次服。

二诊：患者诉心悸气短明显减轻，夜间可平卧，大便通畅2日1行，尿量一昼夜1300mL。舌质紫有瘀点瘀斑，苔白，脉沉。前方去大黄，加车前子20g。21剂，水煎服。

三诊：患者诉浮肿明显减轻，心悸气短进一步好转，一天排尿1700mL。患者共服药54剂，状态已如常人，停用汤药，以温阳益心饮加味配成丸剂，以进一步巩固疗效，随访经年未复发。

【按语】张琪教授认为心衰之病，其本在心，也可波及他脏，而与肾脏关系最为密切，病理机制当中，心肾阳虚为其本，血瘀水停为发病之标。根据患者的临床表现不同，制定了温阳化瘀，活血利水的治则，并自拟药方温阳益心饮及调心饮子，临证加减以治疗心衰。在药物选用方面，张琪教授喜用人参、黄芪等大补元气之药，善用葶苈子、北五加皮、白茅根等利水渗湿、清泄肺胃之热的药物，并在治疗过程当中，根据心衰病变的时期，加用补肾药物如杜仲、桑寄生、菟丝子等温助肾阳，从而加快改善心衰症状，且临床疗效较好。

六、严世芸教授治疗心力衰竭的临床经验

（一）医家简介

严世芸，教授，博士研究生导师，上海中医药大学终身教授，博士后传承指导老师，全国老中医药专家学术经验继承工作指导老师，上海市名中医。严世芸教授出生于中医世家，自幼受先父上海名医严苍山先生真传，后又得中医泰斗张伯臾先生及国医大师裘沛然先生真传。从事中医临床、科研、教学工作50余载，擅长诊治各种内科杂证，尤其对心脑血管病的诊治有自己的独特见解。

（二）临床经验

1. 端正思路，走出误区

严世芸教授认为，当前中医教材及医学教学存在“辨证分型”的思维定式，临证组方遵循“一病一方一药”及“中医处方，西医灵魂”的法则，这些在当代临床教学及诊疗当中都需要改变，需在中医理论指导下建立一种“圆机活法”的临床思维。

慢性心衰以本虚标实为特点，其中本虚包括气血阴阳亏虚、五脏之虚，标实包括痰浊、瘀血、水饮、气滞等。严世芸教授强调，临床诊疗需遵循的原则为“方从法出，法随证立”，临床诊疗中应根据患者的现有心衰症状遣方用药，辨证与辨病相结合，他也认同某些西医理念对中医临床治疗的有益补充。根据慢性心衰原发病的不同，治疗也不同。例如，冠心病慢性心衰的病因常为气虚血瘀，痰湿痹阻，治以益气活血、化痰通络；风湿性心脏瓣膜疾病慢性心衰常因风寒湿邪日久而复发，治宜祛风散寒除湿；高血压心脏病之慢性心衰，大多因肝肾阴虚，肝阳上亢，应予平肝潜阳法；肺源性心脏病慢性心衰多因痰热蕴肺，复感外邪而诱发，治则以扶正祛邪，清热化痰理气为主；糖尿病所致心衰治则为益气养阴。严世芸教授治疗心衰所致的心肌重构、心肌纤维化，常于方中加用生牡蛎、炙鳖甲、海藻、三棱、莪术、夏枯草、昆布等软坚散结之品。

严世芸教授反对临证中不加辨证之“一病一方一药”及根据西医病理、生理、药理的无辨证，以西医理念累加中药的做法。严世芸教授认为应该坚持以中医理论为指导的辨证论治，这也是保持并发扬中医特色，提高临床疗效之关键。严世芸教授提出“圆机活法”，认为应通过学习中医基础理论，得出自己的见解及临床思维，根据临证结果，以及个体的不同，应用灵活的方法治疗疾病。因此，在临证治疗心衰时，应灵活具体，治

法应与“圆机”相结合。

2. 掌握病机

人体生命活动依赖心阳的温煦及推动，慢性心衰多因心阳不足，推动无力，故血行不畅而瘀阻，不能濡养脏腑，导致脏腑功能失调，因此，心阳虚衰是本病的主要病理基础。《灵枢·邪客》曰:“心为五脏六腑之大主也，精神之所舍也。”心与他脏相互影响，心衰可引起他脏相继受病，而他脏之病也可累及心脏。严世芸教授认为，心衰病位在心，五脏相互之间存在生克乘侮，故常见五脏俱病。

（1）心与肺同病：心与肺同居于人体上焦，心主血脉，肺主气，故心肺之功能可影响血液循环及气血之间的交换。若心阳虚衰，可致肺失宣降，临床可见心悸、咳喘等症。心与肺相互影响，若久咳、肺痨或久喘等导致肺气受损，而影响肺朝百脉以助心推动血液运行的功能，日久则心气受损，渐成心衰。

（2）心与肝同病：心肝与血液运行关系密切，肝主藏血，心主行血，人动则血行于诸经，人静则血藏于肝脏。肝脏主调情志，主疏泄，如果情志失调，肝脏失于疏泄，则气机不畅，血液运行失常，而致心脉痹阻。心衰时，心力衰竭，无力推动血液运行于诸经，瘀阻于肝脏，导致肝气郁结，气滞血瘀，则临床症见脉络怒张、胁下积块、胁腹胀痛、爪甲青紫等。

（3）心与脾同病：心在五行属火为母脏，脾属土为子脏，脾脏运化功能依赖心火的温煦，脾主运化，为一身气血生化之源，心主血脉、藏神之功有赖于脾脏运化滋养。故心与脾脏关系密切。如饮食劳倦可损伤脾胃运化之功，使饮食水谷不能转化为精微物质，反而化生水湿，导致湿邪内生，痰饮而成，上凌于心肺，痹阻心脉，导致心衰。反之，心衰亦可使心阳不振，不能温养脾之阳气，致脾虚不运，临床症见身重腹胀、纳呆便溏等。

（4）心与肾同病：心属火脏，居于上焦，肾属水脏，居于下焦，上下互交，则水火相济，从而维持心肾的正常功能。如果肾阳不足，气不能化水，导致水饮内停，上凌于心，则损及心阳，耗伤心气，最终导致心衰。心衰时，心火不能下温于肾，而致肾阳不足，气化功能受损，水湿停聚，或泛溢于肌肤，或滞留于体腔，出现腹大、肢肿等症。心肾相互影响，最终导致心肾俱败之恶候。

故本病的发生与心关系密切，且累及他脏。一般病变初期虚在心肺，继而累及脾肝肾，久之则耗血伤阴，而致五脏衰微，阴阳俱损。本病病情较复杂，病势较重，治疗时需五脏兼顾，不可单纯从心论治，这也是中医学整体观念的体现。

3. 治则应随病变化

严世芸教授认为心衰病机较复杂，治疗则应随证而变，法无常法。具体可表现在四个方面。

（1）“和”承袭于中国传统文化，始终贯穿于中医学理论，无论是《黄帝内经》《伤寒论》等中医经典，还是后代医家的学术思想中，都渗透了“和”的理念。《黄帝内经》

汇集了先秦时期的医学精华，其中“和”的论述不仅与传统文化的思想一致，而且是“和”的思想在医学方面的具体表现。在经典医学文献中，如《素问》《灵枢》《伤寒论》《金匮要略》等均蕴含了“和”的理念。严世芸教授在治疗心衰时，“和”主要表现于调和阴阳。例如，严世芸教授擅长附子与麦冬、肉桂、黄柏、生地黄同用，补心阴药物中宜酌用益心气、温心阳之品（如黄芪、桂枝、甘草等），温心阳药物中宜加用养心阴药物（如麦冬、玉竹、沙参等）。

（2）严世芸教授认为，慢性心衰的病机为本虚标实，五脏均受累，其中以心肾阳气亏虚、水饮瘀血为主，故其治疗大法为温阳利水，益气化瘀，治疗当标本兼治，五脏并图。

心衰早期阶段，患者可无症状，临床仅表现为射血分数下降，或仅有心悸、乏力、气短、面色苍白、舌质红或淡红，苔薄白，脉细数无力等心肺气虚的表现。严世芸教授临床常用养心补肺益气养阴的治法，药物选用人参、黄芪、党参、麦冬、炙甘草、知母、五味子、当归、酸枣仁、远志、茯苓、桂枝等。对肺失宣降，心悸咳喘者，常选麻杏石甘汤及小青龙汤化裁。痰多黄稠不易咳出者，多为痰热壅肺，宜加用黄芩、桑白皮、天竺黄等药物清泻肺热涤痰。

慢性心衰患者常有不愉快等消极的情绪，严世芸教授在长期临床实践中，根据古代医家“身心同治”的方法，制定并建立心衰病的七情调治方案，给患者以暗示默化法、情志导引法、静志安神法、怡悦开怀法、说理开导法等，同时注重与患者的沟通，提高患者认知能力，主张在治疗中除需把握患者的自然属性之外，还需了解复杂的社会心理属性，并考虑到患者的个体遗传因素、体质差异、性格、心理特征等。方药常配合柴胡加龙骨牡蛎汤加减，对由于心衰所导致的肝气郁结、气滞血瘀，症见脉络怒张、胁下积块、胁腹胀痛、爪甲青紫等，常选用膈下逐瘀汤加鳖甲 18g 治疗。

“心火生胃土，命火生脾土”，心病调理，主要在调脾。在心衰病辨证论治的基础上着意扶中，以图转机。心病诊治中，常根据辨证加用生晒参、黄芪、红参、白术等药物以振奋脾阳，助其健运。若心衰病心阳不振，不能温养脾阳，而致脾虚不运，症见身重腹胀、纳呆便溏等，药物常加用白术、白扁豆、茯苓等健脾化湿之品。

遵守治病求本的宗旨，心衰病治疗重在补虚，温阳益气以治其本。而人一身之阳气又根于肾中所藏真火，《类经附翼·大宝论》中云：“天之大宝，只此一丸红日，人之大宝，只此一息真阳。”故温阳重在温补阳气，以图其本。首选制附子以补火温肾，助阳通脉，制附子为辛热之品，走而不守，通行十二经，为补先天真火之第一要药，可下温元阳以散寒，中温脾阳以祛湿，上助心阳以通脉。且本品可起沉疴于须臾，尤适用于慢性心衰等危重疾患。选用基本方：生黄芪 30g，桃仁 12g，川芎 10g，当归 12g，红花 6g，地龙 12g，附子 12g，猪苓 15g，茯苓 15g，白术 15g，桂枝 12g，泽泻 12g，车前子 18g。该方为补阳还五汤、真武汤合五苓散化裁而来，方中真武汤温阳利水，补阳还五汤益气化瘀，五苓散用以利水渗湿、通阳化气，加用车前子以加强行水消肿之功，全方合奏温阳利水，益气化瘀之效，切中心衰之病机，故收效甚捷。中药治疗心衰药效温和持久，不易导致电解质紊乱，这也是中医治疗心衰的特色。严世芸教授根据心衰病的病机特点自创治疗心衰病的验方“强心饮”（附子、猪苓、茯苓、白术、白芍、淫羊藿、补骨脂、鹿角片、川芎），在临床及实验中应用，均取得良好疗效。

（3）严世芸教授认为，慢性心衰的病机常虚实并存，寒热错杂，在诊治心衰疾病的过程中应始终注意“补不宜呆滞，泻不可伤正，寒不能伤阴，温不可劫阴”等的配伍原则。在诊治心衰病时，尤应强调肾脏阴阳的协调。如果阳气虚损而用补阳益气的药物时（如附子、桂枝、鹿角、黄芪等），应适当加用补益阴液的药物如生地黄、熟地黄、白芍、山茱萸等，从而使生化之源无穷。反之，若患者表现为阴精亏损时，则再应用补阴填精药物如生地黄、熟地黄、麦冬、枸杞子、何首乌。同时，适当加用补益阳气的中药，如附子、菟丝子、淫羊藿等，从而使阳气生升之源不竭。其次，严世芸教授在重视调养正气同时也注重攻邪，并十分赞赏张子和“不可畏攻而养病”的观点，善于将祛邪与扶正两种学术观念结合，并灵活应用于临床心衰病的治疗。

（4）严世芸教授精心钻研中医各家学说数十年，在学术思想上主张取法百家、兼收并蓄的观点，对张仲景、孙思邈、张景岳、金元四大家、王清任、叶天士等诸医家的心得颇多。在临床诊疗中，多以仲景大法为基础，并参考孙思邈的《备急千金要方》，寒温与补泻并用，朱丹溪的养阴论，张景岳的调治阴阳之法则，叶天士的杂病调治，以及王清任的气血双调等理论。严世芸教授强调，在心衰病的后期其证候错综复杂，病机常本虚标实等多因素并存，因此临床用药也较错综复杂，不仅应善用养阴之品，也不能避讳温热之燥药，常以鹿茸与羚羊角同用，肉桂与黄柏共用等。其制方心细大胆，灵活奇特。严教授认为疾病复杂多变，故处方用药也应随机变化，需做到乱中有序，杂中有法。

（三）病案

唐某，女，71岁，2011年3月21日初诊。

主诉：反复咳喘，心悸10余年。

现病史：患者反复咳喘，心悸10余年，3年前在本市某医院诊断为扩张型心肌病。现症见面色灰滞，喘促，夜间难以平卧，时有胸闷，怯寒神疲，腹胀，双下肢水肿，按之凹陷不起，纳欠佳，大便正常，小便量少。

望闻切诊：舌质胖暗，苔白，脉沉细。

辅助检查：外院心脏彩超示全心扩大，二尖瓣及三尖瓣中度反流，EF35%。

中医诊断：心衰病。

辨证分型：心肾阳气两亏，饮停血瘀。

处方：附子12g，猪苓15g，茯苓15g，白术15g，白芍15g，淫羊藿20g，桂枝12g，鹿角9g，补骨脂15g，生黄芪30g，生晒参9g，桃仁12g，酸枣仁12g，三棱15g，莪术15g，土鳖虫12g，川芎10g，柴胡12g，枳壳12g，麦冬12g，五味子9g，生地黄

20g，车前子 15g，泽泻 15g，葫芦壳 30g，大腹皮 15g，山楂 18g，六神曲 18g，生甘草 9g。14 剂，日 1 剂，水煎，分 2 次服。

2011 年 4 月 5 日二诊：患者喘促明显好转，夜能平卧，双下肢水肿明显减退，大便正常，小便增多，纳可，夜寐欠佳，舌质偏暗，苔白，脉细。

处方：前方去葫芦壳、大腹皮、加首乌藤 20g，远志 12g。14 剂，水煎，分 2 次服。药后无喘促，下肢水肿消退，纳寐可，二便调。

【按语】该患者为扩张型心肌病，疾病后期表现为心力衰竭。本病病位在心，与五脏相关。患者病久体虚，肾脏真元受损，不能助肺纳气，肾阳衰微，肾主水功能受损，故水邪泛滥，上凌心肺，心阳不振，肺气上逆而致咳喘，症见尿少肢肿、喘促不能平卧等，舌脉均为其佐证。故给予其温阳利水、行气活血的治疗。方中附子、淫羊藿、鹿角、补骨脂可温补肾阳，黄芪、生晒参能大补元气，而使气旺则血行。气虚可致血瘀，故给予川芎、桃仁、三棱、莪术、土鳖虫以活血化瘀通络，地龙性温善走窜以通经活络，桂枝通阳，配合猪苓、茯苓、泽泻、车前子、葫芦壳、大腹皮以化气利水，知母、麦冬、生地黄以养阴生津，并制约附桂之偏性，柴胡、枳壳疏肝理气，白术、山楂、六神曲健脾消食，甘草调和诸药。复诊时患者喘促较前减轻，夜间能平卧入睡，下肢水肿减退，故方中去葫芦壳、大腹皮，加用首乌藤、远志以养心安神。该方寒温并用，且攻补兼施，体现了严世芸教授治疗心衰疾病的五脏兼顾，方不嫌杂的学术思想。

七、陈可冀教授治疗心力衰竭的临床经验

（一）医家简介

陈可冀，男，教授，博士研究生导师，中国科学院院士，我国著名中西医结合内科、心脑血管科专家，享受国务院政府特殊津贴，现任中国中医科学院首席研究员，中日友好医院全国中西医结合心血管病中心主任，中国中西医结合学会名誉会长，世界中医药学会联合会高级专家顾问委员会副主席，国家中医药管理局专家咨询委员会委员，国家药典委员会委员及多种学术团体的理事、杂志编委等。陈可冀从事中西医结合内科特别是心脑血管病临床及研究多年，积累了丰富的临床经验，为我国中西医结合的奠基者及开拓者之一。20 世纪 50 年代后期，陈可冀与已故名老中医郭士魁一起，首先倡导以活血化瘀为主治疗冠心病，并进行冠心二号等复方的系统基础和临床研究，得到国内外认同和推广应用。

（二）临床经验

1. 心衰病机以“虚”“瘀”“水”为纲领

陈可冀教授认为，根据对心力衰竭疾病的病因、病机、证候及治疗等规律性研究的

日渐深入，结合现代医学对心衰的认识，可以用“心衰病”为之命名。本病病程较长，早期至终末期的症状、证候演变较多，在脏腑阴阳、气血津液等辨证中产生虚实盛衰的复杂变化。但大多数心衰患者的病机演变都有较强的规律性，应当执简驭繁，陈可冀教授加以总结心衰的中医基本病机为内虚。早期以心气心阳亏虚，兼有肺气亏虚为主，但随病情发展及病程的演变，心气心阳亏虚会导致运血无力，瘀血内停。中期则脾阳受损，脾虚失于运化，兼见肺气亏虚，水道失其通调，故为水湿内停。后期则肾阳衰微，影响膀胱气化功能，导致水湿泛滥。因此，心力衰竭的病机可以“虚”“瘀”“水”来概括。陈可冀教授认为，在分析中医病因病机时，应遵循简明扼要的原则，有利于中医疾病的规范化研究，但在理解并运用病机进行分析及遣方用药时，则不应孤立而机械，而应运用动态观和有机联系的观点来讨论与分析，这样才能使前后的治疗相衔接，从而获得最好的疗效。

2. 病症结合，方从法出，法随证立

陈可冀教授认为，心衰的辨证应结合中医的规范化研究成果及西医学对心力衰竭的病理生理认识，也就是运用病与证相结合的方法，使其辨证更合理。在中西医结合治疗的互补上，给予紧扣中医病机的理法方药，结合现代中药药理学的研究成果，以做到病证结合，理法合度。

（1）气虚血瘀证，方选加味保元汤：本证型的主要症状为气短心慌，活动及劳累后突出，可伴有胸闷，胸痛，头晕乏力，失眠多梦，两颧暗红，舌质暗或见瘀斑瘀点，苔薄白，脉细涩而数，临床在此主证下根据患者的舌脉、心衰的原发病及其他伴随症状，可分化为心气虚兼血瘀、心阳虚兼血瘀、肺肾气虚兼血瘀、气阴两虚兼血瘀四型。

此类患者多见于心衰早期，心功能分级为Ⅱ级，病位主要在心肺，从其生理病理来看，未必都存在心排血量降低的情况。实际在心室充盈压升高而心排血量尚正常时便可确定心衰诊断。此类患者在临床表现上，除运动能力有所下降外，其余症状往往不明显，医师应结合引起心衰的原发病及运用超声心动图检查等进行诊断，尽早发现并治疗这些心功能处于所谓代偿期的患者。其他如慢性肺源性心脏病、风湿性心脏瓣膜疾病引起的心衰，在血流动力学基本稳定的情况下，以劳力性气促为突出表现者多归属于本型。

保元汤出自明代魏桂岩所著之《博爱心鉴》，此方只有黄芪、甘草、人参、肉桂四味药，是临床常用的补气方剂之一。该方剂以温阳为主，且温而不燥，补而不滞，但活血力稍弱，故治疗气虚血瘀型心衰应在原方基础上加用丹参、川芎、赤芍，名为加味保元汤。再根据临床引起心衰的原发病不同及兼症的区别，加减应用。若形寒肢冷，并发劳力性心绞痛，尤因寒冷诱发者，应加瓜蒌、薤白、干姜，并重用肉桂或桂心；肺心病心衰伴轻度肺淤血，患者肺通气及弥散功能障碍，气短显著者，加用葶苈子、蛤蚧尾研末冲服；口干渴，盗汗明显者，加用玉竹、地骨皮，并另服生脉饮；高血压心脏病左室肥厚者加用红花、地龙、三七粉冲服。

（2）中阳亏虚，水饮内停者，苓桂术甘汤加味主之：本型临床症见心悸气短，形寒肢冷，食欲不振或兼见呕恶，小便短少，肝脾肿大，水肿，舌质淡，苔白滑，脉沉细。此型临床多见于心衰病情发展至中期，或以右心功能不全为主者，心功能分级为Ⅲ级，病位主要在心、肺、脾，多见于心衰，由于左心功能不全致肺淤血，例如风湿性心脏瓣膜疾病二尖瓣狭窄，病情发展至右心功能不全致体循环淤血所引起的一系列症状、体征时均归于此证型。

此型心衰由气虚血瘀型心衰发展而来，由较单纯的心气阳虚兼血瘀进展为心脾阳虚兼水饮，心功能由Ⅱ级进展为Ⅲ到Ⅳ级，而苓桂术甘汤的组方既无参芪之补气之要药，又无麻附等温阳之药物，怎样治疗阳虚水停型心衰呢？陈可冀教授认为，病至此处切不可以药测证，机械理解病情。心衰病至此期，心气虚已演变为心脾阳虚，无形或轻症之瘀已转变为有形之痰饮水湿夹瘀，如不及时阻断则会迅速演变为阳虚水泛甚至阳脱证，故此阶段本虚与标实并存。

苓桂术甘汤源自《伤寒论》，其具有温阳健脾利水降逆之功，是主治脾虚兼水饮的方剂。取此方一可突出在病机演变中脾虚湿盛的重要性，二在强调温补而不留邪，化饮活血而不伤正，即张仲景治疗痰饮取“温药和之”的思想。临证应在判断正邪消长的基础上灵活变通，基本方为茯苓、桂枝、白术、炙甘草、丹参、桃仁，动则气喘或合并心绞痛者，急用人参、生黄芪；肺淤血显著或伴有肺水肿者加用葶苈子、紫苏子；胃肠道瘀血症见心下痞塞，干呕或呕吐明显者，加用姜半夏、砂仁、陈皮、佩兰；肝脾肿大者加用鳖甲、三棱、莪术；水肿明显者加用猪苓、泽泻、冬瓜皮。

（3）肾阳虚衰，水饮泛滥，真武汤化裁主之：本型临床症见心悸怔忡、气短喘息，甚至端坐呼吸，或咳粉红色泡沫样痰，形寒肢厥，面色苍白，下肢水肿或重度水肿，尿少或无尿，唇舌紫暗，脉微细欲绝，本证型本虚标实皆重，属危急重症，抢救不及时可致迅速死亡。心衰进一步发展可致重度心力衰竭，心功能分级为Ⅳ级或终末期心衰多为此证，病变脏腑在心、脾、肾、肺，数脏同病，气血水交互为患。

陈可冀教授认为应用真武汤需认真分析心衰发展变化至此阶段的心脾肾阳虚的程度与痰瘀水饮互结之间的消长变化，陈可冀教授主用的基本方为茯苓、芍药、生姜、白术、附子、丹参、桃仁，少尿或无尿者，加用猪苓、车前子、冬瓜子、冬瓜皮、泽泻；腹水重者，加用牵牛子末吞服；肺淤血、肺水肿咯血者，加用旋覆花、苏子霜、大蓟、小蓟、侧柏叶，并用三七粉冲服；胸腔积液或心包积液显著者加用己椒苈黄汤；心悸合并快速性心律失常如房颤、房速、频发室性期前收缩者，加琥珀末冲服等。

（三）病案

病案一：

患者，男，62岁。

患者劳力性心前区闷痛5年，加重9个月伴气促，在加拿大某医院行冠状动脉造影，左前降支第1分支发出后完全闭塞，左前降支开口85%狭窄，右冠中段80%～

95%狭窄，建议行经皮冠状动脉介入治疗（PCI）。心脏超声：左心房、左心室扩大，左室前壁下壁节段性运动异常，左室射血分数（LVEF）51%，左室舒张功能受限。心电图正常。服用比索洛尔 2.5mg，阿司匹林 100mg，福辛普利 10mg，辛伐他汀 20mg，单硝酸异山梨酯 40mg，每日 1 次。治疗逾半年，劳力型气促及劳力性心绞痛未改善，怕冷，自汗出。查体血压 90/60mmHg，心浊音界向左扩大，心率 78 次 / 分，律齐，S_1 低钝，舌质暗淡，有瘀斑，舌体胖，边有齿痕，苔薄白，脉细涩。

西医诊断：充血性心力衰竭、心功能Ⅱ级、恶化劳力性心绞痛、心绞痛分级 3 级。

中医诊断：心衰病。

辨证分型：气虚血瘀型。

治疗：益气活血，加味保元汤主之。

处方：红参 3g（另煎），生黄芪 40g，桂枝 10g，炙甘草 10g，防风 10g，丹参 30g，川芎 10g，赤芍 10g，益母草 20g，瓜蒌 15g，薤白 15g，炒酸枣仁 30g。

前 14 剂为每日 1 剂，后 14 剂为隔日 1 剂。因患者血压偏低，冠状动脉灌注压不足会损害心脏收缩及舒张功能，福辛普利调整为 5mg，每日 1 次，单硝酸异山梨酯改为硝酸异山梨酯 5mg，每日 3 次。

二诊：患者诉活动耐量明显增加，自汗减少，舌脉未见变化，初诊方去防风，加远志 15g，隔日 1 剂，服用 7 个月。

三诊：患者诉连续上三层楼无心绞痛及气促感，方剂炼蜜为丸，每丸 6g，每日 3 次，长期巩固调理。

【按语】由于缺血导致冬眠心肌所引起的心力衰竭，既包括收缩功能障碍，又有舒张功能不全，临床表现以劳力型气促、胸痛为主症，“劳则气耗，不通则痛”。结合舌脉，辨证为气虚血瘀。药理学研究证实，保元汤能稳定急性心肌梗死犬的每搏及每分冠脉血流量，并缩小 AMI 家兔心肌梗死范围，可改善冠心病患者 ST–T 的缺血改变，提高射血分数等。陈可冀教授将病机辨证紧密联系，创建了益气活血治法，处方给以加味保元汤，更能切中病机。除上述几种机制以外，本方还可以通过改善心肌供氧及心肌能量代谢，降低心肌耗氧量，并保护心肌细胞，抑制血小板聚集及清除氧自由基，抑制左室重构及心肌细胞凋亡等多种复合机制，从而延缓或阻止心衰的发展，并改善血流动力学。目前，临床上治疗冠心病心衰多依据指南合并应用血管紧张素转换酶抑制剂、ACEI、硝酸酯类药物及 β 受体阻滞剂，本例患者应用的药物选择及剂量不适，而致动脉血压偏低，陈可冀教授及时予以调整，改善其冠状动脉灌注。如能在治疗前后严密医疗保护下进行运动负荷试验将有助于心衰疗效的进一步客观判定。

病案二：

患者，女，41 岁。

主诉：胸闷、气短、尿少、水肿反复发作 3 年，加重 9 天，伴恶心呕吐。

现病史：患者曾诊断为风湿性心脏瓣膜疾病，5 年前开始心悸明显，心电图示房颤，近3年来，胸闷，气短，尿少，水肿，检查血压100/70mmHg，慢性消耗性病容，口唇发绀，呼吸困难，心尖冲动弥散，可触及猫喘，心浊音界向双侧扩大，心尖区可闻及双期杂音，心率54次/分，律不齐，双中下肺闻及细湿啰音，肝肋下6cm，质中等度硬，叩击痛，腹水征，双下肢凹陷性水肿，双下肢静脉曲张。

望闻切诊：舌淡暗，苔白滑，脉结代沉细。

辅助检查：胸部X线摄片示肺淤血改变，肺门处增大模糊，心脏扩大呈梨形，主动脉结缩小，肺动脉段及左心耳突出，双侧少量胸腔积液。超声心动图示左房、右房、右室增大，右房上下径及左右径分别为68mm、41mm，二尖瓣前后叶增厚变形、钙化、交界处粘连，开放受限，瓣口面积0.8cm^2，左房见附壁血栓，双侧少量胸腔积液，少量心包积液。腹部超声提示肝大、腹水。心电图示心房颤动伴频发室性期前收缩、房室传导阻滞。血生化示谷丙转氨酶（ALT）143.4U/L，谷草转氨酶（AST）125.8U/L，血肌酐（SCr）μmol/L，B型钠尿肽（BNP）560pg/mL，地高辛血药浓度3.76ng/mL。

西医诊断：风湿性心脏瓣膜疾病、联合瓣膜病变、二尖瓣狭窄合并关闭不全、主动脉瓣关闭不全、全心扩大、心律失常、房颤伴频室性期前收缩、房室传导阻滞、心功能Ⅲ级。

中医诊断：心衰病。

辨证分型：心脾阳虚、水饮内停、兼夹瘀血。

治疗：苓桂术甘汤加味。

处方：云茯苓20g，桂枝10g，白术10g，丹参15g，桃仁10g，炙甘草10g，葶苈子15g，紫苏子10g，姜半夏10g，砂仁10g，陈皮10g，佩兰15g。7剂，日1剂，水煎，分2次服。

患者肾功能损害，地高辛清除率下降，长期服用地高辛临床及心电图均支持为蓄积中毒，予停用。过缓性心律失常，停用美托洛尔，利尿剂不变。上方服用3剂后，呕吐已止，恶心亦除，余症状继续改善，血中地高辛浓度下降至1.3ng/mL，患者感乏力明显，坐起头晕，首方去葶苈子、半夏、陈皮、佩兰，加党参15g，黄芪30g，麦冬10g，五味子6g以增益气养阴之力，再进10剂。后胸片复查示肺淤血显著改善，心电图示房颤，平均心率74次/分，期前收缩及房室传导阻滞消失。BNP125pg/mL，腹部超声提示肝脏明显回缩，腹水仅少量。患者属瓣膜性心脏病，持续房颤，左房见血栓，应抗凝治疗，故三诊时除守二诊方剂继进外，嘱华法林3.75mg口服，每日1次，调整剂量监测凝血国际正常化比值（INR），维持INR于2.0～2.5水平。另地高辛浓度恢复为0.125mg口服，每日1次，定期监测血药浓度。

【按语】本病例为典型的风湿性心脏瓣膜疾病联合瓣膜病变，全心衰竭伴肝肾功能损害，地高辛中毒。根据患者的症状、体征、舌脉，其病机为心脾阳虚与水饮瘀血俱存，属本虚标实之证。患者恶心呕吐、中焦痞满症状突出，故陈可冀教授于苓桂术甘汤基础上加用苏子、半夏、砂仁、陈皮、佩兰以化湿止呕降逆，同时固护胃气，则呕恶止，胃气实，从而应用的中西药物才能被吸收起效。患者肾功能不全，地高辛清除减少，容易引起地高辛中毒，且本患者物理检测可见房颤伴长R–R间期及频发室性期前收缩，血中地高辛浓度显著超标，均支持地高辛中毒，故应及时停用地高辛。临床上可见另一种地高辛的不足与过量情况，即体循环胃肠道淤血表现突出，口服地高辛生物利用率低下，致血药浓度远达不到理想血药浓度的情况，需注意鉴别。根据药理研究显示，苓桂术甘汤中单味茯苓含有甾体、强心苷等，桂枝含强心苷挥发油等，甘草含有类脂、强心苷，该复方具有强心、利尿、抗心肌缺血、抑制ANP和ADH的释放、减轻肺水肿、镇静、祛痰、改善消化系统症状等作用。陈可冀教授运用化浊祛邪之药物，中病即止，且于方中适时加用党参、黄芪、麦冬、五味子等，取生脉散之意，符合“温药和之”的原则。临床上BNP水平与心衰严重程度呈正相关，本例显著升高的BNP水平随病情改善而明显下降，但与中医证型之间有何种关系尚不明确。本患者左房有附壁血栓，陈可冀教授将中西医合参，予以华法林抗凝治疗，体现了陈可冀教授严谨务实的学术态度。

病案三：

患者，男，57岁。

主诉：反复咳喘11年，近3周咳喘气短，尿少水肿不能平卧。

现病史：患者既往数次住院诊断为肺源性心脏病、心力衰竭，3周前感冒诱发咳喘，痰多黏稠难咳，咳痰时痰中带血，血色鲜红，尿少，肢肿，心慌心悸，心下痞满，腹胀，不欲饮食，曾在通州接受静脉输注林可霉素及口服呋塞米、氨茶碱等治疗，症状无明显改善。检查显示重病容，口唇发绀，呼吸急促不能平卧，喉中痰鸣，心界向双侧扩大，心率120次/分，律不齐，心音强弱不等，两肺闻及广泛湿啰音及哮鸣音，肝右肋下3cm，剑突下6cm，肝区叩击痛，轻触痛，腹部膨隆，移动性浊音，双下肢凹陷性水肿。

望闻切诊：舌体胖大，边有齿痕，苔白腻，根部黄腻，脉结代而数，沉取无力。

辅助检查：心电图显示AF肺型P波，X线胸部摄片显示右心室段显著延长膨隆、两肺广泛性索状及斑片状模糊阴影、双侧少量胸腔积液、动脉血气分析示pH 7.31、PCO_2 71mmHg、PO_2 51mmHg。

西医诊断：慢性支气管炎合并感染、阻塞性肺气肿、慢性肺源性心脏病急性发作、心力衰竭Ⅳ级。

中医诊断：心衰病。

辨证分型：脾肾阳虚、水饮泛滥、兼夹瘀血痰热。

治宜温阳利水、蠲饮活血。患者痰黄难咳，痰中带血，舌根部黄腻，系痰热蕴肺所致，故先佐以清化之剂，予真武汤加味。

处方：黑附片10g，桂枝6g，茯苓30g，赤芍10g，白芍15g，白术10g，生石膏15g，知母10g，黄芩10g，鱼腥草15g，丹参15g，杏仁10g，生姜6g。

上方浓煎取汁150mL，频服；三七粉15g冲服，每日3次；继用林可霉素静脉滴注；口服呋塞米20mg，每日1次；氨茶碱片0.1g，每日2次。服药4剂，尿量显著增多，每日超过2000mL，水肿消退明显，咳喘减轻，痰转稀易咳，痰中带血消失，心悸改善，前方去生石膏、知母，加入党参15g，麦冬10g，五味子10g，猪苓15g，琥珀末3g（冲服），呋塞米改为20mg，隔日1次，林可霉素治疗第8天停用，前方再进7剂，基本不喘，偶咳白痰，能平卧，水肿消失，食欲改善，腹围减小，体重由69kg降至58kg，动脉血气指标正常，表明心衰临床基本控制。

【按语】本病例为慢性肺源性心脏病急性发作，虽脾肾阳虚与瘀血水饮并存，但肺之痰热亦盛，故陈可冀教授在真武汤基础上重用生石膏、知母、黄芩、鱼腥草等以清热化痰，痰化则热清，肺气宣发肃降有序，通调水道功能正常，水饮才能有出路。真武汤的临床药理研究证实，无论是单味药还是复方研究，均证明了其抗心衰的作用是多方面的，比如强心、利尿，增加心脏排血量，降低心脏前后负荷，抑制心脏重塑及心肌细胞凋亡，清除氧自由基，提高血浆谷胱肽、过氧化物酶等的水平，增强红细胞超氧化物歧化酶活性等。临床上常用于治疗肺心病引起的右心衰或全心衰。但该病例伴发急性肺部感染，已有轻度二氧化碳潴留，故继续应用抗生素静脉输注，并配合解痉药物。治疗心衰重症，需中西医并用，优势互补，方能最大程度地体现中西医结合的优势。

第二章　心律失常

心律失常是指由于窦房结激动异常或激动产生于窦房结以外，激动的传导缓慢、阻滞或经异常通道传导所致的心脏节律异常，即心脏激动的起源、频率、节律、传导速度和传导顺序的异常。心律失常是心血管疾病中一组重要的疾病，可单独发病亦可与其他疾病伴发，如西医的冠心病、高血压心脏病、心力衰竭、病毒性心肌炎、甲状腺功能亢进、贫血、自主神经功能紊乱等。本病可突然发作而致猝死，亦可持续累及心脏而衰竭。根据其临床表现，本病可归属于中医“心悸”“怔忡”“胸痹”等范畴。

一、丁书文教授治疗心律失常的临床经验

（一）医家简介

丁书文，男，教授，主任医师，博士研究生导师，为国内著名心血管疾病中医专家，山东省名老中医，国家新药评审专家，第三、四批全国老中医药专家学术经验继承工作指导老师，国家“十一五”科技支撑计划“名老中医学术思想传承研究”指导教师，国家中医药管理局名老中医工作室指导教师，享受国务院政府特殊津贴。丁书文从事心血管内科临床、科研、教学工作50余年，临床经验丰富，对心血管疾病见解独到。

（二）临床经验

1. 病因病机认识

丁书文教授认为心律失常是本虚标实之证，本虚为主，虚实夹杂。本病的基本病机是气虚血瘀。虚则是气血阴阳虚损，实则为气滞、血瘀、火热、痰浊之邪等夹杂。心为阳脏，易热扰心神，治疗常以益气养阴、清热解毒凉血、化瘀通脉为主。丁书文教授治疗心律失常，辨病与辨证相结合，善补益气血，经云“正气存内，邪不可干”“邪之所凑，其气必虚”，其重视调理阴阳，“阴平阳秘，精神乃治”，心安神好则正气恢复，运用活血化瘀之法，使气血运行通畅，则利于脏腑功能恢复，必虚实兼顾，补虚祛实。因此，益气养阴、清热解毒凉血、化瘀通脉、宁心安神、化痰泄浊、补益肝肾、清热平肝等方法为治疗心律失常的主要治法，且收效颇佳。

丁书文教授认为心律失常最关键的病理因素为“火、痰、毒”。他将体内之火分为

郁火和相火。郁火包括：①外感六淫瘀滞从阳化火；②体内病理产物（痰、瘀、食等）瘀滞化火；③五志内伤，郁久化火。相火是以脾胃气虚为基础的内热。丁书文教授认为现代人痰湿、痰热者很多，心系疾病中兼痰者十有六七。特别是体型肥胖、胸闷憋喘兼滑脉者，遣方用药时一定要兼顾健脾消痰。丁书文教授认为心系疾病中“毒”有以下几个方面的特点：①既有外感也有内伤。外感邪毒往往起病迅速，直达心脉，形成“内陷”之势。内伤成毒则是在七情过极、过度烟酒、宿痰内伏的基础上经过长时间的病理过程逐渐形成的。②多与“火”协同。毒邪侵袭人体，正气卫外，邪正剧烈交争，化火生热，因此毒邪致病多出现火热证候。③病情复杂、缠绵难愈。毒邪为患，既可弥漫五脏六腑，又可伤及气血津液，病位多变，病变多样，病程较长。

丁书文教授认为房性期前收缩和室性期前收缩的病因病机有很大的差异。房性期前收缩多为心气不足，肝气郁滞，精神压力大，过度紧张，或素有痼疾，心脉失养所致。丁书文教授多将室性期前收缩辨证为热毒，并使用清热解毒药物，临证出现气短时多不从热毒辨证。他认为当今社会节奏加快，竞争激烈，人们精神紧张，或生活安逸、疏于运动，或饮食肥腻、嗜食烟酒，或气候变暖、生活垃圾及环境污染等诸多因素，使人们的体质发生变化，肥胖者增多，痰湿、阳盛体质增多，体内脂毒、糖毒、浊毒、瘀毒蓄积蕴结，易变生热毒为患。

2. 经验方药介绍

（1）黄芪一号方

处方：黄芪、麦冬、五味子、延胡索、三七粉（冲服）、冰片（冲服）、川芎、炙甘草、酸枣仁等。

加减：善惊者加紫石英、琥珀；失眠者加首乌藤；易怒者加柴胡、郁金；多汗者加生地黄、熟地黄、当归、黄柏；易感冒者加防风；气短者加薤白、黄芩。此类患者注意少用桂枝。丁书文教授认为心气不足、肝气郁滞最易出现心脉蕴热，桂枝性热，善走心脉，易助心火，因此要慎用。

功效：补益心气，行气疏肝。

主治：心气不足、肝气郁滞，精神压力大、过度紧张所致的心律失常。

（2）黄芪二号方

处方：黄芪、麦冬、五味子、黄连、青蒿、常山、延胡索、三七、苦参、炙甘草。

功效：益气养阴，清热解毒。

主治：气阴两虚、热毒内蕴而致的心律失常。

（3）钩藤方

处方：钩藤、黄连、黄芩、豨莶草、青蒿、苦参、炙甘草。

加减：乏力者加黄芪、人参；心悸不安者加生龙骨、生牡蛎、紫石英、茯神；胸闷者加薤白、木香、水蛭；胸痛者加延胡索、三七粉、冰片。

功效：清热祛痰。

主治：痰热内扰之心律失常。

3. 常用药物配伍特点

（1）黄芪配麦冬、五味子配山茱萸最常用，尤其在气阴两虚证时多用。

（2）出现胸痛时多用川芎配丹参、水蛭配冰片、延胡索配三七粉等。

（3）出现失眠时多用炒酸枣仁配首乌藤、炒酸枣仁配茯苓等。

（4）出现心烦易怒时多用黄连配连翘、栀子配牡丹皮等。

（5）出现背胀、背痛时多用葛根配羌活等。

（6）出现头晕、耳鸣时多用钩藤配天麻等。

（7）出现脉弦时多用钩藤配菊花等。

（8）出现脉沉时多用桂枝配白芍等。

（9）出现水肿时多用茯苓配泽泻等。

（10）出现湿热证时多用牡丹皮配泽泻等。

4. 合并相关疾病时的用药特点

（1）合并高血压时多用钩藤、天麻、葛根、菊花、石决明、牡丹皮、泽泻、决明子、桑寄生、益母草等。

（2）合并糖尿病时多用黄芪、麦冬、葛根、山药、玄参等。

（3）合并高脂血症时多用决明子、黄连、泽泻、菊花、水蛭、山楂等。

（4）合并心肌炎时多用黄连、苦参、甘草、五味子、西洋参等。

5. 特色用药

青蒿：性味苦寒，入肝、胆、肾经，是传统抗疟中药。丁书文教授在辨治心律失常时常用青蒿祛痰火、清内热，用量 9 ～ 30g。

冰片：性凉，味辛、苦，入心、肺经。丁书文教授将其应用于内服。适用于心律失常胸闷、胸痛明显者，因冰片走窜之力强，具有良好的芳香通络、行气止痛的功效。用量 0.1 ～ 0.2g，冲服或纳入胶囊中吞服。因其有一定的胃肠道刺激性，故有胃肠疾病者不宜应用。

（三）病案

邓某，女，46 岁，2009 年 9 月 16 日初诊。

主诉：起搏器植入术后 2 年，伴频发室性期前收缩 2 年。

现病史：患者 1989 年曾患心肌炎，2007 年出现Ⅰ度房室传导阻滞，植入起搏器后出现频发室性期前收缩。就诊时症见体倦乏力，头晕，夜间头胀，胃脘怕冷，喜热饮食，大便不尽感，纳可，眠一般，面色暗淡。

望闻切诊：舌暗红，苔腻，脉沉细缓。

中医诊断：心悸。

辨证分型：心阳不足，脉络失养。

处方：黄芪 45g，麦冬 15g，五味子 9g，生地黄 15g，山茱萸 12g，茯苓 15g，丹参 15g，川芎 12g，木香 9g，淫羊藿 15g，干姜 6g，砂仁 6g，炒酸枣仁 30g，炙甘草 9g，肉桂 6g。7 剂，日 1 剂，水煎，分 2 次服。

2009 年 9 月 23 日二诊：患者服上方后自感期前收缩减少，纳可，头晕好转，现乏力，失眠，腰椎部疼痛，胃脘胀痛，便后有下坠感，双足凉，手汗，舌暗红，苔薄黄，脉沉细。

处方：黄芪 45g，麦冬 15g，五味子 9g，生地黄 15g，山茱萸 12g，茯苓 15g，丹参 15g，川芎 12g，木香 9g，淫羊藿 15g，干姜 6g，砂仁 6g，炒酸枣仁 30g，炙甘草 9g，肉桂 6g，升麻 9g，柴胡 12g，知母 12g，黄柏 12g。14 剂，日 1 剂，水煎，分 2 次服。

2009 年 10 月 6 日三诊：患者自感期前收缩基本消失，乏力明显，畏寒，舌暗红，苔薄白，脉沉。

处方：制附子 9g，杜仲 15g，人参 15g，生黄芪 45g，麦冬 15g，五味子 6g，丹参 15g，川芎 12g，水蛭 6g，桂枝 12g，木香 9g，砂仁 6g，延胡索 15g，炒酸枣仁 30g，升麻 9g，柴胡 9g，炙甘草 6g。

2009 年 10 月 20 日随诊，自述已基本痊愈。

【按语】该患者素有痼疾，体质虚弱，胃脘怕冷，喜热饮食，大便不尽感为阳虚不能温煦脾胃而致；体倦乏力为气阴亏虚而致；头晕、夜间头胀，舌暗红，脉沉细缓为脉络失养而致。在治疗上以益气温阳、滋阴活络为法。用药以淫羊藿、干姜、肉桂、砂仁、茯苓温阳散寒、健脾助运；黄芪、麦冬、五味子、生地黄、山茱萸益气养阴、滋养脉络；丹参、川芎、木香行气活络；炒酸枣仁安神定志；炙甘草调和诸药，共奏益气温阳、滋阴活络之功。随着病情发展，增加温阳益气、活络升提药物，减少养阴药物，更能适应病情变化，故收效良好。

二、魏执真教授治疗心律失常的临床经验

（一）医家简介

魏执真，女，教授，主任医师，博士研究生导师，第三、四批全国老中医药专家学术经验继承工作指导老师，享受国务院政府特殊津贴。魏执真师从我国现代著名的中医学家、教育家、学者秦伯未先生，颇得秦氏之妙。魏执真曾任北京中医医院心血管科主任、中华中医药学会内科心病专业委员会常务委员及急诊胸痹病委员会常委，中央保健局会诊专家，北京医学会医疗事故技术鉴定专家。魏执真先后荣获原卫生部、国家中医药管理局、北京市科委及北京市中医药管理局颁发的重要科技成果奖项数项，她更因擅长治疗心律失常蜚声海外。

（二）临床经验

1. 病因病机认识

魏执真教授治疗心律失常强调“辨证论治”，注重中医理论与实践密切结合，创建了治疗心律失常独特的“以脉为主，四诊合参”“两类、十型、三证候”的辨证思路和方法。

“以脉为主，四诊合参”，即临证时首先要弄清脉象，心律失常的脉象即“主证”，如窦性心动过速为数脉；阵发室上速或室速为疾脉或极脉；心率快为促脉；心房纤颤、心室率快者为涩而数之脉；窦性心动过缓为缓脉；心率慢者为结脉；病态窦房结综合征为迟脉；心房纤颤、心室率慢者为涩脉。数脉、疾脉、极脉和促脉均主阳、主热、主火，为阳热极盛，阴液欲亡，涩兼数脉的主要病机则是心之气阴两虚，血脉瘀阻，瘀久化热，其中阴血不足更为明显。缓脉为脾虚，营阴不足，湿证及风证。结脉、迟脉则主阴、主寒，为阴盛气结，寒痰血瘀，瘤痕积聚，但结脉较迟脉的气滞血瘀程度更重，为阳气不足，阴邪更盛，气血寒痰相凝结而使脉流更加不畅，故脉搏不但迟缓，且有间歇。涩脉为血少及伤精，或阳气虚而寒湿瘀阻血脉。“以脉为主，四诊合参”即抓住了主要脉象，大体分清寒热虚实，从而抓住病因病机的关键，然后结合四诊所见综合辨证分析，才能正确地立法、遣方、用药。

魏执真教授把心律失常分为两大类，每类又辨为五型，每型又辨为三种证候。

“两类”：魏执真教授将心律失常分为阳热类和阴寒类。阳热类多类似西医学的快速型心律失常，但又不完全相同。阴寒类多类似西医学的缓慢型心律失常。

“十型”：阳热类和阴寒类各分为五种证型，共十型。阳热类分为：①心气阴虚、血脉瘀阻、瘀而化热型。②心脾不足、湿停阻脉、瘀而化热型。③心气衰微、血脉瘀阻、瘀而化热型。④心阴血虚、血脉瘀阻、瘀而化热型。⑤心气阴虚、肺瘀生水、瘀而化热型。阴寒类分为：①心脾气虚、心脉瘀阻、血流不畅型。②心脾气虚、湿邪停聚、心脉受阻型。③心脾肾虚、寒邪内生、阻滞心脉型。④心脾肾虚、寒痰瘀结、心脉受阻型。⑤心肾阴阳俱虚、寒湿瘀阻、心脉涩滞型。

“三证”：魏执真教授重视证候，急则指标，即注重心律失常的一些兼有证候，常见气机郁结、神魂不宁、风热化毒。

魏执真教授认为，快速型心律失常的病机主要为心脏亏虚，血脉瘀阻，瘀而化热，其中，“热”是致病关键，“血脉瘀阻”是必要环节，“心脏亏虚”是根本因素。这里的“热”，为“瘀热”，即血脉瘀阻，瘀久化热，热主要在血分。针对此病机，魏执真教授创造性地提出“益气养心、理气通脉、凉血清热”的治法。缓慢型心律失常的病机为心脾阳气亏虚或兼阴血不足，寒湿、痰饮之邪阻滞心脉，心脉瘀阻流通不畅。形成缓慢型心律失常的关键是“阴寒”，必要环节是“心脉瘀阻”，根本因素是“心脾肾脏亏虚”。

2. 经验方药介绍

（1）心气阴虚，血脉瘀阻，瘀而化热：主要见于窦性心动过速、阵发性室上性心动过速、心室率偏快。

症状：心悸，气短，乏力，胸闷，口干喜饮。舌暗红、碎裂，苔薄白或薄黄，脉可见数、疾、细、促。

治法：益气养心，理气通脉，凉血清热。

方药：自拟清凉滋补调脉汤。

处方：牡丹皮 15g，赤芍 15g，太子参 30g，麦冬 15g，五味子 10g，丹参 30g，川芎 15g，香附 10g，香橼 10g，佛手 10g，乌药 10g，黄连 10g。

处方以牡丹皮、赤芍凉血清热；太子参、麦冬、五味子益心气养心阴；川芎、丹参活血通脉；香附、香橼、佛手、乌药理气以助通脉；黄连调胃厚肠。

加减：若患者阴虚或内热明显，则太子参易为沙参，防止太子参补气助热。

（2）心脾不足，湿停阻脉，瘀而化热：主要见于窦性心动过速、阵发性室性心动过速、阵发性室上性心动过速及各种心室率偏快。

症状：心悸，气短，胸闷，口苦，纳差，脘腹痞满，大便黏滞不爽，舌暗红，苔白厚腻或兼淡黄，脉可见数、疾、促、滑。

治法：理气化湿，凉血清热，补益心脾。

方药：自拟清凉化湿调脉汤。

处方：牡丹皮 15g，赤芍 15g，茯苓 15g，白术 30g，陈皮 10g，半夏 10g，苏梗 10g，厚朴 10g，乌药 10g，香附 10g，丹参 30g，川芎 15g，太子参 30g，黄连 10g。

处方以牡丹皮、赤芍凉血清热；茯苓、白术、陈皮、半夏健脾化湿；苏梗、厚朴、乌药、香附理气宽胸，以助湿化；丹参、川芎活血通脉；太子参补益心脾；黄连调胃厚肠。

加减：若大便黏滞，加木香，与黄连配伍，调气行滞、厚肠止泻。

（3）心气衰微，血脉瘀阻，瘀而化热：多见于频发室性期前收缩、频发房性期前收缩，甚至形成二联律或三联律者。

症状：心悸，气短，胸闷，乏力，以劳累后心悸、气短尤甚为特点。脉见促代，舌胖淡暗或暗红，苔薄。

治法：补气通脉，凉血清热。

方药：自拟清凉补气调脉饮。

处方：生黄芪 30g，太子参 30g，人参 10g，麦冬 15g，五味子 10g，丹参 30g，川芎 15g，香附 20g，香橼 10g，佛手 10g，乌药 10g，牡丹皮 15g，赤芍 15g，黄连 10g。

此证型心气虚程度严重，已达到虚衰的程度。所以在原有治法基础上重用补气之品，选用黄芪、人参或西洋参。黄芪甘微温，可补诸虚不足，益元气。人参甘苦微温，可大补元气，一般用生晒参，因其不温不燥，既可补气又能生津。西洋参味苦微甘性寒，凡欲用人参而不受人参之温者，皆可以此代之。

（4）心阴血虚，血脉瘀阻，瘀而化热：多见于快速型心房纤颤。

症状：心悸，气短，口干喜饮，大便易秘。舌红暗或有碎裂，苔薄白或少苔，脉涩而数。

治法：滋养阴血、理气通脉、凉血清热。

方药：自拟清凉养阴调脉汤。

处方：太子参30g，沙参30g，麦冬15g，五味子10g，白芍15g，生地黄15g，丹参30g，川芎15g，香附10g，香橼10g，佛手10g，乌药10g，牡丹皮15g，赤芍15g，黄连10g。

房颤者脉律不整、快慢不均，脉象涩而兼数，为心阴血虚，血脉瘀阻，瘀而化热所致，其阴血不足更为明显，故治疗时加重养阴血之品，选用白芍、沙参滋阴养血，凉血清热。

（5）心气阴虚，肺瘀生水，瘀而化热：多见于心力衰竭心动过速者。

症状：心悸，胸闷气短，咳喘，甚而不能平卧，下肢水肿，尿少。舌红暗，苔薄白或薄黄，脉细数。

治法：补气养心、肃肺利水、凉血清热。

方药：自拟清凉补利调脉饮。

处方：太子参30g，生黄芪30g，麦冬15g，五味子10g，川芎15g，丹参30g，桑白皮30g，葶苈子30g（包煎），泽泻30g，车前子30g（包煎），牡丹皮15g，赤芍15g，黄连10g。

方中生太子参、黄芪补气，黄芪兼有利水退肿之功效；麦冬、五味子滋心阴；川芎、丹参活血通脉；桑白皮、葶苈子、泽泻、车前子泻肺利水；牡丹皮、赤芍凉血清热；黄连调胃厚肠。共奏补气养心、肃肺利水、凉血清热之功，使心之气阴充足，肺血运行，肺脉流通，水道通利，瘀热消退。

（6）心脾气虚，心脉瘀阻，血流不畅：多见于窦性心动过缓，结区心律，加速的室性期前收缩。

症状：心悸，气短，胸闷或胸痛，乏力，不怕冷，可怕热，肢温不凉。舌质淡暗，苔薄白，脉缓而细弱。

治法：健脾补气，活血生脉。

方药：自拟健脾补气调脉汤。

处方：太子参30g，生黄芪30g，白术30g，陈皮10g，半夏10g，茯苓15g，羌活15g，丹参30g，川芎25g。

方中太子参、生黄芪补气升阳；脾虚运化无力，易致水湿内停，故予茯苓、白术、陈皮、半夏健脾化湿，取“四君子汤”“六君子汤”制方之义；羌活祛风胜湿以升脉；丹参、川芎活血通脉。全方共奏健脾补气、活血通脉之功，使心脾之气充足，心脉得养。

（7）心脾气虚，湿邪停蓄，心脉受阻：多见于窦性心动过缓，结区心律及加速的室性期前收缩等。

症状：心悸，乏力，气短，脘腹胀满，纳差，大便不实不爽，或头晕胀。舌苔白厚腻，质淡暗，脉缓而弦滑。

治法：化湿理气，活血生脉。

方药：自拟理气化湿调脉汤。

处方：陈皮10g，半夏10g，茯苓15g，白术30g，苏梗10g，厚朴10g，香附10g，乌药10g，太子参30g，羌活15g，丹参30g，川芎15g。

方中陈皮、半夏、白术、茯苓健脾化湿；紫苏梗、厚朴、香附、乌药理气以助化湿；太子参补益心脾；羌活祛风胜湿以升脉；丹参、川芎活血通脉。全方共奏化湿通脉，补益心脾之功。

（8）心脾肾虚，寒邪内生，阻滞心脉：多见于病态窦房结综合征，Ⅲ度房室传导阻滞，或Ⅱ度Ⅱ型房室传导阻滞及室性期前收缩等。

症状：心悸，气短乏力，胸闷，胸痛，怕冷，肢凉，大便稀溏，腰腿痿软无力或伴有头晕耳鸣、阳痿等。舌质淡暗，苔薄白或白滑，脉迟。

治法：温阳散寒，活血生脉。

方药：自拟温阳散寒调脉汤。

处方：生黄芪30g，太子参30g，白术30g，茯苓15g，附片10g，肉桂10g，鹿角10g，桂枝10g，干姜10g，川芎15g，丹参30g。

处方中附片、肉桂、鹿角、干姜、桂枝温阳散寒；生黄芪、太子参、茯苓、白术益气健脾，以助温阳散寒；川芎、丹参活血通脉。全方共取温阳散寒，活血升脉之功效。

（9）心脾肾虚，寒痰瘀结，心脉受阻：多见于期前收缩而心室率慢者，Ⅱ度Ⅰ型房室传导阻滞及心室率慢的窦房传导阻滞等。

症状：心悸，气短，乏力，胸闷，胸痛。舌质淡暗，苔薄白，脉结，或结代。

治法：温补心肾，祛寒化痰，活血散结。

方药：自拟温化散结调脉汤。

处方：生黄芪30g，太子参30g，白术30g，茯苓15g，肉桂10g，鹿角10g，干姜10g，陈皮10g，半夏10g，川芎15g，三七粉3g（冲服），白芥子10g，莱菔子10g。

方中生黄芪、太子参补气，以助通阳散寒化痰湿之力；干姜、肉桂、鹿角温阳散寒；白芥子、莱菔子、陈皮、半夏、白术、茯苓化痰湿；川芎、三七粉活血通脉散结。全方共奏温补心肾、散寒化痰、活血通脉散结之效。

（10）心肾阴阳俱虚，寒湿瘀阻，心脉涩滞：多见于心室率缓慢的心房颤动。

症状：心悸乏力，气短，胸闷，胸痛，大便偏干。舌暗红或兼碎裂，苔薄白，脉细涩。

治法：滋阴温阳、化湿散寒、活血通脉。

方药：自拟滋养温化调脉汤。

处方：生黄芪30g，太子参30g，白术30g，茯苓15g，陈皮10g，半夏10g，干姜10g，肉桂10g，桂枝10g，阿胶10g（烊化），当归10g，白芍15g，生地黄15g，川芎15g，丹参30g。

处方中生黄芪、太子参补气，以助散寒化湿；白术、茯苓、陈皮、半夏健脾化湿；干姜、肉桂、桂枝温阳散寒；当归、白芍、生地黄、阿胶滋阴养血；川芎、丹参活血通脉。诸药共用则寒湿消散，心肾阴阳充足，心脉得以温煦濡润，心血得以畅通，涩脉得以纠正。

3. 组方用药特点

（1）魏执真教授在治疗心律失常的选药组方上强调：①“行气调气”。魏执真教授认为心系疾病的主要病机为心脏亏虚，血脉瘀阻或流通不畅。因气为血之帅，气行则血行，所以魏执真教授非常重视理气药物的应用，理气以活血通脉。魏执真教授常用香橼、佛手、乌药、香附。②分清“和血”“活血”“破血”。因上述心系疾病病机，需分清“血瘀”和“血脉流通不畅”。“血瘀”则常见疼痛，痛如针刺，痛处固定，入夜尤甚。血脉流通不畅则不一定有疼痛表现，对此类患者，魏执真教授主张治以“和血”，选用生脉散益气养心，佐以香附、乌药、香橼、佛手等调畅气机，则血脉流通。血瘀轻者，常用丹参、三七、鸡血藤“活血”。血瘀重症，选用三棱、莪术，甚至水蛭、土鳖虫等虫类药破血逐瘀。

（2）魏执真教授常以牡丹皮、赤芍作为凉血清热药首选。牡丹皮苦辛微寒，功能清热凉血和血；赤芍苦微寒，泄血分郁热，行血中瘀滞。两药合用，对阳热类心律失常切中病机，既能清血中瘀热，又能散血中瘀滞，因本病热在血分，所以相比石膏、知母、栀子等清气分热药而言，更为适合。若遇脾虚肠滑之人，上述两药各15g即可出现大便软，甚至腹泻，则需佐厚肠之黄连、诃子，防牡丹皮、赤芍之寒凉致泻。羌活，辛苦温，功能祛风胜湿，对于心率慢者，魏执真教授每每治以祛风胜湿生脉。

（三）病案

病案一：

患者，女，65岁，2010年8月12日初诊。

患者3年来阵发心悸，发作时曾查心电图示快速房颤。房颤原1年发作1次，今年发作频繁，近4个月房颤发作3次，每次可持续1～3个小时。现时觉心悸，乏力，胸骨后灼痛。平日口干口苦，腹胀，手足心热，入睡难。舌红，苔黄，脉细，心率72次/分。诉平日心率偏慢，48～55次/分。既往有高血压、高脂血症病史，血糖偏高。现服倍他乐克、波依定、辛伐他汀、拜阿司匹林。魏执真教授辨证为心阴血虚、血脉瘀阻、瘀而化热。立法为滋养阴血、理气通脉、凉血清热。处方为沙参30g，麦冬15g，五味子10g，白芍10g，香附10g，香橼10g，佛手10g，乌药10g，牡丹皮15g，赤芍15g，黄连10g，莲子心1.5g。7剂。患者服药1周，房颤发作2次。2周后，患者房颤未发，诸症减轻，仍时觉胃灼热，前方加瓦楞子15g。患者服药1个月，病情平稳，期间因感冒房颤发作2次，每次持续10分钟左右，心悸、乏力明显减轻。守方继服药半个月，患者房颤未作。

【按语】该患者为阵发性快速房颤，发作时脉当为涩兼数，又见口干口苦，手足心热，入睡难，舌红，苔黄，辨证当为心阴血虚，血脉瘀阻，瘀而化热。患者平素心率虽偏慢，但房颤发作时心率快，且患者症状都表现为热象，故该患者病机中之关键仍为“热”，治法当“凉血清热”。方中牡丹皮、赤芍凉血清热，佐黄连厚肠；沙参、麦冬、五味子、白芍滋补阴血；香附、香橼、佛手、乌药理气以助通脉；莲子心清心火安神。其后又随证加减用药，病情稳定。患者用药期间因感冒出现风热化毒证候，致房颤复发，后随感冒痊愈，房颤亦得到控制。

病案二：

王某，男，45岁，1999年10月初诊。

患者无明显诱因于1年前自觉心悸、胸闷、乏力，心率51次/分左右。心电图示窦性心动过缓。求诊于某医院，经检查确诊为心律失常、心动过缓。曾服阿托品等西药未见明显效果。现症为心悸，气短，胸闷，面色不华，时头昏胀，脘腹胀满，纳差，大便溏，日3次，小便可，眠安，四肢温而不凉。舌质淡暗，苔白厚腻，脉细缓。证属心脾气虚、湿邪停蓄、心脉受阻，治宜化湿理气，活血升脉。处方为紫苏梗10g，法半夏10g，白术30g，茯苓15g，香附10g，厚朴10g，乌药10g，太子参30g，羌活30g，川芎15g，丹参30g。服7剂后诸症均减，心率升至58次/分左右，继服半个月后，脘腹已不胀，余症明显减轻，于方中去厚朴、乌药，加生黄芪30g。服药1个月后心率68次/分左右，稍乏力，偶有心悸胸闷，乃于方中去紫苏梗，加防风10g，升麻10g，泽泻30g。调服2个月后，心电图正常，随访2年未再发作。

【按语】此病例为心脾气虚，致湿邪停聚，阻滞心脉而致脉缓。魏执真教授运用理气化湿法调脉。方中紫苏梗、香附、厚朴、乌药理气化湿，白术、茯苓、半夏健脾化湿，羌活祛风以助化湿，丹参、川芎活血通脉，太子参补益心脾，诸药共奏化湿通脉、补益心脾之功，可使湿邪化，心脉通，心气足，脉缓愈。应用此方疗效显著，后随证加减，以健脾补气、活血升脉法善后。

三、邵念方教授治疗心律失常的临床经验

（一）医家简介

邵念方，教授，主任医师，博士研究生导师，享受国务院政府特殊津贴，从事临床工作40余年，对内科常见病、多发病及疑难危重病见解独到，具有高深的专业理论和技术水平。多次获得山东省科协自然科学成果奖，科委、教委科技进步奖。拥有两项专利，

其中一项获得1997年美国爱因斯坦国际发明博览会金奖。邵念方编著著作7部，发表论文40余篇。

（二）临床经验

1. 病因病机认识

邵念方教授认为心律失常的病因有外感或惊吓，或情志失调及脏腑气血阴阳亏损。其病机关键为阴阳失调，气血失和，心脉失养，心神失守。其辨证是本虚标实之证，“本”为气血不足，阴阳亏虚，“标”有气滞、血瘀、痰浊、水饮等。病位在心，与肝、脾、肺、肾关系密切。邵念方教授将心律失常分寒实、虚寒、实热、虚热、阴阳两虚、阴虚火旺6型进行辨治。

2. 经验方药介绍

（1）寒实型

症状：心慌气短，胸闷而痛，遇冷加剧，得热则缓，活动时诸症减轻，小便清长，大便不实，舌质淡红、苔薄白滑，脉迟而有力。

治法：温经散寒，通络复脉。

方药：麻黄附子细辛汤加干姜、炙甘草。

处方：麻黄9g，制附子15g，炙甘草15g，细辛3g，干姜6g。

（2）虚寒型

症状：心悸，胸闷气短，有空虚感，头昏乏力，活动时诸症加剧，畏寒，四肢逆冷，舌质淡红，苔薄白，脉迟而无力。

治法：温阳散寒，益气复脉。

方药：温肾复脉汤。

处方：淫羊藿12g，补骨脂12g，当归12g，熟附子9g，细辛9g，桂枝9g，麦冬15g，黄芪15g，炙甘草15g。

（3）实热型

症状：心悸，发热口渴，喜冷饮，心烦，多梦，易惊，舌质红，苔黄，脉数而有力。

治法：清热泻火，凉血安神。

方药：清心汤。

处方：生地黄24g，麦冬24g，黄连9g，栀子9g，苦参9g，莲子心6g。

（4）虚热型

症状：怔忡易惊，失眠健忘，或有潮热盗汗，五心烦热，舌质红体瘦少津，苔少，脉细数无力。

治法：益气养阴，增液清热。

方药：益气生脉汤。

处方：西洋参 9g，麦冬 15g，五味子 6g，玄参 18g，莲子心 3g，生甘草 3g。

（5）阴阳两虚型

症状：心悸，头晕倦怠，胸闷气短，形寒肢冷，舌质淡，苔白，脉虚弱结代。

治法：益气通阳，养血复脉。

方药：炙甘草汤加减。

处方：炙甘草 15g，麦冬 15g，柏子仁 15g，党参 15g，桂枝 12g，阿胶 9g（烊化），生姜 6g，大枣 5 枚，炒酸枣仁 24g，丹参 18g。

（6）阴虚火旺型

症状：心悸，眩晕，少寐，五心烦热，午后诸症明显，舌体瘦，质红，脉弦细而结代。

治法：滋肾疏肝，清心安神。

方药：滋水清肝饮加减。

处方：生地黄 18g，麦冬 18g，茯苓 12g，泽泻 12g，柴胡 12g，栀子 9g，牡丹皮 9g，苦参 9g，桑寄生 18g。

邵念方教授治疗心律失常与现代药理研究相结合，常用苦参以消“心腹气结”而“安五脏”，苦参可以加强心肌收缩，减慢心率，抗心肌缺血；用川黄连清热燥湿、泻火解毒，川黄连主泻心火，可以抗心律失常，抑制血小板聚集；用丹参以活血化瘀通脉，凉血消痈，清心除烦，养血安神，可强心，不增加心肌耗氧量，可扩张冠状动脉和脑血管，改善心肌耗氧量；用石菖蒲开心窍，益心智，宁心神，化痰；用桂枝以温通经脉，助阳化气，可以扩张冠状动脉血流量；用炙甘草甘温益气，通经脉，利血气，缓急养心，其所含甘草酸可以抗心律失常。

（三）病案

王某，女，48 岁，2009 年 9 月 15 日初诊。

主诉：阵发性心悸 10 年余，加重 3 年。

现症：患者心悸，气短，头昏，乏力，胃脘不适，健忘，纳呆，多梦，二便可，平时服倍他乐克，疗效不佳，有胃炎史，血压 105/70mmHg。

望闻切诊：舌淡红，苔薄黄，脉细弱。

辅助检查：心电图显示冠状动脉供血不足，窦性心律不齐，冠状动脉供血不足。

西医诊断：冠心病。

中医诊断：心悸。

治法：益气养阴，健脾复脉。

方药：补气饮加减。

处方：川黄连 12g，石斛 24g，五味子 8g，甘松 15g，白术 24g，茯苓 24g，焦山楂 12g，焦神曲 12g，焦麦芽 12g。7 剂，日 1 剂，水煎分 2 次服。

2009 年 9 月 23 日二诊：药没症减，偶有心悸，胃纳欠佳，舌脉同上。上方加生地黄 30g，14 剂，水煎服，日 1 剂。2 个月后随访，心电图恢复正常。

【按语】患者气短、乏力、健忘等为气虚，见症予补气饮益气养心，其病程较长伤及心阴予石斛、五味子滋阴安神，甘松、白术、茯苓健脾养心，焦山楂、焦神曲、焦麦芽消食健脾。诸药共奏益气养阴，健脾复脉之功。

四、郭子光教授治疗心律失常的临床经验

（一）医家简介

郭子光，男，教授，首届国医大师，全国老中医药专家学术经验继承工作指导老师，中华中医药学会终身理事，为公认的伤寒和各家学说专家，中医康复学科开创者之一，享受国务院政府特殊津贴。郭子光曾任四川省中医现代化研究会副会长，四川省中医学会常务理事，四川省康复医学研究会副会长。他发表医学论文 160 余篇，参与编写著作 30 余部。

（二）临床经验

1. 辨证特点

郭子光教授治疗心律失常主张“凭脉辨治”，即治疗以脉象为依据，通过对脉象“形、势、位、数”的分析，结合证候，确定其阴阳寒热虚实之性。“形”，即脉体的形状大小；“势”，即脉搏搏动的气势强弱与节律；“位”，即脉的部位深浅；“数”，即脉搏的频率。心律失常时，脉象的“形、势、位、数”均有变化，可见迟、结、代、涩、数、促、疾、雀啄、虾游、釜沸、屋漏等脉象。

郭子光教授在临床通常以脉“数”为纲，对心律失常的异常脉象进行分类辨证，分为慢率型和快率型。

慢率型主要包括迟、结、代、涩、缓、虾游、屋漏脉等。迟脉和缓脉的脉势均无力而弱，多因心肾阳气虚弱，行血无力所致。此类脉象多见于窦性心动过缓和病态窦房结综合征等疾病，治疗当以温补阳气为主。如果脉势兼涩象，则夹有气滞、血瘀、痰郁等，应适当加行气、活血、祛痰之品。结脉、代脉、涩脉均为本虚标实之象，主次以脉势有力无力区分。一般心律失常的脉象多无力，如相对有力即以标实为主。以本虚为主者，治疗当温阳、益气、补血；以标实为主者，治疗当祛寒、行气、化瘀、除痰。结脉、代脉、涩脉多见于期前收缩或形成二联律、三联律、四联律、心房颤动和Ⅱ度房室传导阻滞等疾病。屋漏脉，是指脉率在一息二至以下，脉形细微，脉势极弱，脉位深伏之象。虾游脉，是指脉率在一息二至以下，脉形细微，脉势极弱，脉位表浅之象。屋漏脉及虾游脉都是阳气虚极，浊水、瘀血阻滞，势将脱竭之候，十分凶险，常见于各种器质性心

脏病引起的严重慢性心力衰竭。对于这种本虚标实的证候，治疗应虚实并举，温阳除寒、益气固脱，同时予以化瘀、利水，以挽危局。

快率型主要包括数脉、疾脉、促脉、釜沸、雀啄脉等。心律失常时，数、疾脉的脉形细而脉势弱，由数转疾为病进，由疾而数是病退。阵发性心动过速、窦性心动过速等则可出现促脉，治疗应以益气养血、滋阴清火为大法。雀啄脉，是指脉率在一息九至以上，脉位深在筋骨之间，脉形细微，脉势极弱，且久久而至，疾速三五下，如雀啄食之象。釜沸脉，是指脉率在一息九至以上，脉位浮浅，脉形或小或大，脉势极弱稍按即无之象。雀啄脉及釜沸脉这两种脉象均属气阴将尽，元气将脱之危候，常见于各种器质性心脏病所致的慢性心力衰竭的严重阶段。

2. 经验方药介绍

抗期前收缩方：适用于高血压心脏病、风心病、冠心病、充血性心力衰竭和心肌炎等所致的期前收缩，证属气阴亏虚，虚阳浮亢者。

治则：益气养阴，活血通脉。

方药：黄芪 40 ～ 50g，炙甘草 15 ～ 30g，麦冬 20g，生地黄 20g，太子参 30g，五味子 10g，丹参 20g，桂枝 15g，葛根 30g，延胡索 20g，酸枣仁 15g。

方中黄芪生脉补气敛气，而以炙甘草益气缓急辅之；麦冬、生地黄滋阴；桂枝、葛根通阳；丹参活血；气虚神不安，加酸枣仁以安之。

加减：若气阴虚而脉数急者，去桂枝加苦参 15 ～ 30g，脉律正常即减少苦参用量直至减去，以免苦寒太过伤脾化燥。若胸闷、苔白润，为痰气瘀滞，去生地黄、麦冬，加全瓜蒌 15g，薤白 20g，法半夏 15g。若面色、唇色淡白，舌质淡白，兼血虚者，加当归 15g。若为糖尿病患者，去炙甘草。心律失常的病患，多有心悸、气短、脉无力等气虚症状，以及心前区闷痛不适，舌质紫或瘀点，脉律不齐或涩等瘀血症状，气滞血瘀为其共同病机，故郭子光教授以生脉散加黄芪、丹参，有益气活血的良好功效，且药性平和，可用于各种心律失常。

（三）病案

病案一：病毒性心肌炎后遗症室性期前收缩

徐某，女，28 岁，教师。1998 年 3 月 12 日初诊。

病史：半年前患病毒性心肌炎住院治疗 2 月余，其他症状消失，唯后遗室性期前收缩出院，出院后每天服用普罗帕酮、复方丹参片、地奥心血康等控制期前收缩，若不服用则期前收缩频发，胸闷心悸，十分难受，为求根治，慕名而来就诊。

现症：近半个月来，期前收缩频繁发作，晚间尤甚，发时胸闷心悸、心空悬、心烦躁，心前区隐痛，有时因情绪紧张或稍大的活动而发作，服用普罗帕酮疗效已不如当初，只能减轻程度，近日一直期前收缩频繁，一身乏力，头昏，口苦，心烦，咽干，失眠，纳差，尿黄，大便干燥。察其形体偏瘦，斯文柔弱，面色淡白，神差体倦，少气声低，舌瘦小而红，苔薄白，中微黄，少津，脉细数而结代频繁。辨证为热病之后，气阴亏损，余热未尽，夹瘀滞而为患。治当以益气滋阴、清热活血为主。方选生脉散加味（太子参30g，黄芪30g，麦冬30g，丹参20g，生地黄20g，酸枣仁20g，葛根20g，板蓝根20g，五味子10g，黄连10g，炙甘草10g，谷芽25g），浓煎，每日1剂。

1998年4月10日二诊：患者服上方共15剂，当服至第6剂时已全停西药，诸症缓解，睡眠改善，精神倍增，自觉体力增强，但每于晚间睡醒时发生胸闷心悸，自扪脉搏不规律，良久始能平静。察其舌正，脉细略数有力而规则。上方中去酸枣仁、板蓝根、黄连，加苦参25g，继续予服。嘱其每日1剂，期前收缩完全控制后，2日1剂，服半个月以巩固疗效。7月23日，患者因感冒咳嗽前来就诊，叙述已停药2个月未见期前收缩复发，特致谢云。

【按语】病毒性心肌炎后遗室性期前收缩，以气阴虚夹瘀滞或兼湿热者为多见，若病程不长者治疗较易，个别病例病程太久，络道干闭，较难治愈。在治疗过程中，如患者早已依靠某种西药控制，要采取逐步戒除的方法，因为西药一般针对性很强，中药方剂则是一个调节作用，起效较为缓慢，需要较长时间服用方能治愈。

病案二：甲亢后室性期前收缩

陈某，女，30岁，1999年5月20日初诊。

病史：患者1999年3月初因甲状腺功能亢进（简称甲亢）住院治疗，控制了“甲亢”，各项检测指标正常，但于4月初开始出现室性期前收缩，越来越频繁，经心电图、心脏彩超及其他多项检查，排除“甲亢性心脏病”，也无心肌缺血等现象，服用普萘洛尔、普罗帕酮等β受体阻滞剂，期前收缩更频繁，心悸厉害，非常难受。患者目前服脉安定维持，但仍然是持续性期前收缩，症状从未被控制，慕名而来求治于中医药。

现症：自诉全身乏力，胸闷心悸不适，眠食二便均可，月经正常。察其体质中等，性情偏激，舌质稍淡苔薄白润，脉细弱而参伍不调，仍是气阴未复不相接续之象。

辨治：辨为气阴不足之证，当以益气阴为主，佐以疏通经络促其气阴升降，予生脉散加味。

处方：红参15g，五味子15g，生地黄15g，羌活15g，丹参30g，麦冬30g，黄芪30g，葛根30g，苦参20g，炙甘草6g。7剂，日1剂，水煎，分2次服。

1999年5月27日二诊：患者诉服用上方后感到胸前紧闷悸动难受，与服普萘洛尔、普罗帕酮后相似的不舒服感觉，乃减量服用2日1剂勉强服完3剂，期前收缩频繁如故。详查脉象细弱无力而参伍不调，舌质淡嫩、苔白润。其期前收缩纯属气血不足不相接续所致，前方所用羌、葛过升，苦参过降，与病机不符，当改弦更张，双调气血，用炙甘草汤加味治之，再观后效。

处方：炙甘草10g，太子参20g，麦冬20g，桂枝15g，生地黄15g，酸枣仁15g，大枣15g，阿胶15g（烊化），生姜15g，黄芪30g，丹参18g。浓煎，日1剂，水煎，分2次服。

1999 年 6 月 15 日三诊：患者诉服用本方感受到心胸舒适，服第 2 剂时即停服脉安定等西药，1 日 1 剂，期前收缩逐日减少，服至第 6 剂即未出现期前收缩，今已服 12 剂，一切正常，唯其胃脘部有痞满之感，而颜面、下肢并不浮肿，于二诊方中加谷芽 30g，白豆蔻 10g，嘱其再服 4 ～ 6 剂，巩固疗效。患者停药观察半个月后又于近日做心电图检查，结果正常。

【按语】本案服用普萘洛尔、普罗帕酮等 β 受体阻滞剂，反使期前收缩频繁，而服初诊方后反应与之相似，这与现代研究证明葛根、苦参具有 β 受体阻滞剂的作用相符合。患者并无热象或湿热之象而用苦参，无阳气虚陷或经输不利而用羌活、葛根，师出无名，为辨证之误也。

五、邓铁涛教授治疗心律失常的临床经验

（一）医家简介

邓铁涛，男，广州中医药大学终身教授，博士研究生导师，国医大师，广东省名老中医，原中华全国中医学会常务理事，原中华全国中医学会中医理论整理委员会副主任委员，中国中西医结合学会第二、三届理事会名誉理事，广州市科学技术委员会顾问，广东省卫生厅药品审评委员会委员，原中国中医研究院客座教授，原辽宁中医学院名誉教授，广东省第四、五届政协委员。1989 年邓铁涛被英国剑桥世界名人中心载入世界名人录，1990 年被国家中医药管理局遴选为全国老中医药专家学术经验继承工作指导教师，2003 年被科技部聘为国家重点基础研究发展计划（973 计划）“中医基础理论整理与创新研究”项目首席科学家，2006 年获中华中医药学会首届中医药传承特别贡献奖，2008 年被国家中医药管理局聘为“治未病”工作顾问。邓铁涛善治心系疾病，研制成功的中成药有“冠心丸”“五灵止痛散”等。邓铁涛临床长于内科杂病的诊治，并善于运用中医脾胃学说论治西医多系统疾病及疑难杂症，如重症肌无力、萎缩性胃炎、肝炎、肝硬化、再生障碍性贫血、硬皮病、风湿性心脏病、红斑狼疮等。

（二）临床经验

1. 心脾相关、痰瘀相关理论

邓铁涛教授在继承历代医家学术思想的基础上，结合数十年的临床经验，对心律失常的论治非常独到，创立了心脾相关理论、痰瘀相关理论及调脾护心治疗大法。邓铁涛教授认为心律失常是本虚标实之证，正虚包括心气虚和心阴虚，是本病的内因，痰与瘀是本病继发因素。气虚、阴虚、痰浊、血瘀构成了心律失常病机的四个主要环节。故在心律失常的治疗上，邓铁涛教授强调治病求本，以心脾相关理论及痰瘀相关理论作指导，临床上运用调脾护心、补气除痰法治疗心律失常，取得较好疗效。

（1）病因病机：心律失常的病位在心，病变为心脏、血脉及气血阴阳失调，痰瘀痹阻，也与肝、脾、肺、肾四脏生理病理密切相关，其中脾胃与心律失常的发病、病证及治疗的关系尤为密切。邓铁涛教授认为心律失常的发生主要与心脾相关、痰瘀相关。

①心脾相关：气血的正常运行有赖于诸脏腑之间的相互协调作用，脾胃为后天之本，气血生化之源，其功能的失调可对气血运行造成直接影响。

心主血脉，血行脉中，虽由心气推动，但究其动力则在于宗气是否充盛。“荣气不能自动，必借宗气之力以运之”。宗气的充沛则赖于脾胃的功能正常，若脾胃失调，运化无权，则宗气匮乏，推动无力，轻则血运不畅，重则“宗气不下，脉中之血，凝而留止”。心脉滞涩不通，则胸痛、胸闷、憋气等症随之而起。

心血的充盈是维持正常血液循环的基础，但心血又靠脾胃的供给。正常情况下，胃约脾运，心血充盈，在宗气的推动下运行全身。若脾胃功能失职，化源不足，血不养心，必致心脉不利，从而出现怔忡、惊悸以致胸痹、心痛等病证。

脾胃为气机升降的枢纽，脾脏清阳之气主升，脾气一升，则肝气随之而升发，肾水随之气化，脾气升而水谷精微转于肺脏而敷布全身；胃的浊阴之气主降，胃气降则糟粕得以下行，胃气降则肺气可以随之肃降，心火随之下潜，心肾得以相交。脾胃居于中央以运四旁。脾胃与心脏密切相关，脾胃经脉和心脏直接或间接相联系，经脉上通于心。脾之支脉注入心中，胃之大络出于左乳下，足阳明之正上通于心，足太阴之筋散于胸中，手太阳小肠经络抵胃属小肠，经络的连属是脾胃与心息息相关的基础。在此基础上脾胃转输水谷精微，化生气血，升清降浊，与心相联系。脾胃健，则心之气血充盛，心火下交，肾水上升，平和调顺。脾脏居于中央，其升降功能是人体气机活动的枢纽，如肝之升发，肺之肃降，心火之下降，肾水之上升，无不需要脾胃的配合。脾胃又为后天之本，其他脏腑的功能活动，有赖于脾胃化生的水谷精微的营养，因此，脾胃病变可影响其他脏腑而共同导致心律失常的发生。结合心律失常患者的临床特点，脾胃失调除直接影响心脏之外，多涉及肝、肾两脏。“木赖土而荣”，脾胃气机不利，可致肝之疏泄失职，加重气血紊乱，临床上多见于心律失常的早期；肾精又靠后天之精的不断补充，故脾胃不健，运化无权，久之可波及肾，不但加重了原来的病情，又可产生新的病变，临床上多见于心律失常的后期。总之，在脾胃失调的基础上继发的脏腑功能失常，更加重了整体气血阴阳的失衡，均可直接或间接地对心律失常造成影响。

②痰瘀相关：邓铁涛教授对数百例心律失常患者作调查发现，大多数患者都有心悸、气短、胸闷、善太息、精神差、舌质胖嫩、舌边见齿印、脉弱或虚大等气虚证候，或兼有舌苔浊腻、脉滑或弦及肢体困倦、胸膺痛或有压迫感等痰浊的外候。故邓铁涛教授认为广东人体质较之北方人略有不同，岭南土卑地薄，气候潮湿，心律失常患者以气虚痰浊型多见。从病因来看，随着生活水平的提高，人们的膳食结构发生了很大的变化，膏粱厚味在食品中的比重不断增加，过嗜茶酒、肥甘无度之人随处可见。膏粱之品，消化不易；肥甘之物，助湿生痰；过嗜茶酒，则水湿停蕴。随着冰箱、冰柜的普及，各种

冷饮凉食，已成为人们日常生活中常用之品，然生冷寒凉之物，刺激肠胃，困遏脾阳，过嗜之极易导致中土失健，脾阳不运。然而“脾立信”“食贵有节”，有节制、节律地进食，能使脾胃保持“更虚更实”的生理状态，饮食自倍或过度饥饿及餐次餐时无规律，都能损伤脾胃，使运化失司。脾胃损伤，一方面使气血津液生化乏源，中气衰弱则心气亦因之不足，心气不足则无力推动血运，致脉道迟滞不畅，气虚不能自护则心悸动而不宁。气虚日久，可致心阳虚弱，阳虚则寒邪易乘，津血不足则不能上奉心脉，使心血虚少，久则脉络瘀阻。另一方面，脾主运化，脾胃损伤则运化迟滞，蕴而生湿，湿浊弥漫，上蒙胸阳致胸阳不展，心悸胸闷，气短乃作，湿浊凝聚为痰，痰浊上犯，阻滞胸阳，闭涩心脉则心悸胸痹疼痛乃生。患者多因恣食膏粱厚味，劳逸不当，忧思伤脾，使正气虚耗，或年老体衰，脏气亏虚，致脾胃运化失司，聚湿成痰，形成气虚痰浊，可见“心痛者，脉不通”不单是血瘀为患，痰浊闭塞也是其主要的病理机制。故此，邓铁涛教授提出“痰瘀相关”论，认为痰是瘀的初期阶段，瘀是痰的进一步发展。此外，邓铁涛教授还认为气滞可导致血瘀，气虚亦可致瘀。现代血流动力学认为血液的推动力对流速、流量的影响是一个重要因素，与中医所说的气的作用很相似。这就从另一角度提示我们，治瘀可通过益气行血之法加以解决，寓通瘀于补气之中。

（2）治疗时着重调脾护心、益气除痰：邓铁涛教授认为心律失常是标实而本虚之证，其内因是心阴心阳亏损，内虚为本，病理基础是痰与瘀，左右心律失常的继续发展为标。一般来说，心律失常以气虚阳虚而兼痰浊者为多见，当疾病到了中后期，或心肌梗死的患者，则以心阴阳虚兼血瘀或兼痰为多见。痰瘀相关是心悸的重要病因病机及辨证分型的依据。

心律失常的本虚，心虚为主，以全身之虚、五脏六腑功能不足和失调为背景。就心气虚而言，则与脾的关系甚大，心气虚，主要表现为主血脉的功能低下，而要提高其功能，则有赖于气与血对心的濡养。脾为后天之本，气血生化之源，脾主升运，能升腾清阳，从根本上起到益气养心之效，故邓铁涛教授强调补益心气重在健脾。此外，脾胃健运，则湿不聚，痰难成，亦为除痰打下基础。除痰法在治疗心律失常的过程中，是一种通法，是针对标实而设的，通过除痰可以通阳，有利于心阳的恢复，这又有寓补于通之意。补法与通法是治疗心律失常不可分割的两大原则，临床使用先通后补，或先补后通，通多补少，或补多通少，或一通一补，通补兼施，均应根据心悸的各个类型，视具体情况权衡而定。故在心律失常的治疗上，邓铁涛教授强调治病求本，以心脾相关、痰瘀相关理论作指导，临床上运用调脾护心、补气除痰法。

（3）经验方药介绍

①治疗冠心病心悸：邓铁涛教授认为冠心病心律失常为本虚标实之证，以心阴心阳虚为本，以痰瘀闭阻为标。广东地处南方潮湿之地，以心气阳虚兼痰者多见，气为血帅，心气不足，则血脉运行失调，兼以痰瘀扰心，故心中怵惕，导致心律失常。症见心悸动、气短、胸闷、善太息、精神差、舌质胖嫩、舌边见齿印、脉弱或虚大。

方药：温胆汤加减。橘红 6g，法半夏 10g，茯苓 12g，甘草 5g，枳壳 6g，竹茹 10g，党参 24g，丹参 12g，珍珠层粉 10g。

功效：益气安心，化痰行瘀。

主治：心律失常属气虚痰瘀者。方中用党参补气扶正，半夏降逆化痰为君；竹茹化痰除烦宁心为臣；橘红理气化痰、降逆消痞，茯苓健脾渗湿，丹参活血化瘀，枳壳宽中又不破气伤正，珍珠层粉安神宁心，共为佐；使以甘草调和诸药。全方共奏益气安心、化痰行瘀之功。

加减：气虚甚者加黄芪、白术或吉林参；偏虚寒者，去竹茹加桂枝或桂心；兼瘀者加失笑散或三七末。若心阴虚兼痰者，以生脉散合温胆汤；兼瘀者，加红花或三七末之类。以上两类型兼有高血压者，选加决明子、钩藤、牛膝或川芎、代赭石、杜仲；兼高脂血症者，酌加决明子、山楂、何首乌；若心阴阳虚兼瘀或痰者，酌情合并使用上述方剂加减；心肌梗死合并心律失常者，多属痰瘀闭阻而兼虚，当以治标为主，加养心安神之品，随症加减。

②治疗风心病心悸：邓铁涛教授认为风心病以心之阳气或兼心阴亏虚为本，血瘀、风、痰湿为标，或心病为本，他脏之病为标。慢性风心病以阴阳两虚和瘀者多见，心之阴阳气血亏虚，瘀阻心脉，心失所养，故见悸动不宁。治疗宜标本同治，攻补兼施，多需调理脾胃，调脾护心，益气除痰祛瘀。症见心悸动，体羸气短，面色黧黑，精神差，舌质胖嫩、舌边见齿印，脉弱或虚大或结代。

方药：炙甘草汤加减。炙甘草 12g，党参 15g，生地黄 30g，桂枝 9g，阿胶 6g，麦冬 10g，胡麻仁 10g，大枣 5g，珍珠粉 10g，蒲黄 10，五灵脂 10g。

功效：双补气血，养心安神，化瘀通脉。

主治：风心病阴阳俱虚夹瘀之心悸。方中炙甘草、党参、大枣益气以补心脾、调脾护心，生地黄、麦冬、阿胶、胡麻仁甘润滋阴养心补血，桂枝通阳复脉，珍珠粉养心安神，蒲黄、五灵脂化瘀通脉，共奏双补气血、养心安神、化瘀通脉之功。

2. 心主神明、五脏相关理论

（1）心主神明理论

1）心主神明与心律失常之间的关系："心主神明"指的是心有统帅全身脏腑、经络、形体、官窍的生理活动和主司精神、意识、思维、情志等心理活动的功能。邓铁涛教授认为："心主神明"是中医学的精华，中医脏象学中的"心"涵盖了西医"心"和"脑"的部分功能，"心主神明"的"神明"，不仅是人的精神情志活动，还包括西医学未能完全解释的生命活动和生命的调控机理，精神情志只是"神"的活动表现出来的"明"而已。因此，"心主神明"是在最高层次上对人体生命活动这一高度自我调控系统的调节机制的认识和表述。"脏象"是心、肝、脾、肺、肾五脏的宏观现象，心脏是五脏的核心。五脏对心主血脉、心主神明功能也有影响。精神意识活动可以分为神、魂、魄、意、志五种，他们分属五脏，即心藏神、肝藏魂、肺藏魄、脾藏意、肾藏志，但又统属于心，由心神支配，是在心神的主导下进行的生命活动。五脏之神与心神互为影响，五脏的功能、五志均对神明有影响。

临床上常见的各种类型的心律失常，都以心悸、心慌为主要症状，由心神不宁所引起。凡具有“心悸”临床表现的，中医将其归为“惊悸”“怔忡”范畴。心悸与心主神明功能失调及其他相关脏腑功能失调有着密切关系，因为心所主之神明在精神层面和心脏功能层面是统一的，五脏之神与心神互为影响，因此，心主神明、五脏相关的认识可以指导心律失常的临床诊治。

2）心主神明阐述心律失常的病因病机：对心律失常发生的病因主要归纳为情志失调、饮食不节、外邪侵犯、体虚等。发病特点应主要抓住虚、怯二字。病机主要为气血阴阳失调，痰浊瘀血阻滞。

体虚久病，禀赋不足，素体虚弱，或久病失养，劳欲过度，心气虚怯，阴血耗伤，以致血不养心，心失所养。心主神明，故心神失养则心神动摇，悸动不安。另外情志异常也是心律失常重要的致病因素，其中以惊恐为甚，平素心虚胆怯，突遇惊恐或悲哀过极，忧思不解等七情扰动，忤犯心神，心神动摇，不能自主而发为心律失常，长期忧思惊恐。精神情绪过度紧张也使心气亏耗，心血不足，心神失养，临床多表现为心悸不宁，善惊易恐，坐卧不安，不寐多梦而易惊醒。《丹溪心法·惊悸怔忡》云：“惊者，恐怖之谓。”《素问·金匮真言论》云：“东方青色，入通于肝，其病发惊骇。”肝应东方于卦为震，于象为风，风木多震动，故病为惊骇也。凡外有危险，触之而惊，心胆强者，不能为动，心胆怯者，触而易惊，气郁生涎，涎与气搏，变生诸症：或短气，或自汗，眠多易梦，随即惊觉，卧多惊魇，口中有声，或热郁生痰，或气郁生痰，或气滞血瘀等。可见心主神明功能失调，心虚胆怯是心律失常发病的重要原因。

分证论治为心阳不振及心阴虚两种。

①心阳不振

症见：心悸不安，胸闷气短，面色苍白，形寒肢冷，舌淡苔薄白，脉象虚弱或沉细而数。

治法：温阳镇惊安神。

主药：桂枝 10g，炙甘草 10g，龙骨 30g（先煎），牡蛎 30g（先煎）。

②心阴虚

症见：心悸，汗出，潮热，颧红，舌体瘦小，舌质偏红，少苔，脉象虚数或细数。

治法：养阴宁心。

方药：沙参 15g，麦冬 30g，百合 10g，五味子 10g，生地黄 20g，葛根 30g，生龙骨 30g（先煎），生牡蛎 30g（先煎）。

（2）五脏相关理论

1）心肾相关：五脏六腑之阴阳均有赖肾阴、肾阳的资助和生发。心为火脏，居于上而属阳，以降为顺；肾为水脏，居于下而属阴，以升为和。若心肾不交，可造成心律失常。肾精亏虚，则心血不充，心脉失养；肾阳不足，心阳亦弱，鼓动无力，均可发生心律失常。

临床上患心律失常者以年长者居多，因为年老脏器虚衰，尤以肾虚为根本，诸脏不足，均与肾虚有关。心为离火，阳中有阴；肾为坎水，阴中有阳，其位有上下之分，赖气机升降，使心肾交通，水火既济，阴阳互滋。而心本乎肾源，肾脏虚惫，则肾水不能上滋心阴以济心火，肾阳不能上温心阳以鼓动血脉，加重心脏原有证候，心神不安，心悸遂作。

分证论治为阴不足、心肾不交及阳虚两种。

①阴不足，心肾不交

症见：心悸不宁，心烦易怒，头晕目眩，口干，手足心热，耳鸣腰酸，睡眠差，舌质红，脉细数。

治法：滋阴补肾，养心安神。

主药：生地黄15g，熟地黄15g，怀山药30g，山茱萸15g，泽泻15g，茯苓15g，牡丹皮10g。

②阳虚

症见：心悸，活动后气促，面色㿠白，怕冷，腰膝酸软，小便清长，夜尿多，舌淡，苔白，脉沉。

治法：温肾助阳宁心。

主药：熟附子10g（先煎），桂枝10g，干姜10g，菟丝子10g，熟地黄15g，山茱萸15g，杜仲10g，肉桂10g。

2）心脾相关：脾在志为思，思则气结，气结则气血流通失常，影响心主之神明，同时脾胃共居中焦，为气血生化之源，饮食入胃，经脾胃的腐熟消化吸收化生气血，即食气入胃、浊气归心。因此，气血充足则神明得养，神志得安，气血亏虚则神明失养。《素问·八正神明论》曰："血气者，人之神。"气血的流通与充足，是神志正常的物质基础。脾胃与心有经脉络属关系，生理上相互为用，病理上必然相互影响，脾胃病变可以多方面影响心主之神明。

心脾病理联系：①血脉失主，神明作乱：心主血脉，气血以流通为贵，气血不通则心神失去其物质基础则神明作乱。②脾胃虚弱，气血亏虚：脾胃为后天之本，气血生化之源，脾胃虚则化源不足，气血不足则心神失养而致心悸、怔忡、失眠、嗜睡烦躁等。③升降失职，浊气攻心：脾胃属中焦，为气机升降运动之枢纽，只有脾升胃降才能发挥正常的生理功能。脾胃受损，失于升清降浊，清若不升，浊者不降，清浊相干，扰乱神明。④痰湿内停，心神被扰：脾主运化，人体水液的正常代谢与脾胃有密切的关系，脾胃功能正常则水行有道，脾胃功能失职则水液失去其正常的输布而致水湿内停。

心脾同治的分证为心脾气虚、痰瘀阻络及心脾两虚两种。

①心脾气虚、痰瘀阻络

症见：心悸，时作时休，或伴轻微胸闷，乏力，短气，或形体肥胖，或伴头晕头痛，舌淡胖，或有齿痕，苔浊腻，脉滑。

治法：益气活血化痰。

方药：橘红6g，法半夏10g，茯苓12g，甘草5g，枳壳6g，竹茹10g，党参15g，田七片12g。

加减：兼痰火，见口气重、失眠烦躁、舌红、苔黄腻者，加胆南星10g，黄连3g。

②心脾两虚

主症：心悸，时作时休，面色萎黄，形体憔悴，唇甲舌白，乏力，舌淡，脉沉无力。

治法：益气补血，宁心安神。

方药：酸枣仁12g，柏子仁10g，当归10g，麦冬10g，生地黄15g，党参30g，茯苓15g，五味子8g，远志10g，炒白术15g，炙黄芪30g，炙甘草6g，龙眼肉10g，大枣10g（去核）。

3）心肝相关：心主血脉、主神明。肝主疏泄及藏血。肝藏血，血舍魂。心藏脉，脉舍神。可见，心与肝的关系主要体现在血液运行和精神意志两个方面。

从五行关系看，肝与心系母子关系。母病及子时可见由肝火亢盛引起的心火偏亢，亦可见肝血虚日久，心血暗耗所致的心血亏虚。子病及母时，心火亢盛可以耗伤肝阴，引起肝火偏亢。

心律失常病位在心，但与肝有密切关系。现代日益竞争激烈的社会中，工作、社会、家庭给人们带来巨大的精神压力，越来越多的人有焦虑、抑郁等。由于长期恼怒、忧思、精神紧张，导致人体气机紊乱，脏腑气血阴阳失调。其中，肝脏损伤尤为突出。肝气通则心气和，肝气滞则心气乏，故肝为发病之源，心为传病之所，肝主疏泄，体内阳气升降出入的正常运行，有赖于肝的疏泄条达。若疏泄正常，则脏腑调和，气血运行有序；若疏泄失司，肝木横逆，则脏腑失调，气机逆乱，或横逆，或升腾，逆乱冲心，气机失调，变生郁火、痰浊、瘀血等。诸邪皆可扰乱心神，而发心律失常。

心肝同治的分证为肝气郁结及肝血虚两种。

①肝气郁结

多见于工作压力大的年轻人，或围更年期的女性，无明显的器质性疾病。

症见：心悸，胸胁胀闷感，烦躁，抑郁，善太息，失眠，多梦，或头晕，纳差，月经不调，舌质暗红，脉弦。

治法：疏肝解郁。

方药：柴胡10g，当归10g，白芍10g，炒白术15g，茯苓15g，薄荷10g，甘草6g。

②肝血虚

主症：心悸，心慌，唇甲舌淡暗，视物模糊，眼睛干涩，失眠，多梦，情绪低落，抑郁或焦虑。舌暗淡，脉弦滑细。

方药：当归10g，川芎10g，柴胡10g，白芍10g，香附10g，枳壳10g，石菖蒲

10g，珍珠末 1 支。

4）心肺相关：心与肺，一则为君，一则为相，各为气血所主，二者密切相关。

心肺之间的生理、病理关系，主要体现在气血和血脉方面，即心主血与肺主气、心主行血和肺主呼吸之间的关系。在血液生成方面，血主要由营气和津液所组成。脾胃的运化功能在血液的化生中占重要地位，但血液的生成还要通过肺宣发和朝百脉的作用方能化生为血。血液运行方面，心主血脉，血液运行必须依赖心气的推动。肺主宣发、肺朝百脉，只有肺气宣发肃降正常，才能助心行血。

究心律失常之病因，责之为气血阴阳失调，痰浊瘀血阻滞。从心肺相关来看，肺气失调、宗气内虚为本；寒凝、痰阻、气滞、血瘀为标。《读医随笔》说宗气："虚则短促少气，实则喘喝胀满。"说明宗气也有虚实变化的存在。所谓虚者，即指心肺气虚。肺失所主，呼吸功能减弱，宗气生成不足；所谓实者，即指外感寒邪、痰浊、气滞、瘀血等实邪阻肺。故心律失常可见肺失宣畅，宗气不行，心脉瘀阻之虚实夹杂之象。

心肺同治的分证为肺卫受邪，心神受扰。

主症：多见于近期有感风寒及风热之邪，先有恶寒、发热、咽痛、咳嗽、鼻塞、流涕等外感症状，后出现心慌、心悸、肢体酸软、乏力、疲倦等。舌淡红，苔薄白或薄黄。

治法：疏风散寒或疏风清热，镇惊宁心。

主方：麻黄汤或桑菊饮加减。

主药：桑叶 15g，菊花 10g，薄荷 10g（后下），桔梗 10g，连翘 10g，防风 10g，龙骨 30g（先煎），牡蛎 30g（先煎）等。

（三）病案

雷某，女，40 岁，1999 年 7 月 1 日初诊。

主诉：心慌、胸前区憋闷半个月。

现病史：患者诉 5 月 1 日因受凉感冒，头痛鼻塞，自服康泰克等，上述症状消失，但仍有咽部不适。半个月前因过度劳累后始出现心慌、胸前区憋闷不适，心电图示偶发室性期前收缩，服用地奥心血康等，症状未见缓解。3 天后至某医院行动态心电图示频发单纯性期前收缩，诊为"病毒性心肌炎"，经予抗病毒口服液等药物治疗，效果不明显，遂来我院求诊。自述胸闷、心慌时作时止，疲倦乏力，眠差，纳一般，二便调，舌淡暗，边有齿印，苔少，脉结代。体格检查为神清，疲倦，对答切题，双肺呼吸音清，未闻及干湿啰音，心界不大，心率 66 次 / 分，律欠齐，可闻及期前收缩 2 ～ 3 次 / 分，未闻及病理性杂音。理化检查示血常规、抗链球菌溶血素 O、红细胞沉降率均正常。彩色心脏 B 超检测示各房室腔均不大，各心瓣膜形态及活动尚可，左室心肌心尖部内膜两处增厚，回声增强，有瘢痕形成，运动减弱。超声诊断示心肌炎改变。ECT 示心肌前壁病变。有风湿性关节炎史 20 年，经治疗病情稳定；有慢性咽喉炎史多年，经常复发；有青霉素、链霉素、海鲜等过敏史。平素工作劳累。

邓铁涛教授查房，四诊合参，患者为中年妇女，奔波劳累，神清，面色晦滞，额头欠光泽，疲倦乏力，心悸胸闷时作时止，纳一般，寐差，口干，二便调，舌淡暗，边有齿印，苔少，脉结代。

西医诊断：心肌炎，心律失常，频发室性期前收缩。

中医诊断：心悸。

辨证分型：气阴两虚，痰瘀内阻。

病机分析：患者体虚久病，加之工作劳累，耗伤心脾气阴，致气阴虚损，心脉涩滞，心神失养。且患者气虚津血运行乏力，变生痰瘀，阻滞心脉，加重心神失养，而发为心悸。中气不足，清阳不振，无以上养，故面色晦滞，额头欠光泽而口干。舌淡暗，边有齿印，苔少，脉结代皆气阴两虚、痰瘀内阻之征象。

第一阶段：扶正祛邪，治以补益气阴、养心安神为主，佐以祛瘀通脉，方以炙甘草汤加减，配合中成药宁心宝、生脉液、滋心阴口服液、灯盏花素片治疗。

处方：炙甘草 30g，生地黄 20g，麦冬 15g，阿胶 9g（烊化），桂枝 12g，党参 30g，火麻仁 20g，大枣 6 枚，生姜 9g。水煎服，5 剂，日 1 剂，分 2 次服。

第二阶段：1999 年 7 月 5 日二诊。经上述治疗，患者精神好转，偶有心慌、胸闷，纳眠可，无口干，二便调，舌淡暗，边有齿印，苔薄白，脉涩。查体心率 81 次 / 分，律欠齐，可闻期前收缩 1 ～ 2 次 / 分。心电图（ECG）示大致正常。气阴已复，痰瘀渐显，治以益气养阴、豁痰祛瘀通脉为法，原方去生姜，加法半夏、茯苓、丹参、桃仁，加强豁痰祛瘀通脉之力，药用炙甘草 30g，生地黄 20g，麦冬 15g，阿胶 9g（烊化），桂枝 12g，党参 30g，火麻仁 20g，大枣 6 枚，法半夏 12g，茯苓 30g，丹参 20g，桃仁 12g。水煎服，日 1 剂，共服 4 天。

第三阶段：1999 年 7 月 9 日三诊。患者精神好，心慌、胸闷偶作，纳、眠尚可，二便调，舌淡暗苔稍腻脉细涩。心率 78 次 / 分，律欠齐，可闻及期前收缩 1 ～ 2 次 / 分，上药养阴太过，痰瘀更明显，当改为以益气健脾、涤痰祛瘀通脉为主，药用竹茹 10g，枳壳、橘红各 6g，茯苓 15g，法半夏 10g，太子参 30g，白术 15g，田七末 3g，火麻仁 24g，炙甘草 10g，五爪龙 30g，丹参 20g。水煎服。患者守方服 20 天，诸症消失，纳、眠可，二便调，舌淡红，苔薄，脉细，心率 80 次 / 分，律齐，24 小时动态心电图示窦性心律，偶发室性期前收缩，仅见原发室性期前收缩 4 次，出院。

【按语】心肌炎心律失常、室性期前收缩表现为心慌，难以自止，伴胸闷，属中医学之“心悸”范畴。《伤寒论》原文 117 条“伤寒，脉结代，心动悸，炙甘草汤主之”。在《伤寒论》中，炙甘草汤用以治气血不足、心阴阳虚之脉结代，心动悸证，与本例辨证相符，故加以援用。方中以炙甘草甘温补脾益气，通经脉，利血气为主药，配人参、大枣补益中气，化生气血，并配桂枝、生姜辛甘通阳复脉。又配阿胶、生地黄、麦冬、火麻仁以滋阴养血，使阴阳得平，脉复而悸自止。但服药病未能痊愈，邓铁涛教授认为其除气阴虚外，当兼痰瘀之实邪，且滋阴助痰有助邪之嫌，故阴复后，则将治法改为益气涤痰祛瘀为主。邓铁涛教授认为广东省地处岭南，气候潮湿，极易聚湿生痰，加之当今社会转型，工作生活习惯改变，社会竞争激烈，生活压力升高，日夜生活规律打破，且多恣食膏粱厚味，劳逸不当，忧思多虑，事不从心，使气阴虚耗，或早衰，脏气亏虚，痰浊内蕴，闭塞脉络，气滞血瘀。故痰为瘀之初，瘀为痰之果，痰瘀交结，使病情缠绵。因此，痰是心疾之病理基础，而脾是生痰之源，是心疾的关键环节。若脾胃健运，湿不聚，痰难成，瘀不生，气血生化源源不绝，心脉充盈，气血流畅心神自安。故邓铁涛教授治心疾重在益气健脾除痰，痰去瘀除。用温胆汤加减，意在益气健脾涤痰祛瘀，使邪去，胸中清阳得以正位，心神得养而神自安，从而获得良好疗效。但仍保留有炙甘草汤之意，以助脉复，且防再伤阴。

六、汪慰寒教授治疗心律失常的临床经验

（一）医家简介

汪慰寒，男，教授，主任医师，河北省中医院心血管科原主任，第三批全国老中医药专家学术经验继承工作指导老师。其从事内科临床工作多年，医术精湛，学验俱丰，擅长运用中西优势互补治疗内科疾病，创立了复脉1号方和复脉2号方，临床治疗心律失常有良好疗效。

（二）临床经验

1. 病因

心律失常的原因很多，可以是风、寒、暑、湿、燥、火六淫之邪或疠气侵袭，由表及里，由气入营，传至心包及心而发病；或长期的精神刺激、忧思、过度喜悦、暴怒等损伤心脏而发病；或饮食失节，膏粱厚味，酒食无度，损伤脾胃，生湿生痰，阻碍气机，损伤心气而发病。其他疾病引起脏腑虚损，也可以继发心律失常。

西医学认为，心律失常的原因大致可分为3类：①器质性心脏病，如冠状动脉粥样硬化性心脏病、高血压、风湿性心脏病、肺源性心脏病、心肌炎、心肌病等。②其他疾病，如脑血管病、甲状腺功能亢进、颈椎病、肝炎、胆囊炎、胃炎、肠炎等。③自主神经失调。因此，要详细询问病史，进行细致的体格检查及心电图、24小时动态心电图、彩超、心肌酶等检查，分析引起心律失常的原发疾病，以帮助选择治疗方法，判断疗程、愈后。

2. 病机

汪慰寒教授认为心律失常证有虚实，虚证以心气虚、心阴虚、心阳虚、心血虚为主，阴阳气血亏损，心失所养。实证以血瘀、痰浊、火热、水饮、阳亢多见，痰饮内停，瘀血阻滞，心脉不畅。

3. 治法

汪慰寒教授认为，心悸是心脉疾病的主症，一般从心论治。但单从心脏本身着眼是不够的，心与其他四脏及六腑有密切关系，故亦有从健脾、补肾、疏肝、理肺而取效者，临证不可拘泥于一方一法。当从整体观念出发，灵活用药，方可收到事半功倍之效。

4. 善于运用现代中药药理学研究成果

冬虫夏草菌丝体制剂、苦参、人参、附子、黄连、延胡索、山楂、灵芝、茵陈、甘草、淫羊藿、鹿茸、当归、酸枣仁、丹参、葛根、三七、茶树根、甘松、万年青、福寿草等有很好的抗心律失常作用，可以在辨证的基础上优先选用。

5. 经验方介绍

汪慰寒教授认为，顽固性心律失常多属气虚血瘀，应该益气活血。他根据病因、病机和中药药理研究，创制了治疗顽固性心律失常的复脉 1 号方和复脉 2 号方。

复脉 1 号方由西洋参、丹参、酸枣仁、生龙骨、紫贝齿组成，治疗阵发性心动过速、房性颤动等快速性心律失常合并频发期前收缩。

复脉 2 号方由人参、川芎、枳壳、茶树根组成，适用于心动过缓、病态窦房结综合征等合并频发期前收缩。

现代药理研究认为，西洋参和人参对心肌缺血引起的频发期前收缩都有抑制作用。西洋参含原人参二醇型皂苷多，有镇静作用，对减慢心率有好处，因此，复脉 1 号方用小剂量西洋参、酸枣仁减慢心率，抑制期前收缩。丹参减慢心率，改善心肌供血。龙骨、紫贝齿有镇惊安神作用。因此，复脉 1 号全方减慢心率、抑制期前收缩效果明显。人参小剂量增加心率，大剂量则减慢心率，故复脉 2 号方用小剂量人参。枳壳能增加心肌收缩力、川芎行气活血，改善心肌供血。茶树根强心复脉、抑制期前收缩。全方有明显增加心率、抑制期前收缩的作用。

（三）病案

病案一：

王某，男，61 岁，干部。2003 年 3 月 21 日初诊。

现病史：心悸、胸闷、胸痛 3 年，气短乏力，头晕，夜间甚。服丹参片后心悸、胸闷加重。心电图显示心动过缓，42 次 / 分，频发期前收缩，下壁心肌缺血。某医院诊断为病态窦房结综合征，建议放起搏器，患者转求中医治疗。舌淡暗，苔白，脉沉迟结代。

中医诊断：心悸，证属气虚血瘀。

治宜益气活血。

处方：人参 6g，川芎 15g，枳壳 10g，茶树根 15g，赤芍 10g，红花 10g，降香 10g，延胡索 10g，郁金 10g，炒麦芽 15g。水煎服，日 1 剂，分 2 次服。

20 日后心悸、胸闷胸痛、气短乏力、头晕消失，心率 65 次 / 分，期前收缩消失。

【按语】中医学认为心动过缓的主要病机是阳气虚损，阴寒内盛，瘀血、痰湿阻滞，所以脉行迟缓；或因素体虚弱，起居不慎，感受时邪，侵犯心脏而致心痹脉迟。治疗应抓住“为寒”“为不足”这个病机，以益气温阳、活血复脉为基本原则，根据兼症，酌情使用清热、养阴、化痰、理气、化饮诸法。

病案二：

某男，45岁，因阵发性心悸6个月就诊。

动态心电图检查示频发室性期前收缩，心肌酶正常，彩超检查心脏结构正常，曾按“心肌炎”服ATP、辅酶Q10、普罗帕酮、美西律、胺碘酮、丹参片等药物无明显效果。询其近期无感冒病史，而饮酒后致胃脘烧灼，胸闷纳呆，舌红，苔黄腻，脉弦数。胃镜检查显示慢性浅表性胃炎。

中医诊断：胃脘痛。

辨证分型：湿热中阻型。

此为中焦湿热沿阳明胃经上犯心胸所致，当从胃论治，宜清热化湿、健脾和胃。方选茵陈荔香散。

处方：茵陈10g，蒲公英15g，百合15g，荔枝核15g，香附10g，广木香10g，丹参10g，赤芍10g，白术10g，砂仁10g，海螵蛸15g，三七粉3g（冲服），炒麦芽15g，炒山药15g。每日1剂，水煎分2次服，并停服其他抗心律失常药物。治疗3周，胃脘痛好转，心悸消失，心电图正常。

【按语】此例心悸患者属胃心同病，究其原因，不外虚、实两端。一为脾胃虚弱不能化生精微，气血无源，心失所养而致心悸；一为湿热中阻，沿阳明经上犯心胸而致心悸。本例系后者所致，由于只从心论治，效果不佳，转而治胃则湿化热清，心悸自除。

七、袁海波教授治疗心律失常的临床经验

（一）医家简介

袁海波，男，教授、主任医师、研究生导师。第三批全国老中医药专家学术经验继承工作指导老师，国家有突出贡献专家，河南省优秀专家，从事中医临床、科研、教学工作多年，形成了独特的诊疗体系，即辨证规范化、治疗标准化、药物系列化，袁海波治疗思路严谨，方法独特，经验丰富。

（二）临床经验

1. 病因病机学术特色

（1）气血虚弱，心脉瘀阻是其病机关键：心律失常是以患者自觉心中悸动，惊惕不安，心神不宁，不能自主，脉促、结、代等节律异常为主的病证。袁海波教授认为其病位在心，涉及肺、肝、脾、肾，证属本虚标实，其“本虚”是气血虚弱，“标实”是血瘀

阻脉。二者致使气血运行障碍，心脉瘀阻，血脉运行失于常度，脉行不相接续而致心悸之病。气血虚弱、心脉瘀阻是其病机关键。袁海波教授提出“病多虚起，邪因虚乘”为病因病机总要。本病多因气血不足、心脉失养、气滞血瘀、痰湿阻滞等因素引起。心主血脉，靠气血濡养，发挥其营运功能。心血充盈，心气旺盛，血脉循环无端，常流不息，若心血亏虚，心气不足，气血运行障碍，日久成瘀，心脉失养，心血运行不能接续，形成心悸病症。在病机方面，心悸属于本虚标实，其本为气血阴阳不足，其标为血瘀、气滞、痰浊、水湿等。

（2）气血失调责心脾：袁海波教授认为心律失常、心悸之病临证多因年老脏腑虚弱，气血亏损，或思虑过度暗耗气血所致，故其发病与气血的失调关系密切，而心、脾二脏在人体气血运行、生成、输布、濡养中起着重要作用。心主血脉，包括心主一身之血和心主一身之脉。全身的血依赖心气的推动而在脉中运行于周身，从而发挥濡养作用。全身的脉，均与心脏相连接，络于周身，是血液运行的通道，故脉有“血府”之称。血液在脉道中运行不息，周流全身，如环无端，主要依赖心气的推动。心气充沛与否，在心主血脉的生理功能活动中至关重要。若心气不足，不能行血，则血行不利；若心血亏虚，则血脉空虚，甚则血不养心，脉道不利，则血行不畅，发为心悸。脾主运化，生化气血。人生命活动的持续和精气血津液的化生和充实，均赖于脾胃运化的水谷精微，而这些是生成精、气、血、津液的主要物质基础，故脾胃为“气血生化之源”。若脾失健运，气血乏源，则必致全身气血亏虚，心属火脾属土，为母子关系，心主血脉，营运气血。脾主运化，化生气血。心之气血亏虚，无力运血，则母病及子，脾损而失运化，气血乏源；脾失运化，气血生化乏源，则子盗母气，损及心气心血。心之气血不足，则血液运行无力，血脉不畅，则心脉失养。故心、脾二脏虚损则气血运行失调，而见心慌、惊惕不安，心神不宁，不能自主，血脉不能接续而见脉促、结、代等症，形成心悸之病。

（3）与肝、肺、肾相关：袁海波教授认为心悸之病与气血失调关系密切，同时与肺、肝、肾密切相关，其作用是不可忽视的。心肺同居上焦，心主一身之血，肺主一身之气，肺朝百脉助心行血，两者相互协调，保证气血的正常运行，维持机体各脏腑组织的新陈代谢。若肺气虚弱，行血无力或肺失宣肃，肺气壅滞，影响心的行血功能，而使心血瘀阻，脉行不相接续，发为心悸。心主行血而肝主藏血，心藏神而肝主疏泄、调畅情志。肝属木，心属火，肝为心之母，肝藏血充足，疏泄有度，有利于心行血功能的正常进行。肝藏血功能失调，肝血虚则心血不足，血流不畅，心脉瘀阻，气血运行迟滞则发为心悸。心藏神，主宰精神、意识、思维及情志活动。肝主疏泄，调畅气机，维护精神情志的舒畅。心血充盈则心神健旺，有助于肝气疏泄，调畅情志；肝气疏泄有度，情志畅快则心神内守。情志郁闷，肝气郁结，肝火亢盛，则影响气血运行，胸气不畅，心神失养，心神不安而发为心悸。心与肾的联系主要表现为“心肾相交”。心居上焦属阳，在五行中属火，心火在心阴的凉润作用下化为心气以下行助肾，使肾水不寒；肾居下焦属阴，在五行中属水，肾阴在肾阳的鼓动作用下化为肾气以上济于心，肾水上济于心，使心火不亢。久病虚劳等使肾阴亏耗，水不济火，不能上养心阴，心火亢盛，扰乱心神，心神不安则发为心悸。肾阳亏虚，气化无权，温运无力，不能温煦心阳，则心阳不振，血行不畅，血脉瘀滞，而发为心悸。

（4）痰瘀作用不可忽视：血液在人身中，循经络流行不已，以濡养人身各部组织器官，保持着人身脏腑经络、五官九窍、四肢百骸的正常功能活动，维持人体及其各部组织的生命活动。然血液一旦失其流动之性，发生滞涩不流，则转化为瘀血，而有害于人体。气者，血之帅也，气行则血行，气滞则血瘀。由于情志内伤或其他因素，使气机不利，气行受阻而瘀滞，遂导致血液不行而留止为瘀。袁海波教授在临证中常说，心悸为“本虚标实”证，气血虚弱为本，然后血瘀的影响不可忽视，气虚、阳虚可以致瘀，气滞亦可致瘀，而瘀又可影响气血运行，使血行迟滞，脉道不利，脉行不相接续而致心悸。痰是体内水液停聚凝结而形成的一种质稠浊而黏的病理产物，肺、脾、肾等的气化功能异常，水液不能正常输布，而停聚凝结成痰。痰可随气升降，流窜全身，见症较多，“百病多因痰作祟”。痰湿困脾，脾气瘀滞，运化失职，而使气血生化乏源，不能濡养心脉，而使心脉不畅发为胸痹心悸。痰阻于心脉，则脉道不利，血行不畅，气血虚弱，心脉失养，脉行不相接续而发为心悸。气血虚弱是心悸的主要病理基础，由于心气不足或心阳不振，鼓动血脉无力从而变生瘀血，气虚津液不得输布聚湿成痰，痰浊瘀血痹阻心脉，出现心脉不畅，脉行不相接续之症。袁海波教授在临证中往往重视痰瘀的影响，适当佐以祛痰化瘀药使痰化瘀消，阴邪消除，从而气顺脉畅，气血生化有源，从而有效治疗心悸。

2. 治则的学术特色

在治则确立上，袁海波教授提出了“调和平衡，补偏救弊”，即调和平衡，为医之大理，补偏救弊为治病大法，袁海波教授认为补虚以利于扶正而偏自纠，祛邪以利于正复而弊自救，强调重在补虚，治病之本，补虚之法，用以去弱。袁海波教授提出阴阳、气血、脏腑虚的补益之法。治疗本病，要辨清虚实，在心悸“本虚标实”的病机中，本虚即以气虚为主。根据“治病必求其本”的治疗原则，袁海波教授在“调和平衡，补偏救弊”的治病大法下，依据气血虚弱，心脉瘀阻的病理关键，提出了益气养血、化瘀通脉的治疗大法。若阳气虚弱需温补心阳，若有肝气郁结则疏肝理气，若有痰湿阻滞，则应化湿利水，健脾祛痰，同时注意顾护胃气。

3. 遣方用药的学术特色

（1）治病求本重在调理气血：袁海波教授根据本病气血虚弱、心脉瘀阻的病机关键。治以益气养血，化瘀通脉。益气重益心气，心气充则血行有力，脉道通利，瘀滞消心悸平。养血重在健脾，脾健血生，血载气运，脉道充盈，脉行接续，心悸可安。故袁海波教授常讲，气血之病必调心脾二脏，调心脾实为调气血，调气血乃治疗心悸之本。袁海波教授治疗本病，多以保元养心方加减组方，本方由党参、麦冬、黄芪、黄精、丹参、檀香、赤芍、川芎、五味子、砂仁、桂枝、炙甘草等药物组成。方中党参补气益气，调荣养卫；麦冬归心经，滋阴养血，二味共为君药。黄芪补中益气，护阴生血；黄精补脾益气，养血益精；丹参功同四物，补血活血；檀香理气活血，调脾开胃。上四味共为臣药，助君补气养血，行气活血。赤芍、川芎为对药，赤芍清血中瘀血，川芎行血中之滞，共用活血祛瘀；五味子敛心气，摄精固元，宁心定悸；砂仁理气醒脾，宽中和胃，疏畅气机。上四味共为佐药，助君臣疏畅气机，活血通络。炙甘草补益心气，调和诸药；桂枝助心阳调营卫，行达十四经络。二者共为使药引诸药直达病所。诸药共奏益气养血、化瘀通脉作用，使心气得复，心血得养，气血有源，脉络通达，心悸可愈。

（2）重视他脏同治：心悸一病，以虚证为主，尤以心脏虚弱为主，而肺、脾、肝、肾之虚，也可影响或加重心脏的亏虚。袁海波教授常说，心悸一病，病位虽然在心，但应不止于心，应同时重视肺、脾、肝、肾的治疗，他们与本病的发生发展有着不可分割的作用。袁海波教授思路广阔，不仅注重心脏自身诸多病证的治疗，还注重其他脏腑相关病证的兼治，有时还以其他脏腑的病证论治为主，如从脾治心病，从肝治心病，从肺治心病，从肾治心病，在临床实践中，每获良效。袁海波教授在治疗心脏病的同时，从脾治心病，以调和纳运功能，时常注重益气健脾、理气和胃治法的应用，袁海波教授常讲，脾属土而生万物，居中州而司运化，主升降而为枢纽，气血生化之源，脾胃为后天之本，脾胃健旺，纳运正常，服药吸收良好，方能提高疗效；从肝治心病，以疏肝解郁，理顺气机为主，肝木体阴而用阳，性刚多燥，为心之母，多助心火，而耗心阴，故滋肝阴即养心阴，心神得以安宁；从肺治心，以理肺宽胸，助君行事，肺主气，心主血，气血并治，有利气血运行；从肾治心，以平衡肾阴、肾阳为主，肾为先天之本，水火之脏，真阴真阳所寄，心肾交通，水火相济，有利于心脏功能的恢复。在临床实践中，治病之法在于平衡阴阳、调和气血，令其条达，把握脏腑间的正常关系，补偏救弊，调和脏腑功能，为心脏治疗提供了病愈的条件，为临证变通提供了丰富的经验。

（3）化瘀祛痰，尤宜调气：痰瘀在心悸的发生发展中影响尤为明显，袁海波教授在临证中适当佐以祛痰化瘀药使痰化瘀消，阴邪消除，从而气顺脉畅，气血生化有源，有效治疗心悸，但在治疗痰瘀时，尤宜重视调气，袁海波教授常说，气血为病，补心气很重要，心气足则血脉充盈，营运力强，气为血之帅，气行则血行，气行则水运，气行则痰消，气行则瘀化，因此，在化瘀祛痰同时应注意调气。

4. 辨治特色

（1）注重顾护脾胃、用药平和：袁海波教授治疗心悸病症辨证准确，用药精炼，整体全面，而且常常告诫我们保护脾胃之气，首先应审查脾胃之气的强弱，心悸病常常本虚标实，治以扶正祛邪并施，以扶正为主，祛邪为辅，并要做到扶正不碍邪，攻邪而不伤正。他在临证治疗时，用药平和，不用峻利之品，忌大辛大热大寒大苦，如用温热作用的徐长卿以代细辛、淫羊藿以代附子，治疗的同时固护正气，以期早期治愈。脾胃为一身水谷精微的来源，脾以升为健，胃以降为和，在升降之中，将气机通达调顺，共同组成“后天之本”，所以在用药时要注意脾胃的运化功能，所谓虚不受补指的就是要顾护脾胃，保存正气。袁海波教授在治疗心悸时，往往加入炙甘草以益气健脾，调和诸药；加入山楂以健脾胃，化瘀血，加入白术以益气健脾。

（2）临证加减，贵在变通：在治疗心悸时，虽然有心脾虚弱、气滞血瘀、心血不足、湿瘀内阻、痰湿阻滞、心阳虚弱等证型的不同，但是应根据主病合并症的不同情况而定，要因人因时变通，根据季节及性别、年龄的不同，灵活加减，如合并纳差可选加神曲、麦芽、砂仁、陈皮；合并失眠可选加炒酸枣仁、首乌藤、合欢皮、远志、生龙骨、生牡蛎；合并大便秘结可选加郁李仁、肉苁蓉等。以天时气候而言，夏季炎热，冬季寒冷，用寒凉药物及食物时，应避其气候之寒凉；用温热方药及食物时，当避其气候之温热；暑多夹湿，盛夏要注意清暑化湿；秋天干燥，则宜轻宣润燥等。袁海波教授常常参考患者不同的年龄、性别、体质来制定适宜的治疗原则。袁海波教授注重中医治疗的整体观，以及辨证论治在应用中的原则性与灵活性，考虑全面，变通灵活，在临证中往往取得较好疗效。

5. 医嘱调护学术特色

袁海波教授在临证中对患者关爱备至，重视医嘱调护，常常交代患者注意事项，如煎药方法、服药方法、服药剂量、药引选择、饮食起居、精神调养、正确适当体育锻炼等方面，这些事项与治疗效果都有密切关系。例如高血压、冠心病患者大多是A型性格人群，要忌吸烟、酗酒、浓茶、熬夜、过食糖盐，放慢生活节奏，重视预防调护，嘱患者生活态度平和，避免着急劳累情绪激动，作息规律，少吃辛辣刺激油腻之物，同时缓解紧张的生活作风，要纠正吃饭快、说话快、办事快、走路快、二便快和脾气坏的“五快一坏”作风。“五快一坏”是一种张而不弛的不良习惯，天长日久，将劳损机体而生病端。在治疗时预防调护与治疗同时进行，在临床上往往取得较满意的疗效。

（三）病案

马某，男，63岁，2011年3月1日初诊。

主诉：发作性胸痛、心慌乏力4个多月，加重1个月。

现病史：患者平素劳累思虑、心情郁闷，4个月前因见胸痛、心慌乏力，于某医院就诊，查心电图显示频发交界性期前收缩；冠脉造影显示前降支（LAD）狭窄50%，回旋支（LCX）钝缘支开口以下闭塞，右冠状动脉（RCA）近中段狭窄40%～50%。诊断为冠心病、心绞痛、心律失常、频发期前收缩，服西药治疗及行冠脉支架术后症状有所减轻，服波立维、阿司匹林片、依姆多、立普妥、万爽力以控制病情，但活动时胸痛胸闷，心慌，气短乏力之症仍有发作。本次发病因劳累过度，诱发诸症频作，于2011年3月1日请袁海波教授诊治。刻下症为胸痛胸闷，心慌，气短乏力，神志倦怠，面色㿠白，形体适中，舌质暗淡，苔薄白，脉沉细无力而结。袁海波教授辨证此属气血虚弱、心血瘀阻。

中医诊断：胸痹心痛，胸痹心悸。

以益气养血、化瘀复脉为法，用保元养心汤加减。

处方：党参15g，黄芪20g，茯苓20g，麦冬20g，五味子10g，丹参20g，檀香10g，郁金12g，延胡索15g，枳实15g，白术20g，炒葶苈子15g，薤白15g，焦山楂20g，广木香10g，炙甘草6g。7剂，日1剂，水煎服，日2次。

嘱：勿劳累，畅情志。

2011年3月9日二诊：患者诉胸痛胸闷次数较前减少，程度减轻，气短乏力、心慌明显好转，面色红润，舌转淡红，舌苔薄白，脉来缓和较前有力，偶见结脉。方中病机，故上方去薤白、白术，加姜黄12g，夏枯草20g。7剂，水煎服，日2次。

2011年3月16日三诊：患者诉胸痛胸闷明显好转，气短乏力、心慌未再发作，面色、舌苔、脉象恢复正常，查心电图显示窦性心律，诸症明显好转，已近临床治愈，为巩固疗效，上方加桂枝6g，14剂，水煎服，日2次，嘱同前。

2011年3月30日四诊：患者精神体力恢复正常，语言有力清晰，诸症未作，继服上方7剂巩固疗效，预防复发。1个月后随访，病未发作，共服药35剂，病愈收功。

【按语】患者年过花甲，气血渐亏，加之行冠脉支架术，心脏复损。因劳诱发，损伤心脾，气血乏源，血行迟滞，心脉失养，形成了气血虚弱、心血瘀阻的基本病机。气血亏虚，气不行血，血不载气，停为瘀阻，胸气痹阻，故胸痛胸闷；劳伤心脾，气血乏源，帅血无力，心脉失养，故气短乏力、心慌；面色㿠白，舌质暗淡，舌苔薄白，脉沉细无力结，皆为气血虚弱、心血瘀阻、脉行不续之征。袁海波教授依据气血虚弱、心血瘀阻的基本病机，以保元养心汤加减组方治之。方中党参、黄芪补益心脾肺之气，使气血有源，输布有序，帅血有力，促进血活瘀化，2味共为君药。麦冬、五味子滋养心阴、收敛心气；丹参、檀香活血化瘀、理气通络。4味共为臣药。茯苓、白术、枳实、炒葶苈子益气健脾、理肺宽胸；郁金、延胡索疏肝解郁、活血止痛；薤白归心、肺经，理气宽胸、通络散结；焦山楂理气和胃。8味共为佐药。广木香下气宽胸中，为三焦气分要药，统管一身上下内外诸气，独推其功；炙甘草补益心脾、调和诸药。2味共为使药。以上诸药，共奏益气养血、化瘀复脉之功效。二诊方药中病，诸症好转，故上方去薤白防其温燥耗气，去白术防其过补腻脾，加姜黄12g，夏枯草20g，以化瘀行气、清肝散结，标本兼治。三诊服药后诸症明显好转，已近临床治愈，为巩固疗效，上方加桂枝6g，以温经通脉，取14剂，水煎分两次服，日1剂。四诊诸症明显好转，未再发作，继服上方7剂巩固疗效，预防复发。本案共服中药35剂，诸症明显好转，已达临床治愈。

本案证虽属本虚标实，然袁海波教授以补气养血为主，辅以化瘀复脉。故气血充足，则瘀血自消，痹阻自解，脉自通利，心悸自平，此袁海波教授辨病之主旨，即治病必求于本。

八、郭文勤教授治疗心律失常的临床经验

（一）医家简介

郭文勤，男，教授，主任医师，硕士研究生导师，国家名老中医，著名心脑血管专家，第二、三、四批全国老中医药专家学术经验继承工作指导老师，黑龙江省名中医。郭文勤教授从事临床工作50余年，学术造诣深厚，先后发表心脑血管学术论文30余篇。

（二）临床经验

郭文勤教授经过几十年的潜心研究和临床实践，提出了“心病表现于心，根源于肾”的理论。根据这一理论，他在临床治疗中，时时不忘顾护肾脏。他认为尤其是该病治疗的后一阶段，必须以补肾气为主，方能巩固其疗效。

1. 以肾虚立论

心脏的搏动，主要依赖心气的推动和调控作用，心气不足，则血液流动减慢，心脉搏动无力而迟缓。心阳虚衰，鼓动无力，则心搏迟缓无力，心胸憋闷而喘；心阳不足，血液运行迟缓，不能温煦肢体，则出现畏寒肢冷；阳虚阴盛，无力推动血液运行，脉道失充，则脉动无力迟缓。迟脉是缓慢型心律失常常有的脉象。心阳不足与肾阳不足关系密切。肾阳具有促进机体的温煦、运动、兴奋、气化的作用，肾阳到达全身的脏腑、经络、形体、关窍之阳，所以肾阳旺，则全身之阳皆旺。肾阳衰，则全身之阳皆衰，肾阳为人体诸阳之根本，而心为阳脏，阳中之阳，故肾阳不足对心阳的影响尤为明显。临床上常可见到心悸、胸痛、神疲、昏晕、面色无华、四肢不温等症状，这些均是缓慢型心律失常的常见症状。故郭文勤教授认为，肾阳虚衰可导致缓慢型心律失常的发生。此外，肾阴亏虚也可导致心动过缓。肾阴亏虚，不能滋养心阴，可引起心阴虚，心肾阴虚则心脉干涩，血行失畅，瘀血内阻心脉则发病；肾阴亏虚，阴虚火旺，虚火灼津成痰，痰阻心脉而导致本病的发生。综上所述，肾虚直接或间接导致心之阴阳气血的亏虚，或生痰生瘀，痰瘀内阻心脉，而发为本病，故肾虚是缓慢型心律失常的病机关键。

2. 补肾法是基本治则

目前，西医界对缓慢型心律失常的治疗主要是对症处理，以肾上腺素、抗胆碱能药物等为主。对于药物治疗无效的缓慢型心律失常患者，只能接受人工心脏起搏器植入治疗。郭文勤教授认为本病的病机是肾虚，他分别采用补肾阳及补肾阴两法来治疗心动过缓，故补肾法是治疗缓慢型心律失常的基本法则。在治疗心病的时候，以补肾为主，兼以温阳、活血祛瘀，健脾化痰等。郭文勤教授反对一味强调补心，因其虽能取一时之效，但停药后症状容易反复，故提倡治疗缓慢型心律失常以补肾为主，兼用他法，这样疗效才能持久。

3. 组方用药

郭文勤教授治疗缓慢型心律失常根据中医学理论、前人经验与自己的临床应用体会，结合现代病理和药理知识进行组方遣药，机圆法活。以肾阳虚为主者，用麻黄附子细辛汤加右归丸，具体药物组成如下：麻黄 10g，附子 10g，细辛 5g，熟地黄 20g，山药 20g，当归 20g，山茱萸 20g，枸杞子 20g，菟丝子 20g，鹿角胶 20g，杜仲 20g，肉桂 5g。以肾阴虚为主者，用麻黄附子细辛汤加左归丸，具体药物组成如下：麻黄 10g，附子 10g，细辛 5g，熟地黄 20g，山药 20g，山茱萸 20g，枸杞子 20g，鹿角胶 20g，牛膝 20g。附子专于补火助阳，其温阳之功，上能助心阳以通脉，中能温脾阳以散寒，下能补肾阳以益火，郭文勤教授对附子最大量可用到 27.5g；麻黄取其温散阴寒以调血脉，可助附子发越阳气，促进血脉运行，最大量可用到 27.5g；熟地黄滋肾益精为主；鹿角胶性温生精补髓，养血助阳，强壮筋骨为辅；山茱萸养肝滋肾；山药补脾益阴，滋肾固精；菟丝子、杜仲补肝肾，强腰膝，当归养血和血，与补肝肾之品相配，以补养精血。诸药合用，成温补肾之阴阳之基础方剂。

（三）病案

钟某，男，59 岁，2009 年 3 月 5 日初诊。

主诉：胸闷乏力 1 月余，加重 20 余天。

现病史：患者 1 个月前酒后出现胸闷气短，遂予医院就诊，诊断为心律失常。经用阿托品、肾上腺素、参附注射液疗效不显，遂于我院就诊。现症见胸闷气短，时心慌，全身乏力，腰膝酸软，畏寒肢冷。

望闻切诊：舌苔薄白，舌质淡，脉缓。

辅助检查：心电图显示Ⅲ度房室传导阻滞，心率 38 次 / 分。

中医诊断：心悸。

辨证分型：心肾阳虚，心气不足。

治以温补心肾，益精填髓，方用右归丸合麻黄附子细辛汤加减。

处方：麻黄 10g，附子 10g，细辛 5g，熟地黄 20g，山药 20g，当归 20g，山茱萸 20g，枸杞子 20g，菟丝子 20g，鹿角胶 20g，杜仲 20g，肉桂 5g，红参 15g，黄芪 75g，桂枝 40g。5 剂，日 1 剂，水煎服，日 2 次。

2009 年 3 月 10 日二诊：服药后全身乏力感减轻，时有心慌胸闷气短。心电图显示Ⅲ度房室传导阻滞，心率 41 次 / 分。上方改麻黄 15g，附子 15g，细辛 7.5g，红参 20g。7 剂，水煎服，每日 1 剂，早晚分服。

2009 年 3 月 17 日三诊：服药后诸症可，心慌胸闷气短较前减轻。心电图显示Ⅱ度房室传导阻滞，心率 69 次 / 分。上方改麻黄 17.5g，附子 17.5g，细辛 10g。7 剂，水煎服，每日 1 剂，早晚分服。继以上方随证略作加减，共服 2 月余，心率维持在 60 ～ 70 次 / 分，无明显不适症状。

【**按语**】此患者为缓慢型心律失常，全身乏力，腰膝酸软，畏寒肢冷均为肾阳虚的表现，故予右归丸合麻黄附子细辛汤温补心肾，益精填髓。二诊时仍时有心慌气短症状，故加重麻黄、附子、细辛、红参用量，加强补益心肾之功。三诊时诸症减轻，但仍有心慌气短症状，故再加重麻黄、附子、细辛量以温补心肾之阳。三药辛温，郭文勤教授将其用量谨慎增加，待明显显效，才守方巩固疗效，可见药量对疗效有非常重要的作用。

九、朱良春教授治疗心律失常的临床经验

（一）医家简介

朱良春，男，教授，主任医师，孟河医派传人，国医大师，全国老中医药专家学术经验继承工作指导老师，享受国务院政府特殊津贴。2003 年获中华中医药学会“中医药抗击非典特殊贡献奖”。其治学严谨，医术精湛，对内科杂病的诊治具有丰富的经验，先后研制了“益肾蠲痹丸”“复肝丸”“痛风冲剂”等中药新药，获部级、省级科技奖，发表学术论文 180 余篇。

（二）临床经验

朱良春教授在长期临证中认识到，治疗心律失常首先必须辨识其属于阳虚、阴虚还是阴阳两虚，辨证准确方可中的，而辨证的关键，在于识脉。一般而论，凡阳虚者，脉多见濡细、迟缓或结代；阴虚者，脉多见细数或促；阴阳两虚者，脉多呈微细或结代。朱良春教授认为，治疗心悸除需根据阴阳之偏颇采用补而兼温或补而兼清的治则外，还应注意参用通脉之品，方可提高疗效。阳虚，通脉可选用桂枝、鹿角霜、鹿角片等；阴虚，须重用柏子仁、麦冬、玉竹等；而炙甘草补中兼通，无论阴虚、阳虚均应重用。

心律失常表象常可见“脉见歇止”，一般多属虚证，但是朱良春教授认为此时心脏往往呈现瘀血状态，因此常采用活血化瘀之药如丹参治疗，疗效显著。朱良春教授还强调辨证与辨病相结合。如心律失常是由病毒性心肌炎引起，除应及早采用补心气或益心阴之法外，还当佐以清热解毒之品。朱良春教授治疗此种心律失常，常以生脉散为主方，加柏子仁、玉竹、功劳叶养阴通络，琥珀镇静解毒，连翘、板蓝根、白花蛇舌草、甘草清热解毒。

对于心肌炎并发症中较难恢复的室性期前收缩，朱良春教授每于辨治中加用白附子 5 ～ 8g，常收佳效。朱良春教授认为白附子的功效主要是祛风化痰，但亦有通血脉、缓心痛、调节心律的作用；再伍以党参、黄芪益气培本，桂枝（一般 3g）、丹参温心阳、通心脉，酸枣仁、柏子仁宁心安神，僵蚕解毒镇惊，琥珀安神化瘀，炙甘草养心定悸。诸药合用，成为治疗病毒性心肌炎室性期前收缩的妙方。若阴虚，加麦冬、玉竹；汗多，加煅牡蛎、浮小麦。随证加减，可获良效。

（三）病案

患者，女，49 岁。

患者 9 年前出现心动过缓，心率约 60 次 / 分，曾多方求治，均收效不著，2 个月前突然头晕目眩，心悸心慌，昏仆于地，于某医院行心电图检查提示心室率 41 ～ 43 次 / 分，阿托品实验提示即刻心率 56 次 / 分，8 分钟后心率降至 43 次 / 分，诊断为病态窦房结综合征，给予复方丹参片及益气活血、温阳通脉之中药，口服均无效，遂来本院就诊。现症为面浮肢肿，胸闷心悸，神疲乏力，心率 43 次 / 分，血压 148/90mmHg，舌质紫，苔白腻，脉细缓无力。

西医诊断：病态窦房结综合征。

中医诊断：心悸，证属心阳失展，瘀阻水停。

治以温阳通脉。

处方：太子参 20g，炙黄芪 20g，降香 8g，川桂枝 10g（后下），川芎 10g，当归 10g，炒白术 15g，炙甘草 5g。

服药 8 剂，病情如故。上方桂枝改为 12g，加丹参、娑罗子。

服药 8 剂，心阳略振，心动过缓之象稍有改善，心率上升至 47 次 / 分，舌质淡，苔薄，脉细缓。前法既合，当进治之，上方桂枝改为 15g。

服药 8 剂，心率上升至 54 次 / 分。续予温阳通脉，佐以养阴和络。

处方：太子参 30g，川桂枝 20g，丹参 15g，炙黄芪 15g，川芎 10g，降香 10g，玉竹 10g，麦冬 8g，炙甘草 5g。服药 20 剂，配合蜂蜜 1000g，熬制成膏，服用以巩固之。

【按语】朱良春教授认为，心动过缓之由总因心阳不足、心脉不通使然，一般均有心悸怔忡，胸闷气短，头晕目眩，甚则昏仆，脉细缓无力或细涩或浮缓等。朱良春教授以桂枝、炙甘草、黄芪、丹参为基础方。桂枝和营通阳；炙甘草既养营补虚，又宣通经脉；心阳虚者心气必虚，故用黄芪补气；心阳虚则营运不畅，以丹参养血活血。此 4 味药合用，共奏益心气、复心阳、通心脉之效，但其中关键在于桂枝的用量须打破常规。朱良春教授用桂枝一般从 10g 开始，逐步递增，常用至 24g，最多加至 30g，服至心率接近正常或口干舌燥时，则将已用剂量略减 2 ～ 3g，续服以资巩固。

十、浦家祚教授治疗心律失常的临床经验

（一）医家简介

浦家祚，男，教授，主任医师，全国老中医药专家学术经验继承工作指导老师，山东省及济南市名老中医药专家。浦家祚从事中医临床 40 余年，善治心脑血管疾病，治学严谨，学贯中西，经验丰富。

（二）临床经验

浦家祚教授认为心和肝在经络、生理和病理方面密切相关，肝的病变常可引起心律失常。其辨证论治如下。

1. 心肝血虚

心主血，肝藏血，肝有藏血、调血的双重作用。心之血脉的充盈，有赖于肝之所藏的不断补充。心肝相互协调，则肝有所藏，心有所主，脉道充盈，气血运行有序，机体功能正常。若肝血虚，母不生子，则心脉空虚，血运失常，不能养心，心神失养，可见心悸健忘、头晕身倦、面色不华、失眠多梦、两目模糊或肢体麻木、爪甲不荣、舌淡脉细等症。本证治宜补肝养血、滋阴安神，方用四物汤、补肝汤加减。

2. 肝郁血虚

肝主疏泄，调畅气机，协调脾胃升降，另外肝五行属木，脾五行属土，若肝失疏泄，气机瘀滞。木克土，横逆乘脾，致脾失健运，生血乏源，使心无所主，心脉空虚。心失所养，症见失眠多梦，心烦，口干咽燥，胁肋胀满隐痛，头晕目眩，舌红少苔，脉细弦而数。治宜疏肝健脾、补血养心，方用逍遥散和归脾汤加减。

3. 心肝火旺

肝属木，心属火，肝气抑郁，日久极易化热，母病及子，肝火亢盛引起心火亢盛，扰动心神，可见心悸不安，失眠多梦，口干口苦，胸闷烦躁，舌红，苔黄，脉弦数。治宜平肝泄热、清心安神，方用龙胆泻肝汤加减。

4. 心血瘀阻

心血之运行有赖于肝之疏泄。肝失疏泄，肝郁血滞，脉道不利，心脉瘀滞，痹阻不通，心失所养，临床常见心悸，胸部刺痛，痛有定处，舌质暗或有瘀斑，脉结代。治宜活血化瘀、行气通络，方用丹参饮、桃红四物汤、血府逐瘀汤化裁。

5. 痰火扰心

肝为刚脏，体阴而用阳，若肝郁化火，灼津凝痰，痰火扰心，心神不宁。症见心悸胸闷，烦躁惊恐，时有头晕，口苦口黏，舌红，苔黄腻，脉滑或数。治宜疏肝清热，化痰安神，方用柴胡龙骨牡蛎汤合黄连温胆汤加减。

6. 阴虚火旺

气郁日久，肝郁化火，阴血暗耗，心阴不足，心失所养，症见心悸，心烦少寐，头晕目眩，耳鸣，舌质红，苔少，脉细数。治宜养阴清热、养心安神，方用天王补心丹或朱砂安神丸加减。

（三）病案

刘某，男，40岁。因发作性心慌1周就诊。

患者1周前生气后出现心慌，发作与劳累及声音嘈杂有关，持续时间短，无胸闷胸痛，有时左胁肋部膜胀，左颞顶麻胀，按摩可缓解，纳眠可，二便调，舌质红，苔白，脉弦滑。患者有高血压史 1 年，未系统用药。

中医诊断：心悸，证属肝郁气滞，心脉痹阻，治以疏肝调气，宁心安神。

方用逍遥散加减：醋柴胡 10g，当归 10g，白芍 15g，茯苓 20g，炒白术 10g，郁金 10g，佛手 10g，降香 10g，陈皮 10g，橘叶 10g，北沙参 30g，制香附 12g，木香 6g，大腹皮 10g，甘草 3g。患者服药 4 剂后，心慌症状完全缓解。

【按语】患者由于情绪抑郁，肝失条达，气机失调，心气瘀滞，血行不畅导致心神失养。方中柴胡疏肝解郁，使肝气条达，为君药。当归养血和血，白芍养血敛阴，柔肝缓急，与柴胡合用补肝体而助肝用，共为臣药。肝气不舒，横逆乘脾，脾虚不运，以茯苓、白术、甘草健脾益气，陈皮、橘叶、佛手行气健脾，郁金、降香、香附行气活血，木香行气，大腹皮下气宽中，诸药合用，气血兼顾，肝脾共调，诸症自愈。浦家祚教授认为，随着社会竞争激烈，人们在生活和工作中承受的压力逐渐增加。长期恼怒、忧思、精神紧张，导致情志内伤，郁怒伤肝，肝气郁结，因此在治疗心律失常的过程中从肝论治，主张以疏肝理气为主，结合养血柔肝、清肝泻火、豁痰安神、活血化瘀、滋阴清热等治法，临床收到了满意疗效。

十一、吴新欲教授治疗心律失常的临床经验

（一）医家简介

吴新欲，男，教授，主任医师，现任南京中医药大学附属无锡医院教授，从医执教 40 余年，为第三、四批全国老中医药专家学术经验继承工作指导老师，江苏省名老中医，其临床经验丰富，擅长治疗内科心血管杂病。

（二）临床经验

吴新欲教授认为心律失常病位在心，根据中医的整体观，其与脾、肝、肾关系密切。心律失常的病机不外虚实两端，虚证属气血阴阳亏虚，心失所养；实证乃痰浊、气郁等为患，而致心气受阻，血行不畅，心失所养。本病临证中多表现为虚中夹实，虚实相兼。吴新欲教授临床辨证治疗心律失常，善用心肝、心肾、心脾等同治之法。临床将心律失常分为以下 5 种证型论治。

1. 心气不足、心肾阳虚证

症状：胸闷心悸，气短，疲乏，面皖畏寒，眩晕昏厥，腰膝酸软，舌淡胖，脉沉细迟。

治法：温阳散寒，益气通脉。

处方：自拟加味益心调脉汤。

组方：附子10g，淫羊藿10g，桂枝10g，党参10g，麦冬10g，五味子5g，丹参10g，当归10g，炙甘草3g。

2. 气阴不足、肝经有热证

症状：时有心悸，倦怠乏力，口干，饮食可，睡眠少，容易心烦，紧张激动，二便如常，舌红，苔薄，脉弦细。

病机：盖久病失养，耗伤心之气阴，阴血亏乏，同时，病久肝气郁结，肝郁气滞，郁而化火，虚火扰心，致心神失养。病位在心，与肝密切相关。

治法：补益气阴，疏肝清热。

方药：太子参10g，麦冬10g，五味子5g，白术10g，茯苓10g，茯神10g，炙甘草3g，柴胡5g，白芍10g，郁金10g，牡丹皮10g，丹参10g，青皮5g，陈皮5g，煅龙骨15g，牡蛎15g，九节菖蒲10g，柏子仁10g，酸枣仁10g，淮小麦30g，黑山栀10g。

3. 气血两虚证

症状：心慌胸闷，倦怠乏力，头目眩晕，食欲不振，二便调，睡眠差，舌淡，苔薄，脉细无力。

病机：气血不足，心脉失养。

治法：补益气血。

方药：八珍汤加减。当归、白芍、熟地黄、川芎、党参、炙黄芪、白术、茯苓、炙甘草、青皮、陈皮、柏子仁、酸枣仁、制远志、木香、淮小麦。

4. 痰浊扰心证

症状：心悸而烦，胸闷呕恶，失眠多梦，脘痞纳呆，头身困重，舌质红，苔腻，脉滑。

病机：盖饮食不节，嗜食膏粱厚味、煎炸炙煿，化生痰浊，阻滞气机，心脉运行不畅，心神失宁。病位在心，与脾密切相关。

治法：祛痰化湿，宁心定悸。

方药：二陈汤或温胆汤加减。陈皮10g，制半夏10g，茯苓15g，竹茹10g，枳壳10g，石菖蒲10g，远志10g。

5. 肝郁气滞证

症状：心悸多与劳累及声音嘈杂有关，持续时间短，无胸闷胸痛，嗳气太息，有时左胁部䐜胀，左颞顶麻胀，纳可，二便调，夜寐欠安，舌质红，苔白，脉弦滑。

治法：调肝安心。

方药：柴胡疏肝散或逍遥散。

（三）病案

龚某，女，31岁。

患者容易紧张，紧张后心跳偏快，心电图窦性心动过速，ST–T改变，去医院检查时明显，食欲稍差，睡眠一般，情绪易激动，二便如常，舌淡红，苔薄，脉弦细。

证属血虚肝失条达，脾失健运，拟养血疏肝，健脾通络。

药用：柴胡 8g，当归 10g，白芍 10g，太子参 10g，白术 10g，云茯苓 10g，炙甘草 3g，青皮 5g，陈皮 5g，煅龙骨 15g，煅牡蛎 15g，炒山药 10g，焦楂曲 10g，九节菖蒲 5g，郁金 10g。

二诊：仍感心悸，自觉听得见心跳，焦虑不安，脉细带速，舌淡红，苔薄。原方去炒山药，加用牡丹皮 10g，黄连 3g，五味子 10g。

三诊：心慌改善，焦虑有缓解，原方 14 剂，随访，病情控制良好。

【按语】吴新欲教授认为随着人们生活水平的改善及自我保健意识的增强，对六淫、疫疠等外来邪气及饮食不洁、劳倦、外伤等做到了有效预防和治疗。相反，处于现代竞争日益激烈的社会中，工作、社会、家庭给人们带来太大的压力，由于长期恼怒、忧思，精神紧张，导致人体气机紊乱，脏腑气血阴阳失调，在七情中伤及肝脏尤为突出。若肝郁气滞可致心病，盖肝主疏泄，性喜条达，心主血脉，以通为顺，情绪抑郁，肝失条达，气机失调，心气瘀滞，血行不畅则导致心神失养。方中柴胡疏肝解郁，使肝气条达，为君药。当归养血和血，白芍养血敛阴，柔肝缓急，与柴胡合用不伤肝体而助肝用，共为臣药。肝气不舒，横逆乘脾，脾虚不运，茯苓、白术、甘草健脾益气，青皮、陈皮行气健脾，郁金行气活血。诸药合用，气血兼顾，肝脾共调而奏效。

第三章　冠状动脉粥样硬化性心脏病

第一节　心绞痛

冠心病是“冠状动脉粥样硬化性心脏病”的简称，是由于冠状动脉粥样硬化导致心肌缺血与缺氧而引起的临床综合征。心绞痛是冠心病的常见分型，临床以胸痛或胸部不适为主要表现，属于中医学胸痹、心痛范畴。

一、董燕平教授治疗心绞痛的临床经验

（一）医家简介

名老中医董燕平现为河北省中医院主任医师，擅长心血管病和风湿免疫性疾病的诊断和治疗。董燕平在临床发扬中西医各自优势。董燕平汲取中药药理学的科研成果，做深层的探索，形成了自己的学术思想与治疗特色。

（二）临床经验

1. 病因病机

古代有心脉痹阻之说，心脉痹阻，可以引起胸痹心痛。现今理化检查如冠脉造影、心电图、心肌损伤标志物等证实，由于冠状动脉粥样硬化，冠脉管腔内有斑块形成，而致管腔血流不畅，或者易损斑块破裂和糜烂并发血栓形成，或血管痉挛及血管栓塞，终致急性或亚急性心肌供血不足而引发心绞痛。

心绞痛病变部位在心，病机为本虚标实，本虚是因人年老气衰，心气不足，心阳不振，运血无力，易使血流不畅而瘀滞在心脉，因而形成心肌缺血性心绞痛。中医将冠脉中瘀血导致的血流不畅或血流闭塞称为心血瘀阻，治疗当活血化瘀，通脉止痛，常用方剂如血府逐瘀汤，其对各类型不稳定心绞痛均有良好治疗作用。中医还认为气滞可以导致血瘀，形成气滞血瘀证，多见于精神过激而引发的心绞痛，应采用行气活血、化瘀止痛法。常用血府逐瘀汤加入理气药如檀香、降香等。心绞痛常在寒冷季多发，中医学认为经脉遇寒则拘急，即心脉遇寒则拘急，心脉遇寒而凝滞不畅，故导致心绞痛。中医称

其为寒凝血脉，采用祛寒活血、定痛通阳法，方用当归四逆汤组方。

总之，精神、寒冷、劳累、饱餐等是诱因，形成的病理产物瘀血是病之标。因此，心绞痛的最基本治法是活血化瘀、通脉止痛。

2. 治法

董燕平教授观察中医治疗冠心病心绞痛所用方药大致可归纳为以下几种情况：活血化瘀方，如血府逐瘀汤、失笑散、桃红四物汤、冠心Ⅱ号方等；益气活血治疗，以补阳还五汤为代表；中成药有苏合香丸、冠心苏合丸、速效救心丸、丹参滴丸、麝香保心丸等。

目前，临床上采用的方药及中成药对稳定型心绞痛有较好疗效，然而对不稳定心绞痛疗效欠佳。故在治疗不稳定心绞痛方面，应在上述治疗方药中加入破瘀、逐瘀药如水蛭、地龙等。董燕平教授制定的基础方组成如下：益气有黄芪、党参；活血有丹参、川芎、葛根、赤芍、三七粉（冲服）；化瘀有水蛭；通脉有地龙。另外，对于不同类型之不稳定型心绞痛，应辨证加减。静息型心绞痛，在基础方中加入麦冬、炙甘草以益心气、养心阴；初发性心绞痛，在基础方中加檀香、降香，以加大行气化瘀之药力；恶化劳力型心绞痛，有心绞痛病史，病程长，心绞痛发作程度、频度、加重时间延长，适宜扶正与化瘀通脉并举，故在基础方中用人参、黄芪、生麦冬、玉竹、桑寄生配伍以扶正。同时，加大化瘀通脉止痛之力，重用水蛭、土鳖虫、王不留行等；变异型心绞痛的特点是一过性 ST 段抬高，多数能自行缓解，动脉硬化斑块导致局部内皮功能紊乱和冠脉痉挛是发病的原因，故在基础方上加甘松、全蝎、蜈蚣、白芍、蝉蜕、黄连、生龙骨、生牡蛎等解痉镇静药物。

（三）病案

病案一：

患者，男，70 岁，退休。

患者阵发性胸骨后疼痛伴心慌、胸闷、气短 1 年，加重 3 天就诊。

患者 1 年前发现阵发性胸骨后疼痛，并向左肩背部放射，伴心慌、胸闷、气短，每因劳累及情绪波动而诱发，每次发作持续 1 ～ 5 分钟，严重时汗出，四肢发凉，夜寐欠安。患者曾在外院多次就诊，经心电图检查有明显 ST–T 改变，确诊为冠心病心绞痛，给予扩张冠状动脉的药物治疗，但因其对硝酸酯类药物不能耐受而无法接受此类药物治疗，其他西药治疗效果欠佳。查体：血压 135/80mmHg，神清语利，面色萎黄，少华，双肺未见异常，心率 60 次 / 分，律齐，无杂音，腹软，肝脾肋下未及，双下肢不肿，舌质淡，苔白，脉沉细。

中医诊断：胸痹心痛，气虚血瘀证。

治以益气活血、通络止痛。

处方：生黄芪 30g，党参 20g，川芎 10g，补骨脂 10g，炒白术 15g，薏苡仁 15g，桑寄生 15g，地龙 10g，当归 10g，远志 10g，龙眼肉 15g，水蛭 6g。水煎服，每日 1 剂。

二诊：服药 1 周，胸骨后疼痛减轻，发作次数明显减少，但仍感心悸、气短、乏力，舌质淡，苔白，脉沉细乏力。

前方去党参，加人参 10g 以增强益气之功效。服药 1 周，胸痛未发作，心悸、气短也明显好转。

前方继服 2 周，症状基本消失，多次查心电图 ST 段及 T 波也恢复正常，随访经年，未复发。

【按语】不稳定型心绞痛，以中医病机而言，乃属本虚标实，以阳气虚为本，瘀血阻络为标；就脏腑辨证来讲，其与心、肾、肝、脾有关，但心是病变的关键。气为血之帅，血为气之母，气行则血行，血脉的运行完全依赖于心气的推动。若心阳亏虚，气血运行不畅，则导致血瘀，心脉痹阻而为痛。故治疗应以益气活血为大法，以补为主，以通为辅，标本兼顾，扶正以祛邪。

病案二：

患者，女，65 岁。

患者因阵发性心前区疼痛伴胸闷 2 个月，加重 3 天就诊。

患者于 2 个月前因劳累而出现心前区疼痛伴胸闷，曾在外院确诊为冠心病心绞痛，多方治疗后效果欠佳，多因劳累而诱发，每次发作服速效救心丸，5 分钟后可缓解，近 3 天来每行走 20 米即发作，严重时胸痛向肩背部放射，服速效救心丸及单硝酸异山梨酯有效。查体：血压 136/80mmHg，神清，双肺未见异常，心率 67 次 / 分，律齐，无杂音，腹平软，无压痛，双下肢不肿，舌质紫暗，苔白，脉弦。心电图示 ST 段压低＞ 0.1mV。

西医诊断为冠心病，不稳定型心绞痛。中医诊断为胸痹心痛，气虚血瘀证。治以益气活血，行气通阳。

患者服单硝酸异山梨酯等药，病情仍有发作，疗效不显著，故给予中药治疗，方用血府逐瘀汤加减。

处方：当归 15g，党参 15g，川芎 10g，丹参 15g，葛根 15g，赤芍 15g，地龙 10g，炒枳壳 10g，怀牛膝 10g，远志 10g，水蛭 6g。水煎服，每日 1 剂。

1 周后胸痛基本缓解，但仍时有胸闷，前方加香附 10g，服用 1 周，症状基本消除。

上方连服 2 周后症状完全消除，心电图检查恢复正常。

后继服 2 周，随访经年未复发。

【按语】本病以益气活血、通络止痛为治法，方中川芎、丹参、葛根、赤芍活血化瘀，地龙通经活络，共奏益气活血、化瘀通脉之功效。水蛭可破血逐瘀，通经消癥。现研究其含水蛭素，有抗凝血作用，故在临床中应用水蛭治疗心绞痛可获良好效果。

二、路志正教授治疗心绞痛的临床经验

（一）医家简介

路志正教授，字子端，号行健，中国中医科学院广安门医院主任医师，研究生导师，首批国务院政府特殊津贴获得者。路志正教授医德高尚、医术精湛，被授予“国医大师”称号。

（二）临床经验

路志正教授善从调理脾胃治疗胸痹。“胸痹”一词始见于《灵枢·本脏》，其曰：“肺大则多饮，善病胸痹、喉痹、逆气。”纵观古今文献，胸痹的病因病机不外虚实两端，尤与气虚、痰火、血瘀关系最为密切。虚乃正气亏虚，实则风、火、痰、瘀为患。而路志正教授认为，胸痹病虽有虚实寒热之分、在气在血之异，然胸中阳气虚衰，邪气乘虚入侵阳位，痹阻气机则是其共同的发病机制。正如喻嘉言所说：“胸中阳气，如离照当空，旷然无外，设地气一上，则窒塞有加，故知胸痹者，阳气不用，阴气上逆之候也。”叶天士亦指出：“若夫胸痹者，但因胸中阳虚不运，久而成痹。”胸中阳气，又名宗气，是心、肺二脏功能的总概括。宗气的强弱，与脾胃的健运与否有直接关系，脾胃为水谷之海，气血生化之源，气机升降之枢纽，人体各部都必须通过脾胃及其经脉的作用，获得后天的营养，始能精力充沛，机体健康。若脾胃一衰，则百脉失养，诸病丛生。故《素问·经脉别论》有“食气入胃，浊气归心，淫精于脉”“饮入于胃，游溢精气，上输于脾，脾气散精，上归于肺”之训，更有“胃之大络，名曰虚里，贯膈络肺，出于左乳下，其动应衣，脉宗气也”的记载。由此可知，心肺虽居上焦，实赖脾胃之健运，脾胃为宗气之源。若肥甘无度，饥饱不调，情志过极，劳逸过度，致使脾胃损伤；气虚无以上奉，则宗气匮乏，久则心阳虚衰；血亏无以灌注，则血脉不充，脉道滞涩，久则脉络不通。脾主运化，脾虚不运则湿浊中阻，积久生痰，湿浊上蕴胸中，则胸阳不展；痰浊上逆，阻滞血脉，则痹而不通。中阳虚弱则寒自内生，外寒可致内外合邪，寒邪猖獗，上犯心君，则胸阳闭阻，心脉不通，本虚标实之胸痹生焉。另外，路志正教授还提出，近年来人们生活水平不断改善，饮食结构发生变化，人们的身体素质明显改变，使疾病的发病谱相应产生变化，因过食肥甘厚腻，湿浊痰阻的胸痹患者也日益增多。

路志正教授将“脾胃为后天之本、气血生化之源、气机升降之枢纽，人以胃气为本”的理论继承下来。如对现代高发的冠心病、高血压、高脂血症和糖尿病，强调饮食失调，损伤脾胃的致病因素，对以此引发的气虚、血少、湿阻、痰阻和气机紊乱的病候，辨证寻求发病之源，论治着眼于“调中央以通达四旁”，法取中庸，勿劫胃津、勿伤脾阳，组方升降相宜而顾润燥，用药讲求四两拨千斤。

中气不足致胸痹，症见胸腹隐痛或闷痛，心悸易惊，纳食呆滞，胃脘胀满，神疲乏力，面色萎黄，舌质淡、苔白，脉沉细缓无力。为中气虚损，清气下陷所致。治以益气补中、健脾和胃。药用黄芪、人参、白术、茯苓、半夏、山药、木香、砂仁、丹参、谷芽、麦芽。

痰阻气机致胸痹，症见心胸窒闷而痛，胀满纳呆，呕恶泛浊，口黏口苦，面色晦暗，精神萎顿，大便黏滞不爽，舌苔黄腻，脉弦滑。证属湿痰蕴积化热，浊气上泛。治以清化热痰，和胃降逆。药用清半夏、茯苓、竹茹、旋覆花、厚朴、枳实、杏仁、薏苡仁、黄连、石菖蒲、郁金。

（三）病案

病案一：

患者，男，47 岁。

主诉：胸闷、胸痛、憋气 2 个月。

现病史：2 个月前突然胸闷胸痛、憋气，当地医院诊断为冠心病，住院治疗半个月。

刻下：夜间胸闷气短，饮食差，胃胀，急躁易怒。睡眠差，小腹胀痛，大便日 2 ～ 3 行，小便不畅，余沥不尽。舌质暗红，舌苔白滑，脉象沉涩迟弱。心电图检查结果显示偶发房性期前收缩、室性期前收缩，阵发 ST–T 改变。B 超检查结果显示肝脏慢性改变、胆囊炎，前列腺炎半钙化，双肾小结石。血脂 2.78mmo1/L。

西医诊断为冠心病；中医诊断为胸痹，证属气血不足，痰瘀痹阻，胸阳不振。治以健脾益气，通阳和血，解郁畅中。

方药：红参 6g，炒白术 12g，茯苓 15g，桂枝 6g，赤芍 10g，丹参 12g，郁金 10g，砂仁 6g，炒枳实 15g，陈皮 10g，炙甘草 10g。用药 14 剂后，觉乏力好转，胸闷痛减轻，舌质暗，边有瘀斑，舌体胖，舌苔薄白，脉细涩。

继以健脾益气、通阳和血法治疗，处方：红参 8g，黄精 12g，麦冬 12g，五味子 6g，瓜蒌 20g，黄连 8g，郁金 12g，竹半夏 10g，葶苈子 15g，当归 12g，白芍 10g，炒白术 12g，泽泻 15g，厚朴 12g，炒枳壳 15g，炙甘草 10g。服药 21 剂后，患者胸痛、憋气、小腹痛均减轻，但时有食后脘腹胀满，口苦，睡眠可，大便正常，小便短黄。舌质暗红，舌苔薄白润腻，脉左沉涩、右细弦。

后以疏肝和胃、宽胸涤痰法治疗，症状控制良好，未诉不适。

【按语】心脾两虚致胸痹，症见胸腹隐痛或刺痛，心悸气短，乏力倦怠，食少纳呆，失眠多梦，面色苍白无华，大便干结或溏泄，舌质淡，脉沉细无力。舌脉象均为脾虚不能生血，心失所养之象。治以益气健脾、补血养心。

病案二：

患者，男，56 岁。

主诉：胸闷痛 28 年，加重 1 个月。

现病史：1986年开始胸闷痛，去某医院就诊，诊断为冠心病心绞痛，服单硝酸异山梨酯片效果尚可。现症见胸部憋闷窒痛，阴雨闷热天气尤甚，每日发作3～4次，休息后不能减轻，服硝酸甘油可缓解，脘痞胀满，口黏腻感，不渴，头昏沉，肢体沉重，四肢倦怠。舌质暗淡，舌体胖，有齿痕，舌苔白厚腻，脉象濡细。心电图检查结果ST–T改变。

西医诊断为冠心病。中医诊断为胸痹，证属湿浊痹阻，胸阳不展。治以醒脾化湿。

方药：桃仁10g，杏仁10g，薏苡仁30g，豆蔻6g（后下），藿香梗10g，荷梗10g，厚朴10g，石菖蒲12g，半夏10g，茯苓15g，枳壳10g，六一散15g（包煎），炒苍术10g。

患者遵医嘱服上方7剂后，脘痞胀满、口黏腻感、头昏沉均减轻，他症同前。舌质淡暗，舌体胖，边有齿痕，舌苔白、厚腻略减，脉濡细。继以前法再进，加干姜4g、草果6g，以增强效力。

服药10剂后，周身舒畅，胸闷痛、四肢倦怠好转，脘痞胀满、头昏头沉、肢体沉困减轻。舌质淡暗，舌苔薄腻，脉濡细。既见效机，守方不变，随证加减，再服24剂后，胸痛消失，近10日未作，未诉胸脘痞满，口爽，肢体轻捷。后服药20余剂，诸症皆无。

【按语】本病为湿阻气机致胸痹，症见胸腹闷痛，脘痞腹胀，食欲不振，头重如裹，或有浮肿、神疲，口干不欲饮，舌苔厚腻或滑腻，脉濡缓或沉滑。证为湿邪困阻中焦，气机不利所致，治以芳香化浊，和胃降逆。常用药有桃仁、杏仁、薏苡仁、枳实、谷芽、麦芽。

三、聂惠民教授治疗心绞痛的临床经验

（一）医家简介

北京中医药大学聂惠民教授是第二、三、四批全国老中医药专家学术经验继承工作指导老师。她治学严谨，医理纯熟，医术精湛，医德高尚，对六经辨证理论体系及理、法、方、药的运用规律具有独到见解，临床上善于运用经方治疗疑难杂病。

（二）临床经验

1. 遵仲景之法，善于宣痹通阳

胸痹是以胸膺部的痞塞满闷，甚则出现疼痛为主要临床表现的一类疾病。胸痹一词始见于《灵枢·本脏》中记载的“肺大则多饮，善病胸痹”。《金匮要略》有专门的篇章对胸痹病进行论述。当前将“胸痛综合征”作为一个研究领域，尤其是“复流不足”引发的心绞痛的防治，更能体现中医中药的优势。

聂惠民教授50年来经过学习伤寒、讲授伤寒、创研伤寒、诊用伤寒、论写伤寒这五大步骤，专攻仲景学术，对于胸痹病的诊治，聂惠民教授也是遵仲景之法，用仲景之方。张仲景在《金匮要略·胸痹心痛短气病脉证治》中明确提出了胸痹病名，较系统地阐述了胸痹的病因病机与证候："阳微阴弦，即胸痹而痛，所以然者，责其极虚也。今阳虚知在上焦，所以胸痹心痛者，以其阴弦故也。"这指出胸痹心痛是由胸中阳气不足，下焦阴邪偏盛，痰浊寒饮上乘阳位，搏结于心胸，阻塞气机所致。聂惠民教授认为宣痹通阳法可以作为胸痹的基本治法，随证变治。对于胸痹的治疗，聂惠民教授不赞同一见胸痹心痛就不加辨证，唯用单一的活血化瘀止痛法，她提倡活血化瘀与宣通行气并用。聂惠民教授强调辨证，更把宣痹通阳作为治疗胸痹大法，善于运用瓜蒌薤白类方，临床取得了非常好的疗效。

2. 标本兼治，常用经方合方

《金匮要略》以"阳微阴弦"的脉象概括胸痹的病因病机，病位在心，涉及肺、脾、肾等脏，其基本病机是上焦阳气不足，中下焦阴寒内盛，阴乘阳位，痹阻胸阳而致。病之本在于阳气不足、胸阳不振，病之标在于阴寒水饮内盛，即胸痹以本虚标实为特点。

胸痹的治疗应遵循"急则治其标，缓则治其本"的原则。聂惠民教授对于仲景理论不仅继承，而且进行了创新。她认为大多数的胸痹患者到门诊进行治疗时，急性期已过，主要矛盾已不是邪气实，而是虚实错杂，治疗一定要标本兼顾。聂惠民教授认为胸痹病机中的本虚，除了仲景强调的阳气虚，在目前临床上，气阴两虚更为多见；胸痹病机中的标实除了痰浊、阴寒内盛，瘀血也很常见。在胸痹的治疗上，聂惠民教授常采用经方相合和经方与时方相合的方法，做到了标本兼治。

（1）瓜蒌薤白半夏汤与生脉饮相合：瓜蒌薤白半夏汤首见于《金匮要略·胸痹心痛短气病脉证治》，原文记载该方主治"胸痹之为病，喘息咳唾，胸背痛，短气，寸口脉沉而迟，关上小紧数"。临床用于痰饮阻塞胸中，致使胸中气机不畅，而出现胸闷、胸痛、气短等症。瓜蒌薤白半夏汤由瓜蒌、薤白、半夏组成，具有宽胸理气、荡涤痰饮之功效。方中瓜蒌开胸涤痰，薤白疏滞散结，半夏逐饮降逆。三药相合，共奏通阳散结、豁痰下气之效。生脉饮始载于张元素《医学启源》，由人参、麦冬、五味子组成。因其具有"气充脉复"之作用，故名生脉饮。方以人参大补元气为君，麦冬养阴生津、清热除烦为臣，五味子酸收敛肺止汗为佐使。三药相合，一补，一清，一敛，共奏益气养津、敛阴止汗之功。聂惠民教授认为瓜蒌薤白半夏汤为治标之法，生脉饮为治本之法，共奏其效。

（2）小柴胡汤与四逆散相合：小柴胡汤源自《伤寒论》，为治少阳病的主方，具有和解少阳、扶正祛邪之功效，为"和剂之祖"。本方由柴胡、黄芩、半夏、生姜、人参、甘草、大枣组成。柴胡、黄芩相合，经腑同治，清疏并行，使气郁得达，火郁得发，枢机通利，胆腑清和，半表之邪从外而解，半里之邪从内而彻；生姜配半夏，调理胃气、降逆止呕；人参、甘草、大枣相配，扶正祛邪，防邪内入，又可抑制柴胡、黄芩之苦寒，以防伤害脾胃之气。本方既有柴胡、黄芩之苦寒清降，又有生姜、半夏之辛开散邪，复有人参、大枣、甘草之甘补调中，寒热并用，攻补兼施。本方既能疏利少阳枢机，又能调理气机升降，更使内外宣通，气血条达。四逆散源自《伤寒论》，由柴胡、枳实、白芍、炙甘草组成。柴胡疏肝解郁，透达阳气；枳实理气散结，以利脾胃；二药合用，一升一降，解郁开结，疏达阳气。芍药、甘草酸甘化阴，柔肝缓急。柴胡疏肝，枳实利脾胃，有调理肝脾之功。柴胡、枳实入气分，芍药入血分，又有调和气血之功。聂惠民教授认为小柴胡汤与四逆散相合，对气滞不通型胸痹有效。

（3）*血府逐瘀汤与桂枝甘草汤相合*：血府逐瘀汤源自清代王清任《医林改错》，由桃红四物汤合四逆散加桔梗、牛膝而成。桃红四物汤能活血化瘀，四逆散可疏肝理气，加桔梗开胸膈之结气，牛膝导瘀血以下行，合而成方，用以治疗“胸中血府血瘀之证”。桂枝甘草汤源自《伤寒论》，由桂枝、炙甘草组成。桂枝辛温，入心经而通阳，桂枝用量为甘草的两倍，侧重于温通心阳。聂惠民教授认为血府逐瘀汤活血化瘀治疗胸痹之标，桂枝甘草汤补益心阳治疗胸痹之本，合方而用，标本兼治，疗效颇佳。

（三）病案

病案一：

周某，女，82 岁，2009 年 3 月 27 日初诊。

主诉：胸闷多年，加重 1 周。

患者冠心病已多年，服用很多西药，基本能够控制症状，但近期胸闷加重，加之胃脘不舒，恐西药伤胃，故求治于中医。症见胸闷，头晕，失眠，便秘，舌质红，苔淡黄，脉弦略数。

中医辨证为痰热闭阻胸阳，治以宣痹通阳、化痰清热。方用瓜蒌薤白半夏汤加减。

处方：全瓜蒌 15g，薤白 10g，法半夏 10g，郁金 15g，金钱草 15g，天麻 6g，炒酸枣仁 20g，炙鸡内金 20g，炒神曲 15g，煅瓦楞子 15g。14 剂，每日 1 剂，分早晚服用。并嘱其禁忌辛辣刺激之品。

2009 年 4 月 17 日复诊：药后胸闷大减，睡眠好转，大便已经通畅，偶有头晕。经过半年多时间的调治，患者胸闷气短的症状已很少出现，睡眠良好，胃脘转和，大便通畅，无其他不适表现。

【按语】此患者虽然年岁已高，但家境较好，经常服用冬虫夏草、西洋参等补品，所以患者面色红润，精神状态很好。但服用温补太过，导致体内痰热内生，痹阻胸阳，属于胸痹之实证。《金匮要略》认为胸痹的病因病机是“阳微阴弦”，即病之根本在于胸阳不振，病之标在于痰浊、瘀血等邪气内阻。同时在胸痹篇仲景也强调胸痹有实证，譬如“平人无寒热，短气不足以息者，实也”。此患者年岁已高，很容易误辨为虚证。聂惠民教授告诫我们说此案虽然是老年患者，但一定不要拘泥于老人多虚证的观点，老人也有实证。治疗疾病一定要分辨虚实，才能对证用药。

病案二：

张某，女，50岁，2008年11月20日初诊。

自诉胸闷，失眠，心慌不适，易烦乱，头晕，气逆干咳，口干，舌淡红，苔薄、根略厚，脉沉弦细略弱。心电图提示供血不足，偶发室性期前收缩。

中医辨证为气郁痰阻、胸阳不振，兼心之气血不足。治以解郁化痰、宽胸散结、养心安神。方用小柴胡汤合瓜蒌薤白半夏汤加补气养血、养心安神药。

处方：瓜蒌皮15g，薤白10g，法半夏10g，柴胡10g，黄芩10g，生黄芪20g，党参15g，白芍10g，炒酸枣仁30g，茯神15g，首乌藤30g，炙甘草6g。14剂，水煎服，每日1剂。

2008年12月8日复诊：自述服药后睡眠好转，头晕、胸闷、心慌等症状减轻，苔渐退，脉沉弦细。前方加减，调理月余。

【**按语**】治疗时除在辨证论治基础上选择治疗胸痹的药物，也加入调养心神的药物，并配合心理疏导。聂惠民教授在调养心神的药物选择上也非常讲究，如果患者痰浊内盛，选用远志、石菖蒲；如果患者瘀血较重，选用鸡血藤、首乌藤；如果肝阳上亢，常用天麻、珍珠粉；如果肝血不足，则用炒酸枣仁、柏子仁；如果肝郁较重，则选用白梅花、玫瑰花。

四、汪慰寒教授治疗心绞痛的临床经验

（一）医家简介

汪慰寒，男，主任医师，教授，现为河北省中医院原心内科主任，第三批全国老中医药专家学术经验继承工作指导老师。他长期从事中西医结合治疗心血管病的临床工作，在中医治疗冠心病、高血压、风湿性心脏病等方面积累了丰富的临床经验，医术精湛。

（二）临床经验

1. 病机

冠心病心绞痛以胸闷痛为主要临床表现，相当于中医学的“胸痹”“真心痛”等范畴。《金匮要略·胸痹心痛短气病脉证治》指出“夫脉当取太过不及，阳微阴弦，即胸痹而痛”。汪慰寒教授指出，本虚标实是胸痹的病机核心。结合多年的临床观察和实践，汪慰寒教授认为，冠心病心绞痛本虚为心脾肝肾亏虚，心脉失养；标实为寒凝、气滞、血瘀、痰阻，痹遏胸阳，阻滞心脉而为病。本虚以气阴两虚证最多见，其次为气虚、阴虚、阳虚、阴阳两虚，阴虚多伴有阳亢；标实以气滞血瘀证最多见。本虚标实是冠心病心绞痛的基本病机。

2. 辨证论治要有动态变化的观点

冠心病心绞痛的形成是由于心气虚、心阳衰微，导致脏腑功能失调，气机紊乱，痰瘀阻滞脉道。临床证候虚实互呈，互为因果，不断发展变化而表现为不同临床证型。疾病的全过程中每天每时都在不断地发展变化，但又有相对稳定的不同阶段，疾病的不断发展变化形成不同的传变、转归趋势，因此，汪慰寒教授强调必须用发展的观点、动态的观点进行观察和处理本病。他认为，疾病在某些阶段常保持相对稳定，各种阶段的特点不同，不仅能反映病情的轻重、病势的进退，还能揭露出病机的变化，并可作为易方更药的依据。因此，动态观察病情、分阶段治疗，是中医治疗冠心病心绞痛的重要原则之一。如冠心病心绞痛初期以气滞、寒凝居多，逐渐发展为气滞痰阻、气滞血瘀，再发展可为真心痛或久心痛。真心痛除少数死亡外，经治疗后病情稳定。真心痛和久心痛病程持久均可转为气虚血瘀或气阴两虚、痰瘀交阻，经治疗，部分患者可转化为以本虚为主的心气虚、心阴虚、心阳虚或阴阳两虚，也可因某些原因使病情加重，致阳虚水泛或心阳暴脱而造成死亡。这种从以实证为主到虚实夹杂，再表现为以虚证为主，再至虚实夹杂甚至厥脱的病理过程，不同的患者表现有差异。应根据本病不同发展阶段、本虚标实的轻重缓急、患者的先天禀赋等不同，观察其复杂错综变化而治之，非一方一法一药能获全效。

3. 注重通补治则的灵活应用

基于本病的病机是本虚标实，故治疗原则不外“通”“补”。汪慰寒教授认为，临床具体运用时，需根据病情的虚实缓急而灵活掌握。实证为主者，当以“通脉”为主，应度其寒凝、热结、气滞、痰阻、血瘀等不同而分别给予温通、清热、理气、化痰、活血化瘀等法；虚证为主者，权衡心脏阴阳气血之不足，以及是否兼有肝、肾、脾、胃等脏器的偏衰，采用益心气、养心阴、补心血、温心阳、健脾和胃、补益肝肾等法。本证多虚实夹杂，故在治疗上尤须审度证候之虚实偏重，抑或虚实并重，运用补中寓通、通中寓补、通补兼施等法。汪慰寒教授临床常用处方如下：胸阳痹阻治以宣痹通阳、理气活血，药用瓜蒌、薤白、枳壳、郁金、丹参、川芎、赤芍、红花、降香等；痰瘀阻络治以化痰活血，药用绞股蓝、白术、葛根、决明子、山楂、枳壳、郁金、丹参、川芎、赤芍、红花、降香、炒麦芽等；瘀血阻络治以活血化瘀，药用丹参、川芎、赤芍、红花、降香、全蝎、延胡索、枳壳、柴胡等；阴虚阳亢治以平肝潜阳，理气活血，药用天麻、杜仲、牛膝、葛根、钩藤、郁金、丹参、牡丹皮、赤芍、山茱萸、山药、炒麦芽等；心阴不足治以养心安神、理气活血，药用百合、丹参、酸枣仁、柏子仁、茯苓、知母、麦冬、川芎、赤芍、当归尾、桃仁、枳壳、郁金、炒麦芽等；气阴两虚治以益气养阴、理气活血，药用人参、麦冬、枳壳、郁金、丹参、川芎、赤芍、红花、降香等。

4. 注意其他脏腑对心脏的影响

汪慰寒教授认为，冠心病心绞痛虽然病位在心，但往往由于其他脏腑功能失调影响于心而致病。故在治疗心脏病证的同时，常根据脏腑相关理论，通过调整其他脏腑功能，减少其对心脏的影响，达到治疗心绞痛的目的。如临床上常见的脑心综合征、颈心综合征、胃心综合征、胆心综合征、肺心病、甲亢性心脏病等，治愈有关脏腑的病变，心脏的病证就明显好转了。

5. 活血药物辨证施用

汪慰寒教授认为瘀血贯穿于冠心病的全过程，活血化瘀是治疗冠心病的一大法则，在临床应用活血化瘀药物时，要熟练掌握药物的特性，并根据病情的轻重、瘀血的程度、病程的长短等，按照中医学辨证论治的原则，灵活运用。如温经活血，常用当归、红花、白芍、降香等。血具有“寒则涩而不流，温则消而去之”的特性，故对于寒凝血脉致瘀血者，临床选药时应选用温性的活血药或配以温经药以温经通脉，常用泽兰、益母草，适用于冠心病血瘀兼有水肿者；活血凉血常用牡丹皮、生地黄、赤芍等，适用于血瘀兼有热象者；活血补血常用当归、丹参、赤芍等，适用于血瘀兼有血虚者；活血止痛常用延胡索、徐长卿；活血安神常用琥珀；临床上对于冠心病病程较长、胸闷痛症状频繁发作者，汪慰寒教授常选用活血通络解痉药物，常用地龙、全蝎、蜈蚣、三棱、莪术等。根据中医学“气为血帅”“气行血行”的理论，汪慰寒教授在临床运用活血化瘀药的同时，必加用行气药，常用的如枳壳、香附、郁金、荔枝核等，使气通血活。

五、丁书文教授治疗心绞痛的临床经验

（一）医家简介

丁书文，教授，主任医师，山东省名中医，国内知名中医心血管病专家，从事心血管内科工作40余年，对多种心血管疾病有独到的学术见解和丰富的临床经验。

（二）临床经验

1. 病因病机

由于当今气候变暖，环境污染，人民生活改善，饮食多肥甘厚味，嗜烟酒辛辣；乐享安逸，缺乏运动；社会竞争激烈，心理负担重，相火妄动等都易致痰浊互结。人过中年，阴气渐衰，阴血亏虚，更受热毒困扰，血液浓稠黏滞，瘀血渐生，如此，热毒、瘀血、痰浊逐渐损伤血脉，心脉痹阻，发为胸痹心痛。

2. 丁书文教授论治胸痹心痛时常配伍的清热解毒方药

（1）黄连解毒汤：黄连解毒汤为唐代王焘所著《外台秘要》中所收载的一首名方，由黄连、黄柏、黄芩、栀子组成。功能清热燥湿、泻火解毒，主治三焦火毒热盛证，症见身大热，烦躁不安，神昏谵语，或外科疮痈疔疖具有红肿热痛者。近年来的研究表明，黄连解毒汤及其配伍成分在心血管疾病的防治中起着越来越重要的作用，在临床上已用于高血压、心绞痛的治疗。黄连解毒汤能显著降低正常和四氧嘧啶糖尿病小鼠的空腹血

糖，表明其具有类似磺胺类和双胍类降糖药的作用。

（2）连翘、半枝莲：连翘苦、辛，微寒，轻清而浮，可清热解毒，消痈散结，清心泻火，张景岳云："味苦微辛气微寒，气味俱厚，轻清而浮……泻心经客热。"李杲云："散诸经血结气聚。"半枝莲，全草入药，味辛、微苦，性平，具有清热解毒、散瘀止血、镇痛等功效。临床上用于咽喉肿痛、跌打刀伤、蛇咬伤、黄疸、癌症等。以上两味药丁书文教授常作为药对使用，根据本研究结果，冠心病心绞痛患者为男性、PCI术后或患者有下肢浮肿时常用。此药对清热解毒力强，苦寒之性较弱，可防止苦寒伤正之弊，对有轻度心功能不全患者尤为适宜。

（3）豨莶草、重楼：豨莶草祛风湿、解毒、通络。药理研究显示其有抗炎、抗菌及舒张血管作用。豨莶草合剂对总胆固醇（TC）、甘油三酯（TG）、丙二醛（MDA）有明显的降低作用，并升高一氧化氮（NO）、超氧化物歧化酶（SOD），可能通过降脂、减轻脂质过氧化反应、抗炎、抑制免疫损伤而发挥抗内皮损伤作用。动脉内皮细胞的内皮素（ET）表达升高是强直性脊柱炎（AS）早期病变动脉内皮损伤的主要因素，重楼总皂苷组灌药后，血浆ET含量与动脉内皮细胞铺片ET阳性率与高脂对照组相比存在显著性差异，说明重楼可以显著降低内皮细胞对ET的合成与释放。

3. 丁书文教授论治胸痹心痛时常用治法

除清热解毒法外，临床上丁书文教授亦根据不同证型灵活配伍益气养阴、化痰泄浊、通阳散寒或调和营卫等药物，并针对合并存在的其他疾病如高血压、糖尿病进行治疗，同时注意控制或消除危险因素，引导患者改变不良的生活方式，以预防和减少心绞痛的发生。对严重心绞痛患者，丁书文教授指出宜采用中西医结合治疗控制病情，以免发展为心肌梗死，甚至猝死。

（1）祛寒通阳：丁书文教授常以大剂量热药附子、肉桂、干姜、花椒，伍活血理气药以通心脉，治疗寒凝心脉型胸痹。丁书文教授根据多年临床体会指出，由于目前生活水平的提高，这一分型在临床上较为少见。运用此法时，多见心绞痛重症患者四肢逆冷，苔白或黄，脉沉紧，此为阳气郁闭于内，不得畅达四肢，虽有四肢逆冷，多不因为寒邪侵袭。此法是祛寒宣痹和通阳泄浊两法交汇而来，运用此法意在通阳，而通阳须以热药为主，且不同于泄浊化痰之通阳。

（2）益气养阴：丁书文教授善用补气药黄芪与滋阴药麦冬。黄芪甘温，主入脾肺二经，生用益卫固表，利水消肿，炙用补气升阳，治内伤劳倦。从古代文献看，黄芪不归心经，并非善于治疗心疾，然丁书文教授独推崇黄芪，原因有三。一是黄芪可益元气而补三焦，胸痹患者中年元气易亏。二是黄芪可补胸中大气，胸中大气即为宗气，宗气者，贯心脉而行呼吸。三是黄芪可调营卫，《难经·十四难》云："损其心者，调其营卫。"卫气者，所以温分肉而充皮肤，肥腠理而司开阖。《本经疏证》云："黄芪一源三派，浚三焦之根，利营卫之气，故凡营卫间阻滞，无不尽通，所谓源清流自洁者也。"黄芪专通营卫二气，升而降，降而复升，一日一夜五十周于身，升即降之源，降即升之根，凡病营卫不通，上下两截者，唯此能使不滞于一偏。黄芪其气微温，能温补人体清阳之气，直入中土而行三焦，能内补人体中气，气旺则血行，故黄芪能行营气，逐恶血。其他补气药物如党参多为配伍使用。人参则多用于元气大亏者，如较重胸痹者。麦冬味甘、微苦，入肺、心经，甘寒质润，能养阴生津，滋养心肺之阴气。《笔花医镜》将麦冬称为“补心猛将”，《本草纲目》云：“治心肺虚热及虚劳，与地黄、阿胶、麻仁同为润经益血、复脉通心之剂，与五味子、枸杞子同为生脉之剂。”丁书文教授常将黄芪、麦冬、五味子合用，以益气养阴生脉，治疗胸痹之气阴两虚。

丁书文教授分析冠心病多发生在40岁以后，人过中年，肾气渐衰，肾阳不足不能鼓舞五脏之阳，可致心气不足。肾阴不足不能滋养五脏之阴，而致心阴不足，心脉失养。心气不足，心脉失养可致心血运行不畅，发为胸痹。“人过四十，阴气自半”，除了年龄的原因，丁书文教授认为阴虚较多见，可见于下列原因：合并消渴，阴虚燥热，阳气者，烦劳则张，烦劳过度，相火妄动，心火上炎，耗伤阴气；合并肝火眩晕，耗伤阴液。

（3）活血化瘀：丁书文教授对活血药物体会颇多，除常用赤芍、丹参、三七、当归、川芎等药，还经常用冰片辛凉开窍，配伍运用。活血化瘀是中医药治疗冠心病研究最为深入的领域。丁书文教授对此进行长期研究。气血相伍，气虚则血瘀。丁书文教授曾与心血管病专家周次清教授共同研制中药新药“正心泰”，方中黄芪补一身之气，重在脾肺，葛根重在补脾气，桑寄生重在补肾气，伍以白芍、丹参、山楂，疗效确切。气血瘀滞易郁而化热，宜选择具有清热作用的活血药。芍药在四物汤中本为白芍，桃仁四物汤、血府逐瘀汤、补阳还五汤均换为赤芍，许多活血化瘀方剂中配以清热药。

（4）调和营卫：丁书文教授非常推崇柯琴在《伤寒论翼》中称赞桂枝汤所论“为仲景群方之魁，乃滋阴和阳，调和营卫，解肌发汗之总方”，以及尤怡《金匮要略心典》引徐彬所论“桂枝汤，外证得之，为解肌和营卫，内证得之，为化气和阴阳”。方中白芍能滋阴敛阴，养血和营；桂枝辛、甘、温，辛散温通，振奋气血，通达营卫，温经通脉；两者相伍，可滋阴和营，和畅血脉。连翘得桂枝温经通阳之力，可透热外出。玄参与连翘相伍，可散结清热，辅白芍滋阴。若患者心下或胸中空虚，心中悸动如悬，此为中焦虚寒，气血不得养心，营卫不调，常以黄芪建中汤加减，该方即为桂枝汤化裁而来。

《难经·十四难》云：“损其心者，调其营卫。”但对“调营卫”的理解，历代医家多从调理气血入手。《难经·三十二难》亦云：“心者血，肺者气，血为营，气为卫，相随上下，谓之营卫。”丁书文教授认为《难经》之所以提出调营卫，是因为营卫与脉络有密切关系，“营行脉中，卫行脉外，营周不休”，营卫和谐才能维持血脉调畅。若脉络功能受损，则必然导致营卫失常，从而出现一系列心系症状。营血或虚而不能养心，或凝而阻滞心脉，或热而上扰心神，均可导致胸闷、心痛、心悸、失眠等症状，营卫不和则易有自汗冷汗、面色苍白等症状 。在具体治法上，注重造成脉络损伤的原因，如上所述，郁热是导致脉络损伤的原因，常以桂枝汤加玄参、连翘治疗。

（5）祛风通络：祛风药辛散通行，既能通络活血，又能发散风热，引热外出，发散郁火。丁书文教授常用防风、羌活、葛根、细辛、豨莶草、青风藤等药。丁书文教授认为心绞痛时发时止，发病迅速，与“风邪”致病特点类似。祛风药多能通络，而冠心病（胸痹）也为心络痹阻之证。祛风药有止痉作用，从西医学观点来看，冠状动脉痉挛为冠心病发病基础之一。观今冠心病患者，多食膏粱厚味，身懒恶动，体态肥满，周身酸痛或酸软不堪，舌苔黄腻或面多膏浊之色，正为清浊不分，痰瘀郁热，气机不通之证。

（6）安神定志：丁书文教授在临证中常注意情志的调节。若肝气郁结或肝脾不调而化火，常用柴胡疏肝散、逍遥散、丹栀逍遥散；若肝血不足，用酸枣仁汤；若阴虚火旺，常用黄连阿胶汤、交泰丸；若操劳过度，心血暗耗，则用归脾汤。其常用药物有黄连、柴胡、郁金、牡丹皮、当归、茯苓、酸枣仁、知母、石菖蒲等。丁书文教授对失眠较为重视，认为阳交于阴则寐，睡眠能调和心经阴阳，畅通营卫，良好的睡眠实为一味治疗心病的良药。若眠差，易导致心火（实火或虚火）妄动，更加耗伤心阴，治疗时或在方中配伍，或给予安神之中成药。

第二节　心肌梗死

心肌梗死指心肌缺血性坏死，急性心肌梗死是在冠状动脉病变的基础上，发生冠状动脉血供急剧减少或中断，使相应的心肌严重而持续性缺血。根据心肌梗死的主要临床表现，该病属于中医学“真心痛”范畴。

一、陈可冀教授治疗心肌梗死的临床经验

（一）医家简介

陈可冀，中国科学院院士，中西医结合医学家，现任中国中西医结合学会会长、中华医学会老年医学分会主任委员、中国老年学学会名誉会长等职，一直从事心血管疾病及老年医学等方面的临床和基础研究。

（二）临床经验

陈可冀教授认为，瘀血贯穿心肌梗死的全过程，临床治疗应以活血化瘀为基础，一般采用补肾活血法、温通活血法、化痰活血法等，根据患者的体质和疾病证型进行药物加减。

1. 补肾活血法

陈可冀教授以“心本乎肾”立论，在活血化瘀方药基础上加用补益药物，以补肾活

血为治法，临床取得良好疗效。《素问·阴阳应象大论》云："年四十，而阴气自半也，起居衰矣。"故肾日衰，脏腑精气渐减，可导致气血不畅，血瘀心脉，出现胸痹之证。"胸痹"多属本虚标实，以心脾气血、气阴不足为本虚，陈可冀教授认为还应兼顾肾虚。古人有"痛无补法"之论，而仲景及东垣亦用参、芪治痛。本病临床表现为胸部刺痛、绞痛，固定不移，痛引肩背或臂内侧，胸闷，伴腰膝酸软、足跟痛、舌淡白或紫暗、脉沉细等肾虚征象治疗时常用的药物有柴胡、赤芍、白芍、枳壳、桔梗、川芎、桃仁、红花、当归、生地黄、川牛膝、补骨脂、延胡索、巴戟天、炒杜仲。

2. 温通活血法

陈可冀教授认为心主血脉，血脉因"寒则凝，温则通"，"气寒则血凝，气温则血行"。《金匮要略》有乌头赤石脂丸温阳散寒治疗心痛的记载，葛洪《肘后备急方》之桂心丸及《备急千金要方》的细辛散亦是用温阳通窍的方法治疗心痛。若临床见胸痛彻背，胸闷气短，心悸，伴感寒痛甚、畏寒、四肢欠温，舌苔白，脉沉则以温通活血之法治疗，常用药有柴胡、赤芍、白芍、枳壳、桔梗、川芎、桃仁、红花、荜茇、高良姜、檀香、冰片、细辛等。

3. 化痰活血法

陈可冀教授推崇活血化瘀法，而不拘泥于该法，在活血化瘀的同时祛痰利湿。研究表明，活血化瘀药物具有改善血液循环、微循环及血液流变学的作用。化痰降浊药物亦具有改善血液流变学和降低血液黏稠度之功效。这也从另一个角度说明了"痰瘀同源"，故而化痰与活血可起到异曲同工之妙。若临床表现为胸闷痛、形体肥胖、舌暗、苔腻、脉弦等痰瘀互阻之象。血府逐瘀汤与瓜蒌薤白汤系列为常用方。瓜蒌薤白汤系列主要包括瓜蒌薤白半夏汤、枳实薤白桂枝汤、瓜蒌薤白白酒汤三方。瓜蒌薤白白酒汤通阳散结，祛痰宽胸，治疗胸阳不振、痰阻气滞之胸痹痰浊较轻者。瓜蒌薤白半夏汤则在上方的基础上加用半夏，加强祛痰散结之功，治疗胸痹痰浊者。枳实薤白桂枝汤为瓜蒌薤白白酒汤减白酒，加枳实、厚朴、桂枝等组成，通阳散结、化痰降逆，治疗胸痹痰气交滞，气结较甚者。临床常用的痰瘀并治药物有大黄、胆南星、石菖蒲、郁金、香附、川芎、蒲黄、水蛭、益母草、泽兰、薤白、旋覆花、海风藤、王不留行等。

对心肌梗死急性期及恢复期患者，陈可冀教授拟"愈梗通瘀汤"经验方治疗。此方益气活血，利湿化浊，保护心功能，组成如下：西洋参、佩兰各 10 ～ 15g，生黄芪、紫丹参各 15g，全当归、延胡索、川芎、陈皮、半夏各 10g，广藿香 12 ～ 18g，生大黄 6 ～ 10g。

（三）病案

病案一：

李某，男，65 岁，干部。2004 年 4 月 1 日来诊。

主诉：阵发性胸闷痛 1 年余。

患者 1 年前在开会时自觉胸闷憋气，持续 40 分钟后缓解，当时未引起重视，半年前体检发现陈旧性前壁、下壁心肌梗死，冠状动脉造影示冠状动脉病变累及左主干、前降支，左冠状动脉前降支行经皮冠状动脉成形术（PTCA），并安装支架2枚，后一直服用硫酸氢氯吡格雷、辛伐他汀、酒石酸美托洛尔、依那普利、单硝酸异山梨酯等。现患者活动后气喘，偶有心悸、心跳间歇感，夜眠差，纳可，二便调，长期服用艾司唑仑维持睡眠。患者既往有高血压、糖尿病病史。查体：舌暗、苔薄黄腻、脉弦；形体肥胖；血压140/90mmHg，心率62次/分。

中医诊断：胸痹，喘证。

辨证分型：气虚血瘀，痰瘀互阻。

西医诊断：冠状动脉粥样硬化性心脏病，不稳定型心绞痛，PTCA加支架术后，陈旧性心肌梗死，心功能Ⅱ级，高血压，糖尿病。

治疗原则：化痰宣痹，理气活血，兼以益气。

处方：小陷胸汤合冠心Ⅱ号方加减。全瓜蒌30g，川黄连12g，薤白30g，藿香30g，佩兰15g，丹参20g，赤芍12g，红花10g，川芎10g，桃仁12g，延胡索12g，太子参15g，三七粉1.5g（冲服）。每日2次。

5月9日二诊：患者诉服前方后已无明显不适。效不更方，继以前方调理。

【按语】活血散瘀常选冠心Ⅱ号方加减，方中丹参、赤芍、川芎、红花活血化瘀通脉，延胡索理气活血。该方由和血、活血、行气之品所组成，活血不伤正，行气利血行，无破血伤正之弊。临床和实验亦证明，冠心Ⅱ号方可显著升高红血栓的溶解率，减弱白血栓的增长趋势，增加冠脉血流量，降低心肌耗氧量。

病案二：

史某，男，41岁，已婚，个体户。2003年2月18日来诊。

主诉：阵发性心前区隐痛2年。

患者2年前开始间断发作活动时心前区隐痛，未引起重视。1年前一次类似症状发作后，在北京某医院查心电图示心肌缺血，诊断为冠状动脉粥样硬化性心脏病，口服通心络、速效救心丸后症状好转。10余天后于行走时心前区隐痛又作，持续30分钟不缓解，在该医院查心电图诊断为急性前壁心肌梗死，溶栓未成功，冠状动脉造影示左主干病变累及前降支狭窄90%，行冠状动脉搭桥术。出院后一直服用辛伐他汀20mg，每晚1次；阿司匹林75mg，每日1次。现仍有心前区隐痛阵作，心烦急躁，伴腰酸、足跟痛，食纳、二便尚可。既往有吸烟史多年。查体：舌红，苔白，脉沉弦滑；血压130/90mmHg，心率76次/分。

中医诊断：胸痹。

辨证分型：心肾气虚兼血瘀。

西医诊断：冠状动脉粥样硬化性心脏病，冠状动脉搭桥术后，不稳定型心绞痛。

治疗原则：益肾活血，标本兼治。

处方：血府逐瘀汤加减。柴胡12g，赤芍10g，白芍10g，枳壳10g，桔梗10g，川芎10g，桃仁10g，红花10g，当归10g，生地黄12g，川牛膝10g，补骨脂12g，延胡索10g。

2月25日二诊：患者诉服上方7剂后自觉无明显心前区症状发作，足跟痛明显，舌红，苔薄，脉滑。血瘀标实证象明显改善，当侧重治本，于前方基础上将生地黄加至30g，补骨脂加至15g，并另加怀牛膝15g、巴戟天30g、炒杜仲30g，以强腰固肾，巩固效果。1个月后电话问询，患者诉已无明显不适。

【按语】本例一诊在常用活血化瘀方剂血府逐瘀汤中加用辛苦温，归肾、脾二经，具有补肾壮阳、温脾止泻、纳气平喘功效之补骨脂，其要点在于其不仅可以补益肾阳，而且可以兼顾脾阳。

二、邓铁涛教授治疗心肌梗死的临床经验

（一）医家简介

邓铁涛，1916年出生，广东省开平人。国医大师，广州中医药大学终身教授，博士研究生导师，广东省名老中医，内科专家，中医学家。邓铁涛教授精心研究中医理论，极力主张“伤寒”“温病”统一辨证论治。

（二）临床经验

1. 病因病机认识

邓铁涛教授认为急性心肌梗死的证候当属本虚标实，本虚是气、血、阴、阳俱虚，标实是血瘀。其病变部位主要在心，属心脉痹阻不通之证。该病由痰浊瘀阻于心之脉络，闭塞不通，营血不行，心失所养而发。由于饮食不节、情志内伤、劳逸失调、肝肾亏虚等而致心之气血阴阳不足及肝脾肾功能失调，出现痰浊、血瘀、气滞、寒凝等，阻于心脉，在情绪激动、劳累过度、饱餐等诱因作用下，心脉闭塞而发为心痹。“正气存内，邪不可干”，正气虚则上述因素才起作用。正气内虚包括五脏之虚，但本病是因心阳亏虚，心阴受损，以致“脉不通”。心主火，为人体能源之所主，心搏一停，其他系统也随之死亡。实主要是痰和瘀。故此，邓铁涛教授提出“痰瘀相关”论，认为痰是瘀的初期，瘀是痰的进一步发展。冠心病心肌梗死患者以气虚痰浊型多见。邓铁涛教授还认为气滞可致血瘀，气虚亦可致瘀，气虚则无力推动血液流行。现代血流动力学认为，血液的推动力是影响流速、流量的重要因素，这与中医所说的气的作用很相似。胆固醇在血管壁内膜下的沉积，类似于痰的病证。血管内的粥样硬化斑块进一步发展，便会影响血液的流通，产生中医所谓的瘀。冠心病的早中期以痰证为多，而后期至心肌梗死时，则以瘀证为多。

2. 关于对急性心肌梗死的舌苔变化认识

邓铁涛教授认为，薄白苔常见于本病的早期或恢复期，主气虚，一般病情较轻，预

后较好；厚腻苔多见于急性期，为痰浊明显，病情较重；紫暗苔、瘀斑舌为血瘀，反映瘀血与高凝、缺氧等有关；淡暗舌或兼舌体胖有齿印，多为气虚血瘀。初起见薄白苔或薄黄苔，其后转变为厚腻苔者，则病情由轻变重；厚腻苔始终不退者，多示病情危险；舌质光红，为阴津欲脱，提示预后不良。

3. 关于急性心肌梗死的治疗

邓铁涛教授主张本病以治标为主，兼以治本。心肌梗死的发生是“标”上升为矛盾的主要方面，一切治疗措施都应着眼于“通”，心脉得通，病才得愈。痰瘀闭阻与正气内虚常并见，并且互为因果，息息相关，所以通法与补法在治疗中密不可分。芳香开窍、宣痹通阳、活血化瘀等法为“通”，补气、温阳、养阴等法为“补”。邓铁涛教授认为临床应用过程中应辨证施治，不能一通到底，而不予固本扶正，也不能只知补虚而忽视疏导痰瘀。

急性心肌梗死多数病例都有较剧之心绞痛，故通脉止痛是抢救的首要步骤。一般可用冠心苏合丸 1 ～ 2 枚即刻嚼服；若阴虚或有内热不宜用苏合丸，可用人工牛黄、冰片各 0.4g，麝香 0.2g，研末含服。邓铁涛教授善以调脾护心法治疗本病。本病虽为心病，但五脏相关，心气不足，心火受挫，火不生土，脾土受损，脾不养心，反而加重心气虚。脾主升运，能升腾清阳，故邓铁涛教授强调补益心气重在健脾，从根本上起到益气养心之效。此外，脾胃健运，则湿不聚，痰难成，亦为除痰打下基础。除痰法在治疗冠心病的过程中属于通法，是针对标实而设的，通过除痰可以通阳，有利于心阳的恢复，这又有寓补于通之意。

在临证用药方面，邓铁涛教授常用温胆汤加减及自拟冠心方：橘红 6g，法半夏 10g，茯苓 12g，甘草 5g，枳壳 6g，竹茹 10g，党参 15g，丹参 12g，豨莶草 10g。温胆汤能除痰利气，条达气机，方中不用枳实而用枳壳，是取其宽中下气之效，且其力缓不致耗气伤阴。因本病是标实本虚之证，只顾通阳，并非久宜，故加党参益气固本，标本同治，不但补益了心气，而且可使“气顺则一身津液亦随气而顺矣”。该方党参用量一般不超过 18g，多用反致补滞，不利于豁痰通瘀。邓铁涛教授治疗本病常随证加减，灵活运用。如补气喜用黄芪、五爪龙，甚者加吉林参或高丽参 10 ～ 18g，另炖服；活血通瘀喜用失笑散，痛甚者加田七末等；兼阴虚者可合生脉散，另以西洋参 10 ～ 18g 炖服；兼高血压者加珍珠母、决明子等；兼脾虚者合四君子汤；兼高脂血症者加山楂、何首乌、麦芽；兼肾阳虚者加淫羊藿；兼血虚者加黄精、桑寄生、鸡血藤。

4. 冠心病介入或冠状动脉－主动脉旁路移植术后的证型及治疗变化

经皮冠状动脉腔内成形术（PTCA）和支架植入术或冠状动脉－主动脉旁路移植术（CABG）可迅速开通狭窄或闭塞血管，减缓心脉瘀阻之标。手术虽然清除了部分的标，但形成标的病理机制仍然存在，如不积极干预，改善体内环境，其标会再度形成。西医主要采用术后抗凝降脂及减少危险因素的治疗，而中医则辨证论治。对于气虚痰瘀型的冠心病患者来说，其气虚之本仍存在。气有推动血脉运行的作用，推动不利则血行涩滞，脉道易再次瘀阻，发生胸闷、胸痛，甚至介入后再狭窄。

邓铁涛教授认为，虽然冠心病是由饮食劳倦、七情内伤、年老体虚，导致心脏的气血阴阳失调，是多种因素综合造成的一种病理状态，但其最基本的原因是“气虚痰瘀”。气虚是冠心病发生的基础，在气虚的基础上进一步导致心血虚、心阴虚、心阳虚；痰瘀是在气虚的基础上形成的病理产物。因此邓铁涛教授在制订治疗大法时以“益气活血除痰”为主，强调益气健脾的重要性。化痰和祛瘀二者的主次前后，邓铁涛教授认为化痰应当为主、在前，在健脾化痰过程中佐以活血化瘀，这是符合痰瘀的因果、主次关系的。对于冠心病介入或冠状动脉旁路移植术后治疗的区别，邓铁涛教授认为证型没有明显变化，只是标本上稍有些调整，在治疗时大致可以认为与稳定型心绞痛缓解期治法相当。

（三）病案

病案一：

邵某，男，54岁，干部。1976年1月21日入院。

主诉：心前区间歇发作闷痛及压迫感4年余。

患者于1971年7月因陈旧性心肌梗死在某医院住院治疗，出院后月余开始经常在活动时感到心前区间歇发作针刺样疼痛及压迫感，含服硝酸甘油后能迅速缓解，近1年来发作较频而入院。入院时神清，体倦乏力，心中烦闷，稍感腹胀，餐后明显，纳眠差，二便可。查体：血压120/90mmHg，心率56次/分；舌暗红，苔黄浊腻，脉缓。胸部X线检查显示主动脉屈曲，左心室向下延伸，左心室扩大。心电图显示窦性心动过缓并不齐，陈旧性下壁心肌梗死。

中医诊断：胸痹。

辨证分型：痰瘀闭阻证。

西医诊断：冠心病陈旧性下壁心肌梗死。

治法：益气化痰，通瘀化浊。

处方：温胆汤加味。党参15g，茯苓12g，法半夏9g，橘红4.5g，郁金9g，竹茹9g，枳实6g，布渣叶15g，藿香4.5g，甘草4.5g。水煎服，日1剂。

患者住院期间出现头痛、左手麻痹等不适，用四君子汤加味治疗：党参15g，白术12g，茯苓15g，甘草4.5g，丹参12g，葛根30g，山楂30g。水煎服，日1剂。

后期继续用温胆汤加味治疗。患者住院期间心绞痛发作减轻，无须含服硝酸甘油，复查心电图示窦性心律不齐、陈旧性下壁心肌梗死。精神、食欲均正常，于4月26日出院，嘱患者继续服用温胆汤加味（丸剂），追踪3个月，无心绞痛发作。

【按语】邓铁涛教授认为冠心病是本虚标实证，虚为心阴、心阳亏虚，痰与瘀是本病的继发因素，也是本病加重的致病因素，痰是瘀的初期，瘀是痰的进一步发展。心主血脉，心阴、心阳亏虚则血脉不利，易滞而化痛，不通则痛，故可见活动后胸闷痛。“气为血之帅，血为气之母”，气与血互为根本，心气不足，中气不足，胸中气机不畅亦可见胸闷不适，郁而化火可见心中烦闷。岭南土卑地薄，气候潮湿，湿困脾，脾之功能受损，脾不健运，聚湿生痰，痰阻血脉化瘀，心血不畅，亦可见胸闷痛。脾主四肢肌肉，湿浊阻滞，营血运行不畅，故见肢体麻痹不适，倦怠乏力。另外，脾为后天之本、气血生化之源，脾湿不运，水谷精微转纳失常，痰食交阻，故见腹胀、纳差。舌暗红，苔黄浊腻，脉缓，均为痰瘀闭阻之佐证。因此，本病为本虚标实之证，病位在心、脾，痰与瘀为病理因素，病机不离心脾两虚、痰瘀闭阻。治疗上，抓住主要病机，重点在心脾两脏。脾为气血化生之源，健脾益气则补心气，气行则血行，血行则瘀去，脾气得运，则痰湿难留。方中党参益气；茯苓、橘红健脾祛湿；法半夏燥湿化痰；佐郁金、竹茹，取其清热除烦、降逆消痞之效；枳实消痰除痞；布渣叶、藿香清热化湿；甘草为使药，味甘性平，调和诸药以防伤阴。全方紧凑，用药灵活而不失章法，通补兼施，共奏益气化痰、通瘀化浊之功。

治疗期间，患者出现头痛、左手麻痹等不适，考虑为湿邪阻滞，清阳不升，气血不利所致，以四君子汤健脾益气为基础，加上丹参活血化瘀，葛根升阳止痛，山楂加强健运脾胃之功。

从上述分析可见，邓铁涛教授十分重视脾胃功能，“心生血，血生脾”，心脾关系密切，在治疗冠心病的过程中，辨病与辨证相结合，抓住主要矛盾。脾胃位居中焦，是全身气机之枢纽，调脾胃则气机得畅，邪有去路，气血得以运行通畅，故有“治脾胃可以安四脏，调四脏可以治一脏”之说。

邓铁涛教授在治疗冠心病的过程中，并没有使用大量温阳之药。尽管五脏中心主火，是阳中之阳，但李东垣曾说“相火为元气之贼”“壮火食气”，因此桂枝、附子等不宜久服，同时邓铁涛教授认为冠心病为本虚标实之证，应标本同治，故选用温胆汤治标，党参益气以固本，必要时加入麦冬，这样可以长期多服。

病案二：

梁某，女，71岁。2011年12月28日就诊。

主诉：反复胸闷痛4年余。

患者4年前无明显诱因反复出现胸闷痛，曾于2010年住院治疗。冠状动脉造影提示冠状动脉左优势型分布，冠状动脉左主干（LM）正常，LAD近中段弥漫不规则狭窄，最重约80%，管腔血流通畅；LCX之第一钝缘支（OM1）中段局限性偏心狭窄约50%，血流通畅。RCA近中段弥漫不规则狭窄，最重约95%，后分叉前见约70%的管状狭窄，管腔血流通畅。对LAD、RCA行支架植入术。术后规则服用西药，仍时有活动时胸闷痛不适，遂来诊。症见神清，精神可，活动时胸闷痛，每次持续约10分钟，含服硝酸甘油或速效救心丸后可迅速缓解，伴有气短、心悸，纳可，眠差，二便调。体格检查：HR 70次/分，BP 146/66mmHg；心肺听诊未见明显异常；舌暗红，苔薄白，脉涩细。2010年血脂四项示TG 3.76mmol/L，低密度脂蛋白胆固醇（LDL-C）5.29mmol/L，胆固醇（CHOL）7.68mmol/L。既往有高血压病史。

中医诊断：胸痹心痛。

辨证分型：痰瘀闭阻证。

西医诊断：①冠心病稳定型心绞痛，冠状动脉三支病变，LAD、RCA 支架植入术后。②高血压 3 级（极高危）。③血脂异常。

治法：益气化痰，活血化瘀。

处方：

（1）中药：邓氏温胆汤加减。党参 15g，茯苓 15g，法半夏 12g，橘红 5g，竹茹 15g，枳壳 10g，丹参 15g，酸枣仁 15g，甘草 6g。共 14 剂，水煎服，日 1 剂。

（2）西药：口服拜阿司匹林肠溶片 100mg，1 次 / 日；阿托伐他汀钙片 20mg，1 次 / 夜；坎地沙坦酯 4mg，1 次 / 日；琥珀酸美托洛尔片 47.5mg，1 次 / 日；氨氯地平 5mg，1 次 / 日。

2012 年 2 月 8 日二诊：患者诉胸闷痛症状明显好转，睡眠好转，无心悸，偶有气短。嘱继服上述中药，继续随诊。

【按语】患者为冠心病支架术后，心绞痛仍时有发作。此时的药物治疗十分重要，而中医中药在这方面的优势不可小觑。支架植入，“瘀”已解除，为何还有胸闷痛等症状呢？根据邓铁涛教授的学术思想，治疗冠心病首先应辨虚实，虚为心阴、心阳虚，实为痰与瘀，“瘀”虽已解除，但心气虚与心脾相关的问题尚未解除，故而痰瘀闭阻心脉，症状未得缓解。结合患者舌暗红、苔薄白、脉涩细，诊为痰瘀闭阻证。气虚为本，心气虚不能濡养心神，故可见心悸、眠差。治疗上仍以益气化痰、活血化瘀为大法，以邓氏温胆汤加减，酌加一味酸枣仁，宁心安神。

第四章　心脏瓣膜病

心脏瓣膜病就是指二尖瓣、三尖瓣、主动脉瓣和肺动脉瓣因风湿热、黏液变性、退行性改变、先天性畸形、缺血性坏死、创伤、感染等引起单个或多个瓣膜结构或功能异常，进而导致瓣膜口狭窄或关闭不全，影响血流的正常流动，增加心脏负担，引起心脏功能的损害，最终导致心力衰竭的一种疾病。心脏瓣膜病是我国常见的一种心脏病，其中以风湿热导致的瓣膜损害为主。随着人口老龄化的加重，老年性瓣膜病，冠心病、心肌梗死后引起的瓣膜病变也越来越常见。风湿性心脏病简称风心病，是指由于风湿热活动，累及心脏瓣膜而造成的心脏瓣膜病变，表现为二尖瓣、三尖瓣、主动脉瓣中有一个或几个瓣膜狭窄和（或）关闭不全。患病初期常无明显症状，后期则出现心慌、气短、乏力、咳嗽、下肢水肿、咳粉红色泡沫样痰等心功能失代偿的表现。

一、邓铁涛教授治疗风湿性心脏病的临床经验

（一）医家简介

邓铁涛，男，汉族，中共党员，1916 年 10 月 11 日出生于广东开平。邓铁涛为广州中医药大学终身教授，博士研究生导师，中华中医药学会常务理事，中华中医药学会中医理论整理研究委员会副主任委员，中国中西医结合学会第二、三届理事会名誉理事，广东省卫生厅药品审评委员会委员，广州市科学技术委员会顾问，中国中医研究院客座教授，广东省第四、五届政协委员。2009 年他被评为“国医大师”。

（二）临床经验

1. 病因病机认识

对于风心病的病机，邓铁涛教授主张从标本虚实分析。《济生方・痹》说：“皆因体虚，腠理空疏，受风寒湿气而成痹也。”《素问・痹论》认为，“脉痹不已，复感于邪，内舍于心”，于是便产生“脉不通，烦则心下鼓，暴上气而喘”等一系列临床见症。风心病是在人体正气内虚的情况下，风寒湿三气杂至侵犯，引起痹证，痹证迁延不愈，或复感外邪，内舍于血脉、心脏，反复日久，导致心脏瓣膜损害而成。《素问・标本病传论》说：“阴阳逆从，标本之为道也。”又说：“知标本者，万举万当，不知标本，是谓妄行。”

风心病常有心悸怔忡、气短乏力、咳逆倚息、咯血颧红、胸闷胸痛、小便不利、大便溏薄、肢肿身重、胁下积块、唇舌紫暗等症状。邓铁涛教授认为，其症状虽复杂，变化较大，往往涉及多个脏腑，但病机可以概括为本虚标实：以心之阳气（或兼心阴）亏虚为本，血瘀水停为标；以心病为本，他脏（肾、脾、肺、肝）之病为标。

就心气、心阳而论，心居胸中，为阳中之阳。心主血脉，靠心气的推动，血液方得如环无端地周流全身。风心病为心瓣膜损害，不能把所有回心血液搏出，久之心脏增大，全身循环血液减少，表现为心阳气亏虚，产生气短、神疲、怔忡、自汗、面白、形寒、肢冷等症状。有的人兼见口干、心烦、舌嫩红、少苔，乃因阴阳互根，气（阳）损及阴，致气阴亏损。就血瘀而论，心气亏虚不能推动血液运行，停积而为瘀，痹证久病入络亦为瘀，瘀积心中，引起心脏增大、心痛、怔忡；瘀积肺中，引起咳痰、咯血、喘咳不宁；瘀积肝脏，引起肝大、疼痛；痰积血脉中，引起唇舌紫暗、面晦肢痛等。

就水饮停积而论，心在五行属火，脾在五行属土，心气虚，火不生土，脾必亏损，致运化失职，心脾虚损，穷必及肾，致肾气渐衰，肾阳不足，温煦气化无权，加之肺气衰弱，血瘀阻肺，不能通调水道，于是水湿不能运化排泄，浸渍于脏腑经脉，泛滥为肿。本病晚期水气上冲，凌心射肺，易成脱证危候。气虚、阳虚愈重，血瘀、水停愈甚，反之，血瘀、水停加重，更加耗散阳气，从而形成恶性循环，使病情不断加重。

2. 治疗经验

邓铁涛教授认为，中医治疗风心病，首先可发挥其扶正补虚、调整全身的优势，益气阴，壮元阳，实表固卫，有效提高机体抗御病邪的能力，使正气存内，邪不可干，从而避免反复感受风寒湿热之邪。对已感邪者，也能通过祛邪扶正，避免邪毒继续内舍于心，从而制止心脏瓣膜病变的恶化。

邓铁涛教授认为，对于已发生病变的心脏瓣膜（狭窄或关闭不全），中药与西药一样，虽不能使其在解剖结构上恢复到正常，但是中医通过严密的辨证论治，补不足，损有余，调节机体在有瓣膜损害的情况下，达到阴阳尽可能平衡。其实际上是能够改善患者的血流动力学障碍，如通过扩张血管，降低血液黏稠度，改善心肌血液供应和代谢等，增加心脏做功和心肌储备力，从而提高心脏和全身的健康水平，达到减轻痛苦、减少并发症、延长寿命的目的。对于风心病导致的心衰，尤其是应用西药（洋地黄、利尿剂、扩张血管药等）后不能控制的所谓难治性心衰，邓铁涛教授单纯应用中药，或在原有西药的基础上加用中药，严格按照中医理论辨治，治法拟益气温阳利水，或佐以祛瘀，或佐以养阴，或佐以通痹，往往能收到良好效果。

对于风心病，邓铁涛教授主张标本同治，以补虚治本为主。《素问·阴阳应象大论》说："治病必求于本。"治本首先要补气温阳。邓铁涛教授强调阳气对心脏病患者十分重要，认为水饮之停蓄、泛滥，皆因阳气不足。《素问·生气通天论》说："阳气者，若天与日，失其所，则折寿而不彰，故天运当以日光明。"人体的生命活动全赖乎阳气的充足。《素问·脏气法时论》又说："心病者，日中慧，夜半甚，平旦静。"日中阳气最盛，故心脏病患者神清，一般情况较好；夜半阳气衰虚，故病情严重；临床上心脏病患者也多数死于夜晚，显然是阳气起了重要作用。

风心病必有心气虚证，临床表现为心悸怔忡，气短乏力，动则尤甚，面白神疲，纳呆便溏，舌淡苔白，脉细弱或结代。邓铁涛教授喜用四君子汤加黄芪或五爪龙，有时配入少量桂枝、当归或酸枣仁。黄芪可加强益气、固表作用，且可强心利小便，少佐佳枝，取其补少火以生气，且与炙甘草合为《伤寒论》中治心阳虚之“其人叉手自冒心”的桂枝甘草汤方，配少量当归、酸枣仁，乃因血为气母，气血相配，养心以安神。若出现肢冷畏寒，面暗汗泄，脉微细或迟虚、散涩等阳气衰虚证候，邓铁涛教授常在原方基础上再加桂枝、附子，或用四逆汤加人参（用高丽参或吉林参），急益气温阳强心，以防阳气虚脱。若卫阳不固，汗出如注，虽投参、附、四逆而汗出仍不止者，邓铁涛教授应重用黄芪以补气温阳固表，助参、附之力，并用煅龙骨、牡蛎重镇潜阳以敛汗。

若见心悸怔忡，头目晕眩，颧红烦热，夜卧不安，或见咳痰咯血，此多为阳损及阴，成气阴两虚或阴阳两虚之证。邓铁涛教授常以生脉散加味，如加入沙参、玉竹、生地黄、女贞子、墨旱莲、仙鹤草之属，可用西洋参或红参参须，将阴热一清，当酌加益气扶阳之品。

一些中药新制剂，如高丽参针、生脉针、参附针等，用之效果亦好，而且有起效更快的优点，但需要严格遵照中医理论选择使用，若单凭西医“强心”概念孟浪乱投，鲜有不出谬误者。对于治疗标实证，邓铁涛教授强调必须以扶正固本为基础，在上述补虚方药中加味，以免虚其所虚。心痛怔忡，面色晦暗，唇甲发绀，或咯血，或肝脏肿大，舌青紫，脉结代或散涩，均为瘀阻心脉或肺、肝之象，邓铁涛教授推崇用《类证治裁》之桃红饮（桃仁、红花、当归、白芍、威灵仙）。其中当归用当归尾，令其散血，可酌加丹参，两者相合，活血中有养血生血作用；威灵仙可走四肢，通经脉。他也常加用失笑散，益气用参，祛瘀用五灵脂。二者同用是否有碍？邓铁涛教授认为，传统“人参最畏五灵脂”的说法与临床实际和一些实验室研究结果不相符，当存疑待考，在临床上可以肯定的是，党参、太子参不畏五灵脂。

风心病引起的心衰，表现为全身水肿而以双下肢为甚。若一般症状不重，邓铁涛教授常在益气扶正的基础上加用五苓散、五皮饮之类，以利水消肿。若病情重，出现气急喘促，怔忡躁烦，邓铁涛教授认为此乃心肾阳气大虚，水气射肺凌心，恐有阴阳将脱之虞，当急以独参汤（用高丽参）合真武汤浓煎频服，温阳益气，利水解危。紧急时可先用高丽参针静脉注射，再服煎剂。如此，常能拯救患者于垂危。

风心病患者再次感受风寒湿热之邪，出现发热，关节红肿热痛、屈伸不利，此为风湿痹证复发，必将再次出现急性心肌炎而加重原有心脏病变。邓铁涛教授认为，急性心肌炎以心阴虚和风湿重多见，而心气虚与血瘀也不可忽视，可用生脉散益气养阴以固本，酌加威灵仙、桑寄生、木瓜、防己、鸡血藤、络石藤等以祛风湿，并选加桃仁、红花、丹参、失笑散之类以活血祛瘀止痛。

3. 调护

邓铁涛教授强调风心病患者应注意生活调理，适当锻炼身体，但不能过劳。他提倡坚持练气功、打太极拳，如此不但能促进气血周流，增强抗病能力，而且能锻炼心脏，有效提高心脏储备力，切实起到“治本”的作用。另外，他认为要注意后天之本脾胃的运化，“有胃则生，无胃则死”，饮食宜清淡，易消化，富于营养，勿使食滞胃肠而增加心脏负担，食物不宜过咸，以免凝涩血脉，加重心脏负担。邓铁涛教授认为还应注意防寒避湿，防止外感，避免风寒湿邪再次侵入为害。如此，方能祛病延年。

（三）病案

病案一：难治性心力衰竭案

患者，女，40 岁，工人。

1983 年 3 月 7 日因心悸、气促、水肿反复发作 10 余年，病情加重 7 天收入急诊室观察。

患者有风湿性关节炎病史，20 岁时发现风湿性心脏病，30 岁孕产时开始出现心衰，以后反复发作，7 天前因精神受刺激、失眠而症状加重。经某医院用强心、利尿、扩张血管等治疗近 1 周而未完全缓解。目前患者自觉心悸不宁，胸闷，喘促，短气难续，咳白色泡沫样痰，小便量少，下半身水肿。舌淡胖暗、苔薄白，脉促沉细无力。查体：患者呈急重病容，喘促声怯，强迫半坐卧位；面色苍白、晦暗，口唇肢端轻度发绀；颈静脉搏动、充盈；右下胸肋间饱满，叩诊呈实音，呼吸音消失，其余肺野可闻及少量干、湿啰音；心尖冲动扩散，心前区可触及不规则搏动和猫喘，心界向左下扩大，可闻及四级收缩期杂音和三级舒张期杂音，心律不规则，心率 120 次 / 分；腹软，肝下界可在右肋下 4cm 处触及，质中等、边缘有压痛，肝颈静脉回流征阳性，脾仅于左肋下可触及，臀部以下有凹陷性水肿。化验血红蛋白 95g/L，红细胞计数 3.34×10^{12}/L，白细胞 12.4×10^{9}/L，其中中性粒细胞百分比 88%，血清谷丙转氨酶 100U/L。X 线显示心脏向两侧扩大，搏动不规则，右侧胸腔中等量积液。心电图显示快速心房纤颤伴室内差异传导，左右心室肥大，心肌劳损。超声心动图显示二尖瓣狭窄与关闭不全，全心各房室均增大。

中医诊断：心悸，水肿，喘证，兼癥瘕、悬饮。

西医诊断：慢性风湿性心脏病，二尖瓣狭窄与关闭不全，全心扩大，心衰Ⅲ度，快速心房纤颤，合并右侧胸腔积液、心源性肝硬化。

中药用真武汤加减，每日 1 剂。西药先后用过毛花苷 C、地高辛、普萘洛尔、多巴胺、氢氯噻嗪、氯化钾、肌苷、青霉素等制剂。心悸气促稍减轻，但水肿始终消退不多，仍心房纤颤，遂请邓铁涛教授会诊。

处方：高丽参注射液 2mL 加入 50% 葡萄糖 40mL 静脉注射，每日 1 ～ 2 次，或每日炖服红参 10g；另用熟附子、茯苓、防己各 15g，白芍、桂枝各 12g，黄芪、丹参各 30g，白术 20g，炙甘草 10g，生姜 3 片，每日 1 剂，上午水煎服，下午药渣再煎服，嘱暂停西药。处方实由真武汤、桂枝甘草汤、苓桂术甘汤、防己黄芪汤等加减而来。服药3日后，加用复方丹参针4mL肌内注射，每日1次。

治疗1周后，患者小便量渐增，每天在2000mL以上，水肿消退大半，精神较好，每餐进一小碗稀饭，心悸气促、肝区痛等明显减轻，可在病房内走动。但夜晚失眠、梦多，心烦，心率90次/分，心律不齐，右胸腔还有积液，舌淡红仍暗，苔少，脉仍细促。

处方：党参、白术、白芍各15g，茯苓、酸枣仁、黄精各20g，麦冬12g，五味子9g，桂枝6g，丹参30g，每日1剂。另参须15g，每周炖服2～3次，并督导患者饮食、生活忌宜。患者离院后遵上方加减服用，1个月后随诊，心率在安静时减少至每分钟80次，仍心房纤颤，水肿全消退，病情稳定，可从事较轻的家务劳动。

【按语】邓铁涛教授认为本病的病机为心脾肾阳气欲脱，血瘀水饮胶结难解，本虚标实，当标本同治而以固本为要。二诊时邓铁涛教授认为，胃气渐复，阳气能抵达四末，温化膀胱，但因利水过快，渐现心阴不足、心神不宁之象，遂按上方减温阳利水药，加入益气养阴安神之品。

病案二：二尖瓣狭窄咯血案

患者，女，31岁，护士。

患者有风湿性关节炎反复发作史，于1985年3月因心悸、气促、咳血丝痰就诊于某医院，经心电图、超声心动图、X线吞钡等检查，确诊为风湿性心脏病、二尖瓣狭窄、左房右室增大、食管受左房压迫、肺淤血。医生多次劝告其手术治疗，并认为若不抓紧时机，病情容易恶化成二尖瓣狭窄与关闭不全及心衰，因患者害怕手术而请邓铁涛教授诊治。症见：心悸怔忡，短气乏力，步行稍快则喘咳甚而需停下休息片刻，时咳血丝痰，平时易惊善恐，失眠梦多，反复感冒。两面颊红而带暗，舌淡稍胖暗，苔薄白，脉细数涩时促，重按无力。

处方：五爪龙、太子参各30g，白术12g，云茯苓15g，白芍、桃仁各10g，当归12g，丹参18g，红花3g。

患者自服邓铁涛教授方药后，症状日渐好转。因此坚持找邓铁涛教授诊治达1年多，从不间断。1年来，患者很少感冒发热，关节疼痛与水肿、咯血等也很少发生，渐至走路甚至上二楼也不觉气喘，能从事一般的家务劳动，如煮饭、洗衣服等。面颊和舌质暗红也渐消失，但仍不能适应跑步和做较重的体力劳动。经检查，其病情稳定，仍然是单纯二尖瓣狭窄，仍在继续治疗。

【按语】邓铁涛教授认为，此患者症状虽多，但病之本全在于心气困乏，无力运血而瘀阻心脉、肺络，以益心气、活血祛瘀为主，拟方应谨守此法而兼顾其他。益心气用五爪龙、太子参各30g，白术12g，云茯苓15g；活血养血用鸡血藤30g，白芍、桃仁各10g，当归12g，丹参18g，红花3g。气虚甚时，加吉林参10g（另炖），黄精18g；血瘀严重时，于短时间内加三棱、莪术各10g，注意中病则止，恐其太过而正气不支；出现下肢浮肿时，加茯苓皮30g，泽泻15g；咯血时，加仙鹤草、白及各15g；阳损及阴而有心阴虚表现时，加麦冬12g，五味子9g；关节不适时，加桑寄生、豨莶草各30g等。谨守病机用药，病情稳定。

二、朱锡祺教授治疗风湿性心脏病的临床经验

（一）医家简介

朱锡祺教授，上杭县中医院主任医师，曾任上海中医学院附属岳阳医院（现上海中医药大学附属岳阳中西医结合医院）内科主任。其擅长治疗心脏病和内科杂病，临证选药，尤多心得。

（二）临床经验

1. 病因病机

中医学中虽无风心病病名，但据其有心悸、气急、浮肿和咯血等主要临床表现，大致归属于中医学的“心痹”范畴。朱锡祺教授认为风心病主要因反复受邪所致，其病理之根本在于“心”，重点在于心脉痹阻之“瘀血”。正如《素问·痹论》所云：“脉痹不已，复感于邪，内舍于心……心痹者，脉不通……”

2. 经验方及用药经验

（1）益气养阴，健脾养心：朱锡祺教授认为风心病的发生是由人体反复受邪，久而不去，首犯血脉，后及于心所致。脉既受侵，势必影响血液的运行，导致气血不和。临证每见气血亏虚之象，如面色苍白或萎黄，心悸气短，劳则尤甚，以及汗出、身倦，舌质淡胖或边有齿印，脉细或濡弱。因而治宜益气养阴、健脾养心。基本方：桂枝6g，太子参20g，黄芪15g，麦冬15g，丹参15g，淮小麦30g，红枣7枚，百合15g，龙骨、牡蛎各30g，炙甘草6g。方中桂枝通经脉，为治疗本病的主药；太子参、黄芪益气，龙骨、牡蛎、百合益阴潜阳宁心，甘麦大枣汤及麦冬、丹参养阴安神、补益心脾。补血少用当归之属，因其质黏腻。方中黄芪用量宜大，以“阳生阴长”，益气生血。朱锡祺教授认为黄芪一味可补胸中大气，大气一转则有利于气机畅通。

（2）活血化瘀，疏通心脉：朱锡祺教授认为本病由脉及于心时则必影响血液循环，使气血不畅。由于宗气贯心脉而行呼吸，一旦心脉痹阻，则肺气壅塞、肃降无权，症见喘咳、唇甲青灰、两颧紫红。肺络瘀阻而咯血，血不养心，不能上承于脑则心悸怔忡、头晕目眩，瘀血阻滞脉道，使心气不足、血脉空虚，则见脉来细弱或结代，舌质青紫或瘀斑。对此心肺脉络瘀阻之证，朱锡祺教授用活血化瘀、疏通心脉之法，以通其道，助其血行，祛瘀以生新，增加心肺血流量。基本方：桂枝6g，赤芍12g，桃仁12g，红花6g，白芍6g，丹参15g，益母草30g，郁金9g，香附6g。《素问·调经论》云：“血气者，

喜温而恶寒，寒则泣不能流，温则消而去之。”朱锡祺教授首选温通血脉，通阳化气的桂枝，其性走而不守，当心阳不展，浊阴弥漫，胸膺清旷之区顿成迷雾之乡时，投之犹如离照当空，阴霾自散。桂枝每与芍药相配，以使桂枝不峻，赤芍、桃仁、红花、白芍活血化瘀，丹参、益母草行血活血不伤阴，养心血亦不留滞。方中佐以香附、郁金理气活血，更助祛瘀之力。

（3）温阳益气，强心利水：朱锡祺教授认为风心病如心脉瘀阻不除，且继续发展至影响肺脾肾三脏功能时，则产生复杂的临床表现。肺通调失司，脾运失健，肾阳虚衰，则水湿泛滥，水气上凌心肺，则心悸，气急，喘咳不已，不能平卧，肺络瘀阻受损则咯血，同时可见面色萎暗、面目虚浮、足肿、溲短、四肢不温、脉结代、舌胖、边有齿印、舌唇紫暗、苔腻等心肾阳虚的证候。对此，治拟温阳益气、强心利水法。基本方：桂枝9g，熟附块15g，赤芍12g，黄芩15g，丹参15g，益母草30g，茯苓12g，防己6g，葶苈子9g，赤小豆30g，桃仁12g，杏仁9g。如喘息不得平卧，自汗绵绵者酌加人参、五味子、煅龙骨、煅牡蛎等，或用参附汤或参蛤散研粉吞服，以益气敛汗，防止虚脱。

以上介绍的是几种基本治法。临床上由于病期不同，兼夹症各异，治法当多种多样，上述治法每多参合应用。此外，如有风湿活动时，则治以活血祛风、清热宣肺，药用丹参、麦冬、忍冬藤、瓜蒌、郁金、知母、防风、生地黄、玉竹、生甘草等。

3. 证候治验

对于证候的治疗，朱锡祺教授常从西医、中医两个角度着手论治。

（1）上呼吸道感染：朱锡祺教授认为风心病患者身体素弱，阳气亏虚，卫外不固，往往易患上感，此时又最易诱发心衰，故应从速控制。鉴于患者长期反复感染，各种抗生素已惯用，多产生了耐药性，故而选加一些中草药，如鱼腥草、开金锁、山海螺清热解毒、活血散瘀。该三味药配合广谱抗生素，疗效尚好，尤其对有热象、咳黄脓痰者，疗效更为满意。上感有寒象者，则常用细辛、紫菀等以温肺化饮、祛痰止咳，麻黄之类一般少用，以免加重心悸，如必须用，则多与附子、细辛同用，以发表温经、散寒化饮。

（2）关节痛，红细胞沉降率快：此为风湿活动时常见。有热象者，加用虎杖、忍冬藤、天青地白草、蛇莓、西河柳、生地黄、知母以祛风活血、清热通络、滋阴泻火；有寒象时，加用制川乌、制草乌、细辛、仙茅、淫羊藿，痛剧用生川乌、草乌各6～9g，需先煎30～60分钟。

（3）咯血：朱锡祺教授认为风心病咯血，根源为“瘀”，乃心脉痹阻，肺部瘀血所致。故治疗上应选用一些“止血不留瘀”之品，如仙鹤草、茜草、三七粉等，桂枝仍可使用。朱锡祺教授认为桂枝虽有动血之势，然而风心病咯血病源主要在“瘀”，桂枝能温通心阳，改善肺循环。

（4）心功能不全：朱锡祺教授认为风心病晚期常有慢性心衰。对有热象者，一般选择加用万年青根、茶树根、葶苈子、泽泻、槟榔等；有寒象者，则加附块、人参。万年青根、茶树根均有强心利水作用。相关研究认为万年青根的作用与洋地黄相似，茶树根的作用类同于氨茶碱。葶苈子、槟榔和泽泻合用能泄肺下气、利水消肿，附子、人参强心益气利尿，对心衰之肺水肿均有治疗作用。慢性心衰之肝大或心源性肝硬化者，朱锡祺教授每在活血化瘀、益气强心的基础上，酌加三棱、莪术以消癥化积。心源性肝硬化，其本在“瘀”，此期尽管患者身体羸瘦，亦可适应祛瘀，但攻伐不宜太过。

（三）病案

病案一：

沈某，女，35 岁。

患者 6 年前因 3 个月内行刮宫术 2 次，术后而发心悸气促、咳喘及咯血，故去某院急诊，经检查拟诊为风心病、二尖瓣狭窄伴左心衰竭。随后病情反复发作。患者近 2 个月来动辄气急，咳吐血痰，彻夜端坐，不能平卧，汗出浑身，常半夜看急诊。数日来，患者泡沫血痰量多，曾用毛花苷 C、地塞米松、呋塞米、抗生素等治疗，心衰未能控制。患者两颧潮红，口唇青紫，肢体、面目皆肿，苔腻，脉细数。

病由心已累及肺肾，心阳不展，肺气壅塞，肾气不化。治以活血化瘀、清肺化痰、强心消肿。

桂枝 6g，赤芍 9g，桃仁、杏仁各 12g，红花 6g，鱼腥草 30g，开金锁 15g，山海螺 15g，泽泻 12g，葶苈子 9g，槟榔 9g，河白草 30g，茶树根 30g，万年青根 30g。5 剂。

药后病情明显好转，气急已平，能倚卧，咳痰减少，偶带血丝，胃纳增进。

再拟活血强心、清肺化痰之品。桂枝 9g，赤芍 9g，桃仁、杏仁各 12g，开金锁 15g，葶苈子 9g，冬瓜子 10g，泽泻 12g，河白草 30g，茶树根 15g，万年青根 15g。

共服 28 剂，咳嗽气急尽除，水肿消退，起居自如，行动轻快，两颧红赤转淡。

自服药以来未再去急诊，继以活血化瘀、益气养心之剂巩固之。桂枝 6g，赤芍 12g，白芍 6g，桃仁 12g，丹参 15g，红花 6g，仙鹤草 30g，党参 9g，白术 9g，茯苓 9g，黄芪 15g，杏仁 12g，益母草 30g。

【按语】患者因刮宫术后，气血亏损，心脉痹阻加剧而发为心衰。肺气壅塞，瘀血又易导致肺部感染，使病情日趋加剧，心衰屡发。当此危急之状，非先祛瘀清肺不可，又辅以强心利水之品，故药后症状俱消。

病案二：

陈某，女，43 岁，风心病史 10 余年。

患者 3 年来心悸、气促加剧，时有下肢浮肿，晨起面部浮肿，肝区胀满，夜汗淋漓，胃纳不思。某医院心动超声检查：风心病，二尖瓣狭窄，二尖瓣关闭不全。心电图检查：快速房颤伴室内差异传导，不完全性右束支传导阻滞，右心室肥大，心肌损害。肝脏超声检查：肝大（肋下 3cm）。据此拟诊为风心病、二尖瓣狭窄、二尖瓣关闭不全、慢性心衰。曾予地高辛、氢氯噻嗪等治疗，效果不明显。两颧紫红，舌质紫暗，脉沉细、结代。

患者病程历久，血瘀气滞、心阳不振，治以活血强心法。桂枝 10g，赤芍 12g，丹参 15g，麦冬 15g，益母草 30g，附块 15g，万年青根 15g，泽泻 15g，三棱 9g，莪术 9g，防己 9g，赤小豆 30g，黄芪 15g。

服药 2 周后，患者尿量增多，浮肿减退，胃纳稍增，但胸闷气急，夜间汗多，舌脉同前，再以原方增损治疗。

1 个月后，患者胸闷气急已平，浮肿消退，肝区亦舒，两颧紫暗转淡，纳食不多，仍有心悸汗出，夜寐不宁，舌质暗，脉结代。慢性心衰基本控制，但久病缠绵，正气已虚，当予益气养心、活血消肿之品，以冀巩固。桂枝 6g，赤芍 12g，太子参 20g，丹参 15g，益母草 30g，防己 9g，麦冬 15g，三棱 9g，莪术 9g，甘草 6g，红枣 7 枚，红景天 9g，三七 9g。

【按语】本例患者为风心病房颤、慢性心衰。陈病经年，血瘀气滞，心阳不振，投以活血强心之品，心衰很快得到控制，药证相宜，效果显著。患者因久病缠绵，正气已衰，始终纳差少眠。“汗为心液”，汗多又伤心阴，故于活血化瘀药中配以生脉散加减、甘麦大枣汤加减等以补益心脾、养阴益气，以善其后。

三、邢锡波教授治疗风湿性心脏病的临床经验

（一）医家简介

邢锡波，河北省著名中医，1906 年 11 月 19 日出生于河北省青县，1925—1935 年在青县任教期间随当时名医刘润卿研究中医，自 1945 年开始在天津市总医院、天津中医研究班、天津中医学院、河北新医大学等单位从事教学、医疗工作。邢锡波从事中医医疗、教学 50 多年，精通中医理论，临床经验丰富，在河北省及天津市中医界颇有威望，对风湿性心脏瓣膜疾病颇有研究。

（二）临床经验

1. 阳阳分三类

邢锡波教授认为风湿性心脏瓣膜疾病临床多表现为心阳不足、阴阳俱虚、脾肾阳虚、肾不纳气等证候。他常用养心汤治疗早期心悸，归脾汤气血双补，真武汤温脾肾而利水，金匮肾气丸温肾补阳以纳气定喘。邢锡波教授认为，风心病病程一般较长，临证复杂，往往心脾肾三脏同病，阴阳虚共存，虚象与瘀证并见，皆非一成方所宜。邢锡波教授将此病概况分为三大类型，创三种养心汤治之。

（1）心阳虚型：心悸气短，身倦无力，面色苍白，肢冷便溏，舌质淡而苔薄滑，脉多沉细、沉微或细弱无力。治以补阳养心汤，药用乌附子、桂枝、黄芪、川芎、石菖蒲、茯神、紫丹参、何首乌、栀子、赤芍、甘草，另配合吉林参面 1.5g 及琥珀 1.2g 冲服。

（2）心阴虚型：心悸气短，烦躁少寐，面部较红，口唇绛红，大便秘结，小便短赤，舌质红而干燥、少津或舌苔黄腻燥，脉多虚数、弦数、弦虚或虚大。治以益阴养心

汤，药用何首乌、玉竹、麦冬、玄参、桃仁、远志、五味子、紫丹参、五灵脂、牡丹皮、川芎、甘草，另配合人参面 1.5g、琥珀粉 0.7g、辰砂粉 0.7g 冲服。

（3）阴阳俱虚型：症状错综复杂。治以养心双补汤，药用乌附子、生地黄、玄参、寸冬、玉竹、川芎、何首乌、制香附、紫丹参、石菖蒲、甘草，另配合吉林参面 1.5g，朱砂 1.0g，鹿茸 0.3g，冲服。

2. 用药分三类

对于非活动性风湿性心脏病引起的瓣膜畸形，如临床上常见的二尖瓣狭窄与关闭不全，邢锡波教授认为临证应先别阴阳，以养心活血、健脾安神为治则，用药分为三类。

（1）养心阳：桂枝、人参、黄芪、柏子仁、石菖蒲、甘草。

（2）养心阴：玉竹、何首乌、麦冬、五味子、当归、紫河车、阿胶、龙眼肉、甘草。

（3）活血化瘀：丹参、桃仁、川芎、三棱、莪术、乳香、没药。

邢锡波教授认为二尖瓣狭窄病程较久者，往往发生心房纤维颤动。其临床病理是“心脏受损过重，不能维持阴阳平衡”，治疗为“调补阴阳，补益心脏，郁者通之，散者敛之，使阴阳平衡，则心律自能恢复正常范围”。临证则多用加味炙甘草汤，药用吉林参、桂枝、生地黄、麦冬、阿胶、丹参、当归、远志、茯神、郁金、甘草、鹿角霜、安息香、麝香、蟾蜍、血竭。

（三）病案

病案一：

滕某，女，46 岁。

患者曾患风湿性心脏病，现常感心悸不宁，行动后更甚，平日烦躁少寐，口干少津，面目较红，舌质红，少苔，脉细数。

此属心阴不足，虚阳上扰之证。拟育阴、清心、安神法。

处方：炙甘草 15g，当归 10g，生地黄 12g，五味子 10g，炒酸枣仁 10g，首乌藤 10g，黄连 3g，合欢皮 10g，朱砂 1.5g（冲服）。2 剂。

服药后患者自觉诸症好转，心悸稍宁，夜寐亦安，继服 10 余剂而缓解。

病案二：

刘某，女，58 岁。

患者 10 年前罹患风湿性心脏病，今心悸气短，喘息不得平卧，口干咽燥，头目眩晕，大便 5 日不行，腹中隐隐作痛，舌苔黄燥，脉弦细。

此属心血亏耗、津亏液损之证。拟育阴滋液通便法，取急下存阴之意。

处方：生地黄 20g，麦冬 10g，五味子 10g，当归 10g，柏子仁 10g，何首乌 10g，知母 10g，大黄 10g（后下），芒硝 5g（冲服），玄参 10g。每日 1 剂，水煎服，分 3 次服用。上方服 1 日而大便即下，头晕亦减，喘息稍平。后随证加减治之，病情转安。

第五章　病毒性心肌炎

病毒性心肌炎是感染病毒所导致的心肌局限性或弥漫性的急性、亚急性或慢性炎症病变，有其自身的病程演变规律，多发于儿童及青少年。其临床常见心悸、胸闷、气短、头晕、乏力等症状，可归属于中医学“心悸”“怔忡”“胸痹”等范畴。

一、丁书文教授治疗病毒性心肌炎的临床经验

（一）医家简介

丁书文，男，教授，主任医师，博士研究生导师，为国内著名心血管疾病中医专家，山东省名老中医，第三、四批全国老中医药专家学术经验继承工作指导老师，“十一五”国家科技支撑计划“名老中医临证经验、学术思想传承研究”项目指导教师，国家中医药管理局名老中医工作室指导教师，享受国务院政府特殊津贴。丁书文从事心血管内科临床、科研、教学工作50余年，临床经验丰富，对心血管疾病见解独到。

（二）临床经验

1. 诊治理法

（1）*清热解毒要及时彻底*：病毒性心肌炎主要由温热邪毒袭肺侵心所致。发病早期多表现为外感实热证，如发热、恶寒、头身痛、舌质红、苔黄、脉浮数等。据此，丁书文教授认为在本病急性期或反复发作伴有外感症状时，治疗以祛邪为原则，清热解毒为常法，常选金银花、连翘、大青叶、苦参、黄连、黄芩和栀子等药。他强调解毒祛邪务要彻底，急性期治疗不应以肺卫表证的消除而过早弃用解毒祛邪之品，应注意诊察有无余邪稽留，彻底清除隐患。一是察咽喉。咽喉为肺卫之门户，毒邪留恋心肺，可见咽喉隐痛、局部充血、扁桃体肥大等。咽部炎症存在，是本病反复发作或迁延不愈的病因所在。因非暴感时邪，咽痛不著，不少医家临证时往往因此忽视“咽喉诊”，徒用扶正之品，造成闭门留寇之弊。非祛邪不足以安正，在辨证拟方的基础上，加用黄芩、赤芍、牡丹皮、牛蒡子、桔梗等解毒活血利咽之品，肃清余邪。二是观舌苔。丁书文教授认为本病若见黄苔或白厚苔持续不退，皆提示余毒蕴蒸心肺，无论病处何期，均可配用清热解毒药，清除余毒，则正气可安。应用清热解毒之品，须谨记由于本病为本虚标实，故

祛邪勿要伤正，要根据患者的素体禀赋和临床表现，因人因证施治。体质壮实者，可重用清热解毒之品以祛邪；体质素虚或病情严重、正气亏损症状突出者，则扶正多于祛邪，不可妄用苦寒之剂，而犯“虚虚”之弊。

（2）益气养阴当贯穿始终：丁书文教授认为，病毒性心肌炎的发病虽与感受温热毒邪有关，但起决定性作用的是人体的正气。“温邪上受，首先犯肺，逆传心包”中“逆传”的关键就在于心肺气阴不足，并且温热毒邪致病，传变迅速，极易耗气伤阴，因此气阴两虚不仅是病毒性心肌炎发病的内因，还是病变的必然结果，存在于疾病发展过程中的各个环节，故益气养阴法当贯穿治疗的始终。本病早期在清热解毒的同时，及时应用补心气、益心阴药，以截断传变，可减轻心肌病理损伤，防止或减少后遗症，常在解毒祛邪的同时加用生黄芪、西洋参、生地黄、麦冬、玄参等药。生黄芪非徒扶正且有护心之用；西洋参、生地黄、麦冬、玄参等甘寒滋阴又兼清热，无滋腻恋邪之虞。本病中后期全身气血阴阳均可受损，加之病理产物郁热、痰浊、瘀血的产生，导致病机虚实夹杂，临床证候表现不一。但其病机特点总以气阴两虚为本，郁热、痰浊、瘀血为标，治疗以益气养阴为主，用黄芪生脉饮（生黄芪、西洋参、麦冬、五味子）为主方，随证酌加清热、豁痰、活血或温阳之品。丁书文教授认为复阴不易速效，根据“久病入肾”的观点，从滋补肾阴着手养护心阴，治心而不专于心，可获良效，常选用熟地黄、山茱萸、黄精、何首乌、杜仲等药。长期临床观察发现，本病反复发作的患者常有气虚易感倾向，每次外感都会进一步耗伤心肺之气，导致恶性循环。此“复感于邪”的表现，正是造成“内舍于心”的重要因素，故应积极防治，可用玉屏风散加味以固表防邪。丁书文教授认为“气阴两虚”与本病的“免疫失调”机制有密切关系。现代研究证实，益气养阴药能改善机体的免疫状态，增强抗病能力。总之，益气养阴体现在病毒性心肌炎的治疗预防及改善预后等各个方面，为本病辨治之根本大法。

（3）活血化瘀不容忽视：热毒之邪，既伤心体又伤心用，使心气不足，鼓动血行无力，血流不畅而形成瘀血。瘀血既成，阻塞脉络，进一步使气血滞涩不畅，加重病情，即所谓虚可致瘀，瘀亦可致虚。所以瘀血不仅是病毒性心肌炎病程中的病理产物，同时亦是致病、加重病情的重要因素，故活血化瘀是治疗中不容忽视的一环。丁书文教授使用活血化瘀药不拘泥于机体是否有瘀血征象。瘀血存在于本病发展过程的各个时期，中后期由于正气亏虚明显，瘀血征象也就相应突出，但早期瘀血征象不典型者，也有瘀血的存在。他结合西医学指出，本病早期，病毒直接侵害心肌使之发生炎症、变性或坏死，可以认为是机体局部瘀血的形成。现代研究证实，活血化瘀法有改善炎性病灶的血液循环，减少渗出，促进炎症吸收的作用。由于虚可致瘀，瘀亦可致虚，故丁书文教授主张治疗应重在治气，而祛瘀又利于气旺，两者相辅相成。故他常在益气、行气的基础上选用玫瑰花、红花、川芎、当归、丹参、葛根等药。瘀血征象明显或胸痛者，加用乳香、没药、土鳖虫、三七粉等理气活血止痛。通过多年临床观察，丁书文教授认为活血化瘀法对本病所致的心脏扩大有回缩功效，并有显著改善左心室功能的作用。

（4）安神定悸之品须随证选用：病毒性心肌炎恢复期患者常有心悸、心烦、失眠等心神不安的表现，且常以此作为就诊的主诉。临床观察还发现，上述心神不安的表现会因各种不良刺激而加重，甚至成为本病急性发作的重要诱因。据此，丁书文教授认为安神定悸法应为治疗病毒性心肌炎的重要辅助治疗措施。根据病机偏虚偏实的不同，分别选用酸枣仁、首乌藤、石菖蒲、远志等养心安神，莲子心、珍珠母、琥珀粉、龙骨、牡蛎等清心重镇安神。如此邪去神清，心神得养，心悸、心烦、失眠之证可除，有利于患者康复。现代研究证实，此类药物具有改善心脏自主神经功能和镇静安神的作用，故能解除心悸、失眠等不适症状。

（5）后遗诸症宜攻补兼施：病毒性心肌炎后遗症主要表现为遗留各种异常心电表现，如 ST–T 改变和各种心律失常，尤以期前收缩多见，或伴有全身症状。丁书文教授认为这是由于病程日久，心肾亏虚，脏气乖违，气血运行失常兼痰瘀阻涩脉道所致。其病机特点总属虚实夹杂，治宜攻补兼施。属气阴亏虚者以黄芪生脉饮、六味地黄丸为主，属气阳亏虚者以炙甘草汤、金匮肾气丸为主，皆随证配以清热、豁痰、逐瘀之品，又结合现代药理研究，酌加有抗心律失常作用的药物，如黄连、苦参、葛根、甘松、桑寄生等。顽固性心律失常者，在上述用药的基础上，加用息风通络之品，如地龙、僵蚕、全蝎等，可使部分患者获验。总之，气阴亏损、邪毒瘀血、心神失养是病毒性心肌炎的主要病机，益气养阴、解毒活血、宁心安神等治法的灵活应用是促使心肌功能恢复的关键。

2. 用药经验

（1）标本兼治，气血阴阳并调：病毒性心肌炎多因患者素体虚弱，复感外邪而发。正虚不固，邪气多易从上焦口咽或皮毛侵入机体，而后入于血脉，内舍于心。心脏受邪，心之系与五脏之系相连，输其气血，渗灌骨髓，心动则五脏六腑皆摇，遂波及五脏气血阴阳，常致气阴两伤、血行瘀滞、毒热蕴蓄、营卫失调等证。临床表现为心悸、胸闷、胸痛、气短乏力，常伴失眠、胃脘不适、畏寒、身痛、低热、汗出等症。丁书文教授多以益气养阴、行气活血、清热解毒、调和营卫为法，药物选用黄芪、麦冬、五味子等益气养阴，当归、白芍、延胡索、丹参、玫瑰花等行气活血，连翘、豨莶草、防风、羌活、桂枝、白芍等以清热解毒、调和营卫，达到标本兼治，气血阴阳并调的效果。

（2）知常达变，重用黄芪为主药：丁书文教授在治疗病毒性心肌炎时，黄芪用量每至 60g。黄芪味甘、性温，质轻达表，功专实卫，且具补肺健脾、祛风运毒之用，故可借黄芪益气升阳固表、扶助正气以御邪；黄芪又主痈疽、疮毒、毒热蕴蓄筋骨血脉。而丁书文教授认为病毒性心肌炎患者感受之毒邪不仅蕴于血脉，且内舍于心，在此仍可借黄芪托毒外出以祛邪，不可将其托毒之功囿于外伤疮毒的应用。黄芪益元气而补三焦，黄芪与人参、甘草三味为除燥热肌热之圣药，针对气虚发热，用黄芪甘温以除热。丁书文教授再三强调，一味黄芪而功效甚多，方中黄芪为主药，其功不可小觑。

（3）精研巧思，妙用祛风药物：因病毒性心肌炎患者多感风、寒、湿邪而发，表现为恶寒、发热、头身痛、胃脘不适、腹泻等症，又治病当随其所得而攻之，故丁书文教授在重视调护正气的同时兼用祛风药，如用防风、独活、羌活、苍术等祛除体内余邪。祛风药有祛风散寒、通络除湿等功效。独活善行血分，为祛风行湿散寒之药；防风能通治一切风邪，乃风药之润剂；苍术祛风、燥湿、健脾，气味雄厚，能彻上彻下。吴鞠通云“治上焦如羽，非轻不举”，此言轻举之法，无非是使上焦之邪有出路之意。丁书文教授用祛风药针对治疗病毒性心肌炎标实之证，意在借风药辛散走窜之性，使邪除有路可循。

（4）缜思密察，配伍精当灵活：丁书文教授临证此病，妙于遣方用药，配伍极为精当。如黄芪配防风，东垣诠释二药配伍乃相畏相使，丁书文教授拈此二药意在黄芪扶正，防风攻邪，虚实相得，正对本病虚实夹杂之证。黄芪得防风，无恋邪之弊；防风得黄芪，可不致发散太过，补中寓散，散中寓固，故疏表能固卫，实表能散邪。黄芪配当归，黄芪主气主补，当归主血主行，二者一守一走，相反相成，达到补气生血、气充血行的治疗目的。桂枝配白芍，损其心，调其营卫。病毒性心肌炎患者多有畏寒、多汗、头身痛等营卫不和的表现，故拟桂芍相合，相须为用。桂枝色赤通心，外散风寒，内通心阳，芍药益阴敛营，二者相伍，共奏调和营卫、平调阴阳之功。五味子配连翘，五味子酸温敛涩，宁心安神，以适病毒性心肌炎患者心神不宁、心液难敛之症；连翘苦寒清散，善清上焦之邪热结毒，正合本病上焦邪热蕴结。二者酸敛苦泄、寒温并施、宁心敛汗、清散热结。丁书文教授言中医之妙在于辨证准确，用药得当，切不可见症状而堆砌药物。若要“辨疑不惑，治难不乱”，关键在于加强中医基础理论知识的熟练程度、临床实践的灵活应用，不断探索总结辨证论治的方法与技巧，如此方可切中肯綮，得心应手，发挥中医药的特色与优势。

（三）病案

患者，女，22岁，2000年4月18日初诊。

2周前患者因感受风寒出现发热、头身痛、鼻塞流涕等症，服感冒冲剂、复方大青叶合剂，1周后感冒症状基本消失。3天前因劳累后感心慌、胸闷，偶发心前区刺痛，气短，乏力，自汗，畏寒，口干不欲饮，纳眠欠佳，二便尚调。T 37.5℃，P 108次/分，BP 110/70mmHg。双肺呼吸音清，未闻及干湿性啰音，心音强度可，律欠规整，各瓣膜听诊区未闻及病理性杂音。舌红，苔白，脉沉细。辅助检查：肌酸激酶同工酶（CK-MB）升高，乳酸脱氢酶（LDH）升高；红细胞沉降率30mm/h；心电图示V_3～V_6 T波低平。

中医诊断：心悸（气阴两虚，心阳亏虚）。

治法：益气养阴，清热解毒，温补心阳。

方药：黄芪60g，麦冬30g，五味子12g，附子、肉桂各6g，当归、川芎各12g，连翘、豨莶草、防风、羌活、桂枝、白芍各6g。水煎服，日1剂。

服药12剂，患者心悸、胸闷、胸痛明显减轻，乏力、自汗、畏寒等症状消失，仍纳眠欠佳。

调整方药，去温阳之肉桂、附子，改黄芪 45g，加干姜、厚朴、砂仁各 6g 以温中理气，炒酸枣仁、首乌藤各 6g 以养心安神。服药 2 个月后患者症状基本消失，嘱其避风寒，适起居。后随访，未见复发。

【按语】患者心慌、胸闷，偶发心前区刺痛，气短、乏力、自汗、畏寒、口干不欲饮，予益气养阴、清热解毒、温补心阳之品。药用黄芪、麦冬、五味子益气养阴，附子、肉桂温阳，当归、川芎行气活血，连翘、豨莶草、防风、羌活、桂枝、白芍清热解毒、调和营卫，以达标本兼治、气血阴阳并调之效。随着患者病情的变化，去温阳之品，加干姜、厚朴、砂仁以温中理气，炒酸枣仁、首乌藤以养心安神。

二、李锡光教授治疗病毒性心肌炎的临床经验

（一）医家简介

李锡光，男，主任医师，教授，硕士研究生导师，心血管呼吸内科学术带头人，享受国务院政府特殊津贴，第三批全国老中医药专家学术经验继承工作指导老师，国家中药品种保护审评委员会委员。李锡光从医多年，学验俱丰，擅长用中医、中西医结合方法治疗心血管疾病。

（二）临床经验

1. 病因病机认识

李锡光教授认为：温邪、热毒合而为患，侵犯心脉，为病毒性心肌炎发生的主因，气阴两虚是其主要的发病基础，血脉瘀阻是该病重要的病理变化。温邪、热毒合而为患，侵犯心脉，耗损心之气阴，气阴两伤，心脏鼓动无力，血行不畅，则心脉瘀阻。心之气阴亏虚，功能衰减，心失所养，故心悸怔忡、胸闷气短、神疲乏力；神失所养则失眠多梦而寐不佳；心气虚，无力行血，血滞心脉则胸部憋闷而痛；心之阴虚，虚火内扰，可见五心烦热，甚则潮热盗汗，舌红少苔，脉细数或促、结、代，均乃心之气阴两虚之候。故而温邪、热毒为主因，气阴两虚为主要发病基础，血脉瘀阻为其重要病理变化，病性属本虚标实。诚如《长沙方歌括》所云："第以病入，正气大亏，无阳以宣其气，更无阴以养其心，此脉结代、心动悸所由来也。"

2. 经验方药介绍

针对病机，李锡光教授提出：治疗病毒性心肌炎当以益气养阴、活血化瘀、宁心清热为法。其自拟方"养心通脉饮"，由黄芪、党参、麦冬、五味子、白术、防风、炙甘草、当归、川芎、丹参、玉竹、酸枣仁、金银花、连翘、黄芩组成。其中黄芪补气升阳，益气固表，为补气要药，是此方之君药；白术健脾益气，助黄芪以加强益气固表之功；

防风走表祛风并御风邪。三药相合即为玉屏风散，可益气固表，气旺表实，则邪不易侵。党参、麦冬、五味子组成生脉散，益气养阴生脉，与白术互伴为臣。炙甘草养心和中，复脉；当归主血；川芎乃血中之气药，能活血行气，温通血脉；丹参一味，“功同四物”，调心血，活血祛瘀，入心肝两经以除烦安神；玉竹甘平养阴；酸枣仁养心安神；金银花、连翘、黄芩清热解毒，抗病毒。以上 9 味同为佐使。现代药理研究证实，黄芪具有增强机体非特异性免疫功能的作用；生脉散有改善心肌代谢、增强心肌收缩力、促进血液循环、改善心功能、抗心律失常等作用。由此足见全方组方之严谨、用药之精巧，针对病因病机，用之于临床，每获良效。

（三）病案

病案一：

患者，男，27 岁。

患者因胸闷心悸、全身乏力，动则尤甚，自汗、夜寐欠佳 1 周余，于 2002 年 10 月 21 日初诊。患者 2 周前曾有上呼吸道感染病史。查体：T 36.8℃，P 102 次 / 分，BP 120/80mmHg，R 20 次 / 分。精神尚可，听诊两肺呼吸音粗，未闻及干湿性啰音，心界不大，HR 102 次 / 分，心音稍低钝，可闻及期前收缩 6 次 / 分，各瓣膜听诊区未闻及病理性杂音。舌质淡，舌尖红，苔薄少津，脉促。辅助检查：十二导联 ECG 示频发室性期前收缩，T 波 V_4 ～ V_6 低平；AST 26U/L，肌酸激酶（CK）235U/L，LDH 329U/L。

中医诊断：心悸（气阴两虚夹瘀）。

方药：黄芪 20g，白术 10g，防风 10g，党参 20g，麦冬 10g，五味子 10g，炙甘草 10g，当归 10g，川芎 10g，丹参 15g，玉竹 10g，金银花 10g，连翘 10g，黄芩 10g，酸枣仁 20g。每日 1 剂，水煎分 2 次服。

服药 6 剂后二诊：诉胸闷、全身乏力、自汗症除，但仍心悸，尤以工作稍累时为甚，夜寐好转。上方加牡丹皮 15g。

服药 6 剂后三诊：症状悉除。复查 ECG 示窦性心律，未见异常心电图；心肌酶均正常。嘱患者继遵原方再服半个月，注意避风寒，适当加强身体锻炼。后随访，未见复发。

病案二：

患者，女，37 岁，2002 年 12 月 16 日初诊。

原诊断为病毒性心肌炎已半年余。服用西药普罗帕酮、倍他乐克及中成药通心络胶囊治疗，效不佳，遂转求中医。刻诊：胸口憋闷不舒，心悸，乏力，气短，怕冷，五心烦热，夜寐欠佳。查体：心律不齐，HR 105 次 / 分，可闻及期前收缩 10 ～ 11 次 / 分。舌质暗，舌尖红，苔薄白，脉促。辅助检查：十二导联 ECG 示频发室性期前收缩，部分呈二联律，ST–T 改变；AST 52U/L，CK 343U/L，LDH 239U/L。

中医诊断：心悸（气阴两虚夹瘀）。

嘱全部停用西药及中成药，予养心通脉饮（病案一之一诊方）去黄芩，君药黄芪用至30g，丹参改为20g，加地龙6g。10剂，水煎服，每日1剂。

2002年12月27日二诊：诉仍有心悸气短，上楼及工作强度加大时尤甚，但发作程度较初诊时明显减轻。已无胸口憋闷感，无五心烦热，夜寐质量大大改善。HR 92次/分，期前收缩4次/分。效不更方，10剂。

2003年1月8日三诊：诉各方面症状继续减轻，HR 71次/分，无期前收缩。复查ECG及心肌酶谱均已恢复至正常范围。

继遵原方10剂以巩固疗效，嘱患者适当注意休息，慎起居，避免感冒。随访经年，病情稳定，未见复发。

【按语】两患者均见胸闷心悸，乏力，动则尤甚，气短，夜寐欠佳，予益气养阴，活血化瘀，宁心清热。药用黄芪、白术、防风益气固表；党参、麦冬、五味子益气养阴生脉；炙甘草养心和中，复脉；当归、川芎活血行气，温通血脉；丹参调心血，活血祛瘀；玉竹甘平养阴；酸枣仁养心安神；金银花、连翘、黄芩清热解毒，抗病毒。诸药共奏益气养阴、活血化瘀、宁心清热之功，故收效良好。

三、邵念方教授治疗病毒性心肌炎的临床经验

（一）医家简介

邵念方，教授，主任医师，博士研究生导师，享受国务院政府特殊津贴，从事临床工作40余年，对内科常见病、多发病及疑难危重病见解独到，具有高深的专业理论和技术水平。其曾多次获得山东省科学技术协会自然科学奖等，拥有两项专利，其中一项获得1997年美国爱因斯坦国际发明博览会金奖。其编著著作7部，发表论文40余篇。

（二）临床经验

1. 病因病机认识

（1）正气不足，心之气阴两伤为发病之本：邵念方教授认为本病的病位在心，为本虚标实证。心神失养，正气不足，邪毒侵心是病机关键。《黄帝内经》云："邪之所凑，其气必虚。"素体正气不足，复感邪毒，使气血阴阳两虚，痹阻心脉而发为本病。其中，气阴两虚是本病发生的内在原因，心气虚则鼓动无力，血运不畅；心阴虚则心脉失养，心神不宁；心之气阴两伤则出现胸闷、胸痛、心悸、手足心热、盗汗、脉结代等症状。若病情迁延不愈，阴损及阳，可导致阴阳两虚，危及患者生命。

（2）外感温热邪毒，侵及肺卫为发病之标：邵念方教授认为病毒性心肌炎之标实主要为外感邪毒，而温热邪毒是诱发本病的外在因素。初起多表现为发热、头痛、咳嗽、流涕、咽部肿痛等肺系症状。肺主一身之气，百脉朝会于肺。邵念方教授认为卫表不固，

温热毒邪乘虚由口鼻而入，首先犯肺，可致肺气耗伤，肺经郁热，浸淫及心，耗伤心气，致心悸、胸闷、心前区疼痛、气急、脉促或结代等症，正所谓“温邪上受，首先犯肺，逆传心包”。时邪温毒或从肌表外袭，或从口鼻上受，导致肺卫不和，而见发热、咳嗽；邪毒可由肺卫入血脉，耗其气血，可致心脉瘀阻，发为本病。

2. 经验方药介绍

（1）急性期当清热解毒、养心安神：初期患者如果未及时治疗，风寒入里化热，热毒乘虚内蕴，可见体温升高，汗出，咽红肿痛，头痛，肌肉酸痛或皮疹；若邪郁不解，侵及心脉，则见心悸、气短、胸闷、心前区疼痛、舌暗红、苔黄少、脉数等症状。邵念方教授认为热毒侵心，耗气伤阴，是急性期的关键，强调解毒祛邪要彻底，应注意观察有无余邪稽留，彻底清除隐患，故治疗以清热解毒、养心安神为主。方用感冒2号方，药用金银花30g，连翘20g，鱼腥草20g，板蓝根15g，大青叶15g，生地黄20g，玄参20g，麦冬20g，生石膏20g，知母15g，炒杏仁10g，牛蒡子10g，生甘草6g。制为粗末，日1剂，开水冲服。儿童药量酌减。喘咳明显者，加炙麻黄、川贝母；气阴两虚者，加沙参、玉竹、五味子；心悸不安者，加苦参、山豆根、甘松。此期如果不及时治疗，极少数患者可因弥漫性炎症诱发急性心力衰竭而死亡。

（2）恢复期当益气养阴、安神定悸：发病在6个月以上、1年以内者为恢复期。症见心烦，气短，头晕，少寐多梦，手足心热，自汗盗汗，午后或夜间加剧，舌质红，苔薄黄，脉细而结代。急性期高热或反复高热后，“壮火食气，更耗气阴”，邵念方教授认为此期主要病机为阴虚内热，心神失守，治以补益心气、滋养心阴、安神定悸，拟用心肌炎2号方，药用生地黄30g，麦冬30g，知母20g，柏子仁20g，西洋参15g，川黄连15g，鱼腥草30g，丹参25g，黄连10g，茯苓15g，甘松12g，琥珀粉1g（冲服），生甘草6g。水煎服，日1剂。儿童药量酌减。有瘀血征象者，加用乳香、没药、三七粉；心烦少寐明显者，加炒酸枣仁、焦栀子；自汗、盗汗明显者，加黄柏、五味子、肉桂。恢复期用药不宜过苦过寒，以免耗气伤阴，且清解邪毒之品服用时间不宜过长。

（3）慢性期当益气养阴、交通心肾：发病在1年以上者为后遗症期。病程日久，迁延不愈而致阴液亏耗，不能荣养心血，阳气虚损，不能宣通脉气，此为阴阳两虚。此期患者以心悸、气短、胸闷、畏寒、舌淡胖为主症，或兼有腰膝酸软、倦怠乏力、失眠多梦、舌质红、苔薄黄等症状。邵念方教授认为心肌炎后遗症期阴阳气血均亏，但以气阴两虚、心肾失交为主，拟用心肌炎3号方，药用生黄芪30g，麦冬30g，人参10g，生地黄20g，玉竹20g，茯苓20g，枸杞子20g，柏子仁20g，川黄连15g，丹参24g，当归12g，甘松10g，砂仁6g，肉桂3g，炙甘草6g。水煎服，日1剂。儿童药量酌减。脾肾阳虚者，加补骨脂、脱力草、巴戟天；气虚血瘀者，加红花、川芎；心悸日久不愈者，加生龙骨、紫贝齿、苦参。

（4）辨治特色：①重视培补根本。邵念方教授认为病毒性心肌炎病机关键在于正气不足，素体虚弱，温热邪毒乘虚侵心，进一步耗气伤阴，累及五脏。邵念方教授从整体观念出发，治心而不专于心，调整脏腑以利于心。五脏之中，心肾同属少阴，关系最为密切。中医学认为，肾为先天之本、五脏之本、阴阳之根，有主宰生命的作用。“心本乎肾，上不安者由乎下。”心阴赖肾精之充盈，心阳靠肾阳之温煦。心肾相交、水火既济才能维持正常生理功能，心肾不交可致诸症丛生，故补益脾肾是治疗病毒性心肌炎后遗症期的重点，心肾同治是提高疗效的关键。增强人体对病邪的防御能力，可从根本上防止邪毒留恋，杜绝病毒性心肌炎的发生与反复。临床上常用生黄芪、党参、生白术、补骨脂、巴戟天、肉桂、淫羊藿、黄精、制何首乌等脾肾双补之品。②活血化瘀贯穿始终。邵念方教授认为热毒之邪既伤心用，又伤心体。伤心用则心气不足，血行鼓动无力，血流不畅而形成瘀血；伤心体则心阴亏耗，阴虚生热，灼伤阴液，易形成瘀血，瘀血既成，阻塞脉络，使气血滞涩不畅，加重病情，即所谓虚可致瘀，瘀亦可致虚。瘀血不仅是病毒性心肌炎病程中的病理产物，还是重要的致病因素，故活血化瘀是治疗中不容忽视的重要环节。因此，邵念方教授主张在益气的基础上活血化瘀，常选用红花、川芎、当归、丹参、乳香、没药、土鳖虫、三七粉等理气活血止痛药。其通过多年大量的临床观察认为，活血化瘀药物具有显著改善左心室功能的作用。③益气养阴，至关重要。邵念方教授认为，对病毒性心肌炎的发病起决定性作用的是人体的正气，正所谓“正气存内，邪不可干”“邪之所凑，其气必虚”。对于本病来说，“虚”主要是指心肺气阴两虚。扶正治疗当以益气养阴为主，正合“留得一分津液，便有一分生机”之古训，更须详察其症，分别施治。“温邪上受，首先犯肺，逆传心包”，病机中“逆传”的关键原因是心肺气阴不足。邵念方教授指出，温热毒邪致病，传变迅速，极易耗气伤阴，因而强调“壮火食气更耗阴”，可见气阴两虚是导致病毒性心肌炎发病的主要原因和病变的必然结果，存在于疾病发展过程中的各个环节，故益气养阴当贯穿于治疗的始终。即使在本病早期，邪气较盛，重在祛邪，临证以清热解毒为主，仍可辅以益气养阴之品，以截断传变，减轻心肌损伤，防止或减少后遗症。如在心肌炎初期，体温 39.5℃以上，用大剂量清热解毒剂 5 天仍高热不退者，此时当加人参于大剂量清热解毒药之中以反佐。

邵念方教授运用中医药治疗病毒性心肌炎，采取辨病与辨证相结合的治疗措施，使得大多数病毒性心肌炎患者经过及时治疗后痊愈，无任何后遗症。

（三）病案

病案一：

房某，女，38 岁，1994 年 2 月 20 日初诊。

患者患病毒性心肌炎 1 年，后遗房性期前收缩，平素体弱易感冒，劳累、感冒后症状加重。刻下症：胸闷，心悸，气短，动则加重，倦怠乏力，面色少华，舌质淡胖，苔白，脉弦细结代。心电图：QRS 低电压，偶发房性期前收缩。

西医诊断：病毒性心肌炎后遗症。

中医诊断：心悸（心气不足）。

方药：黄芪24g，党参15g，陈皮10g，黄连6g，生龙骨15g，生牡蛎15g，生地黄15g，山药12g，山茱萸6g，茯苓12g，泽泻22g，甘松10g，葛根24g，丹参20g，炙甘草3g。水煎服，日1剂。以此方为主，随证略施增损，先后共服药72剂，诸症消失，心电图恢复正常，随访半年未见复发。

【按语】上述患者症见心悸气短，动则加重，倦怠乏力，面色少华，舌质淡胖，脉弦细结代。药用生地黄滋补肾阴；山茱萸、山药滋补脾肾，辅助滋补肾中之阴；黄芪、党参、甘草健脾益气，使气复阳回；泽泻、茯苓利水渗湿；甘松健脾养心；陈皮理气健脾，调中快膈，意在补中寓泻，补而不腻；佐少量黄连以制诸药温燥滋腻之性，并抗心律失常。

病案二：

华某，男，23岁，学生，1994年5月9日初诊。

主诉：心悸、胸闷3个月，加剧1周。

患者3个月前因感冒发热后出现心悸、胸闷，常规心电图示频发室性期前收缩，ECG示频发多源性室性期前收缩、早期复极综合征。西医诊断为病毒性心肌炎，住院治疗60天，症状有所改善，出院时心电图仍示频发室性期前收缩。近1周来患者自觉心悸、胸闷加重，伴低热，午后尤甚，手足心热，心烦，咽痛，舌质偏红，脉数结代，心电图示频发室性期前收缩。

西医诊断：病毒性心肌炎。

中医诊断：心悸（心肾阴虚，虚火扰心）。

治法：滋阴益肾，清心利咽。

方药：生地黄30g，山药15g，山茱萸10g，牡丹皮12g，茯苓18g，泽泻24g，桂枝12g，黄连10g，黄芩15g，赤芍10g，太子参24g，麦冬30g，炙甘草8g。水煎服，日1剂。

用药10天，低热退，咽喉肿痛亦安，余症亦减。

原方去桂枝、黄芩、赤芍，又服药60天，诸症消失，心电图基本正常，随访半年未见复发。

【按语】上述患者症见心悸，胸闷，手足心热，或有低热，脉数结代。药用生地黄滋补肾阴；山茱萸、山药滋补脾肾，辅助滋补肾中之阴；泽泻、牡丹皮、茯苓降肾浊、泻肝火、渗脾湿，使补中有泻，防止滋补之品产生滞腻之弊；黄连苦寒入心，能泻心火，制阳亢，驱心之阳下降于肾而不独盛于上。

四、田芬兰教授治疗病毒性心肌炎的临床经验

（一）医家简介

田芬兰，女，主任医师，教授，博士研究生导师，曾兼任中华中医药学会心血管病分会副主任委员、天津市中医药学会常务理事。她临床经验丰富，以中医心病治疗为主攻方向，确立了中医治疗心病“五脏相关，脾胃轴从”“宣痹通脉，活血化瘀”等学术思想和治疗法则。她先后主持市级、部级课题多项，并获科技进步奖；发表论文30余篇，曾主持编写《中医临床内科学》；先后研制冠心1～3号、强心灵冲剂等10多种系列方药，应用于临床，疗效显著。

（二）临床经验

1. 急性期重祛邪解毒

田芬兰教授认为，病毒性心肌炎急性期应属于中医学温热病范畴。病因为外感六淫之邪，乘虚侵袭人体。病位在心或肺、脾、肾。病之初起，多见温热病邪外侵，袭肺损心，由卫气入营，以肺卫热盛，内扰心营为主要病机。临床上以发热、咽痛、口干、咳嗽痰黄、心悸、胸闷憋气、五心烦热或少寐、便干、尿赤、舌红、苔黄、脉细数或弦数等症状多见。治疗宜重用清热、凉营、解毒之品，及时祛邪解毒，遏制热毒对心脏的损害，控制炎症扩散。同时，温热病邪最易灼津伤阴，故尚宜兼护心脏阴津之耗损。方用银翘散合玉女煎化裁，常用金银花、连翘、板蓝根、苦参、芦根、知母、沙参、生地黄、麦冬、桔梗、杏仁、玄参、莲子心、丹参等药物。反复感冒者，宜加蒲公英、鱼腥草、败酱草、大青叶；痰热较盛，酌加竹茹、川贝母、黄连、茵陈；心营热盛，宜加牡丹皮、赤芍；气阴两伤，可加生脉散；胸闷疼痛，酌加枳壳、郁金、瓜蒌皮、延胡索、三七粉；心悸甚者，酌加炒酸枣仁、柏子仁、珍珠母、生龙骨、生牡蛎。此外，尚有部分患者，病邪非由肺传心，而以脾胃湿热症状显著。由脾胃传心者，临床上可见心悸、胸闷、恶心、呕吐、纳呆、胃脘胀满、便干、尿少、苔黄腻、脉滑数或濡数等症状。治疗宜清化湿热、凉营解毒。方用黄连温胆汤合菖蒲郁金汤化裁，药用黄连、瓜蒌、陈皮、竹茹、枳实、石菖蒲、郁金、川贝母、半夏、茯苓、丹参、赤芍、牡丹皮、大腹皮、茵陈、黄芩等。也有起病即以心肾阳衰为突出者，治疗宜温补心肾阳气为主，必要时采用西医学手段抢救患者。

2. 恢复期主养阴益气

田芬兰教授认为，病毒性心肌炎恢复期多表现为心之气阴不足，兼有瘀血阻滞。心之气阴不足成为加重心肌病变的主要原因，临床表现为心悸、怔忡、气短、乏力、胸闷不适、胸前区疼痛或刺痛、心烦、少寐、口干、手足心热或低热、舌红少苔或薄黄、脉

细数或结代等。治疗宜养阴益气、安神活血。方用补心丹加减，药用太子参、五味子、沙参、麦冬、丹参、当归、枸杞子、何首乌、炙甘草、茯苓、远志、桔梗、生地黄、炒酸枣仁、柏子仁、生龙骨、生牡蛎、桃仁、红花等。若低热不退，酌加白薇、茵陈、青蒿；痰湿，加瓜蒌、石菖蒲、枳实；痰热，加竹茹、川贝母、天竺黄；反复感冒、咽痛隐隐，加金银花、连翘、玄参、生甘草；胸痛明显，加三七粉、延胡索、郁金；气虚较甚，加黄芪、白术、山药、莲子肉；阴虚火旺，酌加龟甲、知母、黄柏；兼有他脏阴伤者，宜兼补他脏阴津。总之，此期治疗是促使病变痊愈的关键一步。治疗充分、得当，可使心肌的炎症性病变得到控制，损害的心肌得到修复，病变痊愈；若治疗失当，则会使心肌病变进一步发展，导致严重的并发症而危及生命。

3. 慢性期要顾护阳气

田芬兰教授认为，病毒性心肌炎在恢复期如果治疗不当，会演变成慢性心肌炎或心肌病。此时往往伴有严重的心律失常、心包炎、心力衰竭，甚至发生心源性休克或猝死。其病机由气阴两虚发展为阴阳两虚，或阳气暴脱。治疗要时时顾护心肾阳气，以防”发生“厥”“脱。若阴阳两虚，以心律失常为突出者，方用炙甘草汤加减，药用炙甘草、桂枝、麦冬、五味子、生地黄、浮小麦、生龙骨、生牡蛎、炒酸枣仁、枸杞子、珍珠母、苦参、丹参等；心肾阳虚，水气上凌心肺者，方用真武汤合葶苈大枣汤化裁，药用附片、干姜、葶苈子、桑白皮、茯苓、泽泻、桂枝、防己、枳壳、白术、益母草、杭白芍、泽兰、生姜等；若心肾阳脱，急用参附龙牡汤回阳救逆，药用人参、附片、龙骨、牡蛎、山茱萸等。

4. 施治中应重视护理

田芬兰教授认为，护理工作对于病毒性心肌炎患者来说很重要。护理正确，可加快病情趋向痊愈，减少并发症的发生；如果护理不当，可延误或加重病情，甚至危及生命。护理工作要注意以下几个方面。

（1）积极休息：在急性期，患者要卧床休息。活动和疲劳能引起已存在病变的心肌进一步损伤，使疾病加重，甚至导致患者突然死亡。在恢复期，患者也应该避免剧烈活动，要劳逸结合。

（2）寒温适宜，积极预防感冒：本病与外邪侵袭有直接关系，常因反复感冒而加重心肌损害的程度。即使在恢复期，反复感冒伤津亦为加重心肌病变的主要原因。

（3）饮食清淡，禁忌烟酒：烟酒及辛辣之味易助火伤阳，油腻厚味之品易留湿生痰，对于湿热困阻脾胃的患者，尤宜忌之。

（4）调畅情志，避免精神刺激：精神刺激会增加患者对病毒的易感性，加重心肌的损害。

总之，加强护理，消除各种刺激因素，扶助人体正气，有利于病情痊愈。

（三）病案

王某，男，26 岁，工人。1990 年 10 月 10 日就诊。

患者 2 个月前因感冒而出现胸闷、心悸等症状，曾在天津市某医院诊断为病毒性心肌炎，住院治疗 1 个月。出院后胸闷、心悸时作，曾服用肌苷片、三磷酸腺苷二钠片、维生素 C 等药。此次因感冒再次出现上述症状，服感冒药及上述药物无效。刻下症：发热，咳嗽，痰黄黏，胸闷，心悸，左胸刺痛，心烦，咽干而痛，乏力，舌质暗红，苔黄，脉细数。查体：体温 37.5℃，咽腔充血，扁桃体Ⅰ度肥大，双肺呼吸音粗，叩及心脏向左轻度扩大，心率 92 次 / 分，律齐，二尖瓣听诊区第一心音减弱，可闻及收缩期吹风样杂音（Ⅰ级）。心电图显示窦性心律，一度房室传导阻滞，Ⅱ、aVL 导联 T 波低平，V_3 导联 ST 段下移,T 波双向。超声心动图显示左心房及左心室内径轻度增大，提示心肌炎。患者无烟酒嗜好。

西医诊断：病毒性心肌炎。

中医辨证：邪侵肺卫、热灼心营，兼有阴伤血瘀。

治法：以清热凉营解毒为主，兼养阴化瘀。

方药：板蓝根 20g，金银花 25g，鱼腥草 20g，连翘 15g，芦根 30g，赤芍 15g，麦冬 20g，丹参 20g，知母 20g，莲子心 15g，沙参 20g，三七粉 1.5g。水煎服，日 1 剂。嘱其卧床休息，预防感冒，饮食清淡，避免精神刺激。

服 6 剂后，热退，咳嗽、咽痛减轻，原方加玄参 15g；连服 24 剂后，诸症明显减轻，偶有心悸，胸部有发紧感，少寐，舌红，苔薄，脉细。心电图：窦性心律，Ⅰ度房室传导阻滞。超声心动图显示心脏大小正常。

之后处方以养阴益气为主，兼安神、解毒、活血。

方药：太子参 15g，五味子 12g，沙参 20g，麦冬 15g，炙甘草 15g，茯苓 20g，桔梗 12g，炒酸枣仁 20g，鱼腥草 20g，桃仁 12g，丹参 15g，玄参 15g，生龙骨 20g，生牡蛎 20g。连服 36 剂而收功。后随访，患者自诉服中药后再没有出现不适，已上班工作。

【按语】感冒是引起和加重病毒性心肌炎的重要原因。该患者因再次感冒使病情复发，加重心肌损害，故起病即见邪侵肺卫、热灼心营诸症，虽服药而不减。治疗宜重用清热凉营解毒之品，以遏制热毒对心脏的损害，同时兼顾心之阴伤和血瘀。待病情控制后，遂以养阴益气为主而收功。

五、曹玉山教授治疗病毒性心肌炎的临床经验

（一）医家简介

曹玉山，男，教授，主任医师，博士研究生导师，甘肃省名中医，第三、四批全国

老中医药专家学术经验继承工作指导老师，第二、四批甘肃省老中医药专家学术经验继承工作指导老师。他从事中西医结合心内科临床、教学、科研工作50余年，积累了丰富的临床经验，尤擅长于心内科疾病的诊治，对各种心脏疾病有独特的治疗经验。

（二）临床经验

1. 病因病机认识

病毒感染是病毒性心肌炎发病的直接原因。病毒性心肌炎与中医学“温病”“心悸”“怔忡”“胸痹”“喘证”“水肿”等内容相关。“脉痹不已，复感于邪，内舍于心”“温邪上受，首先犯肺，逆传心包”，说明其病因有明确的外邪入侵及体内正气虚弱两方面因素。曹玉山教授认为：小儿病毒性心肌炎，外感风热邪毒多从鼻咽而入，先犯肺卫；外感湿热邪毒多从口鼻而入，蕴郁于肠胃，继而邪毒由表入里，留而不去，内舍于心，导致心脉痹阻，心血运行不畅，或热毒之邪灼伤营阴，可致心之气阴亏虚。心气不足，血行无力，血流不畅，可致气滞血瘀；心阴耗伤，心脉失养，阴不制阳，可致心悸不宁；心阳受损，阳失振奋，气化失职，可致怔忡不安；病情迁延，伤及脾肺，脾虚水津不布，肺虚失于清肃，致痰浊内生，痰瘀互结，阻滞脉络。若原有素体阳气虚弱，病初即可出现心肾阳虚甚至心阳欲脱之危证。久病迁延不愈者，常因医治不当（如汗下太过），或疾病、药物损阴伤阳，气阴亏虚，心脉失养，出现以心悸为主的虚证，或者兼有瘀阻脉络的虚实夹杂证。

曹玉山教授认为：小儿乃稚阴稚阳之体，既病亦实亦虚，且传变迅速。故辨证时首先应辨明虚实，凡病程短暂，见胸闷胸痛、气短多痰，或恶心呕吐、腹痛腹泻、舌红、苔黄，属实证；病程长达数月，见心悸气短、神疲乏力、面白多汗、舌淡或偏红、舌光少苔，属虚证。一般急性期以实证为主，恢复期、慢性期以虚证为主，后遗症期常虚实夹杂。其次应辨别轻重，神志清楚、神态自如、面色红润、脉实有力者，病情轻；若面色苍白、气急喘息、四肢厥冷、口唇青紫、烦躁不安、脉微欲绝或频繁结代者，病情危重。

2. 经验方药介绍

（1）治疗法则：根据辨证，曹玉山教授认为治疗时当以扶正祛邪、清热解毒、活血化瘀、温振心阳、养心固本为主要法则。病初邪毒犯心者，治以清热解毒，养心活血；湿热侵心者，治以清化湿热，解毒祛邪；气阴亏虚者，治以益气养阴，宁心安神；心阳虚弱者，治以温阳活血，养心通络；痰瘀阻络者，治以豁痰活血，化瘀通络。

（2）分型与遣方用药

①风热犯心：治宜银翘散加减。药用金银花、薄荷、淡豆豉清热透表；板蓝根、贯众、虎杖、玄参清热解毒，凉血活血；太子参、麦冬益气养阴。邪毒炽盛者，加黄芩、生石膏、栀子清热泻火；胸闷胸痛者，加丹参、红花、郁金活血散瘀；心悸、脉结代者，加五味子、柏子仁养心安神；腹痛泄泻者，加木香、白扁豆、车前子行气化湿止泻。

②湿热侵心：治宜葛根黄芩黄连汤加减。药用葛根清热解表；黄连、板蓝根清热解毒化湿；苦参、黄芩清化湿热；陈皮、石菖蒲、茯苓、郁金行气化湿安神。胸闷气憋者，加瓜蒌、薤白理气宽胸；肢体酸痛者，加独活、羌活、木瓜祛湿通络；心悸、脉结代者，加丹参、珍珠母、龙骨宁心安神。

③气阴亏虚：治宜炙甘草汤合生脉散加减。药用炙甘草、党参益气养心；桂枝温阳通脉；生地黄、阿胶滋阴养血以充血脉；麦冬、五味子养阴敛阴；酸枣仁宁心安神；丹参活血化瘀。心律不齐者，加磁石、鹿衔草镇心安神；便秘常可诱发加重心律不齐，故大便偏干者，应重用火麻仁，加瓜蒌仁、柏子仁、桑椹等养血润肠。

④心阳虚弱：治宜桂枝甘草龙骨牡蛎汤加减。药用桂枝、甘草辛甘助阳；党参（或人参）、黄芪补益元气；龙骨、牡蛎重镇安神，敛汗固脱。形寒肢冷者，加熟附子、干姜温阳散寒；肢体浮肿者，加茯苓、防己利水消肿；头晕失眠者，加酸枣仁、五味子养心安神；阳气暴脱者，加人参、熟附子、干姜、麦冬、五味子回阳救逆，益气敛阴。

⑤痰瘀阻络：治宜瓜蒌薤白半夏汤合失笑散加减。药用全瓜蒌、薤白、半夏、姜竹茹豁痰宽胸；蒲黄、五灵脂、红花、郁金活血化瘀，行气止痛。心前区痛甚者，加丹参、降香理气散瘀止痛；咳嗽痰多者，加白前、款冬花化痰止咳；夜寐不宁者，加远志、酸枣仁宁心安神。

曹玉山教授对本病晚期出现心力衰竭的患儿，特别强调温阳通脉、固护阳气，取“离照当空，阴霾自散”之意。在针对病因治疗的基础上，结合益气温阳、化痰祛瘀利水，临证应用复方苓桂术甘汤加减。本方在苓桂术甘汤中加入葶苈子、玉竹、泽泻、泽兰、胡芦巴、车前子，以加强温阳活血利水之功，尤对病毒性心肌炎出现心衰症状者有效。

在选方用药上，曹玉山教授强调不能墨守成规，要因人、因时、因环境、因病情综合辨证选方，灵活应用，才能相得益彰。

（三）病案

病案一：

董某，女，8岁，2010年10月8日初诊。

患者因反复心悸胸闷2年，症状加重，伴有咽痛、咳嗽2周，前来求治。症见心悸，胸闷，气短，动则加剧，疲乏无力，精神差，夜间盗汗，面白无华，口干纳差，咽痛，咳嗽无痰，舌红，苔薄黄，脉细数而结代。心电图显示窦性心动过速并不齐、频发室性期前收缩。

西医诊断：病毒性心肌炎。

中医诊断：心悸（气阴两虚）。

治法：益气养阴，解毒宁心。

方药：太子参12g，麦冬12g，五味子10g，金银花10g，连翘10g，鱼腥草10g，酸枣仁12g，磁石10g，苦参12g，甘松12g，丹参6g，黄芪15g，玉竹10g，甘草6g。6剂，水煎服。嘱注意休息。

二诊：主症减轻，仍有活动后气短、乏力，面白无华，口干纳差，舌质红，舌苔薄黄，脉细数而结代。治以清泻余热，益气养阴。上方去玉竹、太子参、鱼腥草，加黄连、黄精、生龙骨、生牡蛎。6剂，水煎服。

三诊：主症消失，仍有活动后气短、乏力，精神差，舌尖红，苔薄白，脉细数。邪热已去，重在益心气、养心阴，调理脾胃，培补正气。前方去金银花、连翘、磁石，加鸡内金、焦三仙、大枣，6剂，水煎服。药后患者症状基本消失，继以原方口服半个月，症状消失，复查心电图正常。

【按语】患者症见心悸，胸闷，气短，动则加剧，疲乏无力，精神差，夜间盗汗，面白无华，口干纳差，咽痛，咳嗽无痰，舌红，苔薄黄，脉细数而结代，证属气阴两虚。治宜益气养阴，解毒宁心。药用太子参、麦冬益气养阴，五味子养阴敛阴，金银花、连翘清热透表，丹参理气散瘀止痛，酸枣仁、磁石镇心安神，苦参清化湿热，甘松健脾养心，黄芪补益元气，玉竹滋阴润燥、生津止渴。诸药共奏益气养阴、解毒宁心之功。

病案二：

患者，女，26岁，2004年9月17日就诊。

患者有上呼吸道感染病史，心悸乏力已40余天，胸闷心痛1周，伴咽痛不适，心烦口干，头晕汗出，纳呆恶心，舌质暗红，苔少，脉细数无力。查体：体温不高，精神较差，咽部充血，扁桃体不大，心界不大，心率102次/分。心电图显示窦性心动过速，肢体导联低电压；肌酸激酶、天冬氨酸氨基转移酶（谷草转氨酶）、乳酸脱氢酶均增高；胸部X线检查未见异常。

西医诊断：病毒性心肌炎。

中医诊断：心悸（气阴虚损，痰瘀痹阻）。

治疗：益气养阴，活血祛痰，解毒宁心。

方药：生黄芪20g，西洋参9g，麦冬12g，瓜蒌15g，薤白12g，紫苏梗12g，酸枣仁12g，柏子仁12g，茯苓10g，丹参15g，竹沥水10mL，金银花15g，连翘15g，甘草9g。7剂，水煎服。配合红花注射液20mL静脉滴注，胸闷心痛、心悸明显减轻。

治疗半个月，患者仍感乏力汗出，上方改生黄芪30g，加防风6g继服，共4周，诸症消失，ECG及心肌酶基本正常。

【按语】患者心悸乏力已40余天，胸闷心痛1周，伴咽痛不适，心烦口干，头晕汗出，纳呆恶心。此即本虚标实诸证并见，以心之气阴虚损为主，痰浊、瘀血、热毒兼杂出现，影响心肌炎的转归。治以益气养阴、活血祛痰，兼解毒宁心，方用瓜蒌薤白苏梗汤加减以清热解毒、宽胸理气，兼益气养心。黄芪、麦冬益气养阴，丹参活血通络，柏子仁养心安神，酸枣仁宁心安神，金银花、连翘清热透表。诸药共奏益气养阴、解毒祛痰、理气活血之功。

六、郭文勤教授治疗病毒性心肌炎的临床经验

（一）医家简介

郭文勤，主任医师，著名心血管疾病专家，硕士研究生导师，全国老中医药专家学术经验继承工作指导老师，享受国务院政府特殊津贴。从事中医临床工作50余年，擅长治疗各种心血管疾病，经验丰富。曾任中华中医药学会心血管病分会委员，全国胸痹（冠心病）急症协作组委员、东北分组组长，黑龙江省中医药学会理事、心病专业委员会主任委员，黑龙江省老年医学会理事等。

（二）临床经验

1. 病因病机认识

病毒性心肌炎的病原以流感病毒和肠道病毒较为常见。患者在发病前1～2周通常有上呼吸道感染或胃肠道感染病史，而后突然出现心悸、气短、乏力、胸闷、发热、心前区疼痛或心律失常等症状。郭文勤教授认为病毒性心肌炎与中医学“心悸”“风温”“心痹”等病证较为相似，其主要病机为正气亏虚，邪毒内侵，各种外邪皆可引发本病，但以风温邪毒及湿热之邪较为多见。起病首先是邪毒客心，正邪交争而发病。其次是邪毒与正虚并存。如邪盛正衰则可出现心阳虚衰，甚则亡阳。继而是邪去正虚（气虚、血虚、阳虚），久治不愈则导致阴阳两虚。邪盛期以祛邪为主，具体依邪气性质而定，常用清热解毒凉血及清热解毒化湿之法；正虚期以补益为主，多用益气养阴之法。气阴两虚往往贯穿于本病的中后期，初期邪毒炽盛，正气虽受损但不明显，中后期则气阴两虚或阳虚及阴阳两虚相当突出。对于本病的治疗，郭文勤教授一般多以扶正为主，以益气养阴法同时配合大剂量清热解毒药物，攻补兼施，使毒邪尽去而标本兼顾，临床每获良效。

2. 经验方药介绍

（1）益气养阳、清热解毒，兼以活血：病毒性心肌炎的病机为感受时邪，邪毒可由肺卫入侵血脉而内舍于心，或耗伤气血，或损其阴阳，导致心血瘀阻，发为“心痹”。由于邪热易耗气伤津，故本病多气阴两虚与热毒并见。气虚血行无力，瘀阻脉络，而心脉不通，治疗以益气养阴药为主。补心气、养心阴，治疗正虚之本，佐以清热解毒药以控制病毒或扫除咽部原发病灶。若纯用清热解毒药，而不予扶助心气或养心阴药物，临床多难以奏效。在急性期后，邪毒症状不明显，但已伤及气阴，善后调治应以助心气、养心阴为主，清邪热为辅。郭文勤教授善用人参芍药散（人参、黄芪、麦冬、当归、白芍、五味子、甘草）加减。人参芍药散出自李东垣的《脾胃论》，为治“脾胃虚弱，气促憔悴”之方，有补中益气、养胃生津之功效。《脾胃论》云：“五脏皆得胃气，乃能通利。”

心与脾在生理功能上、经络上息息相关，脾胃的功能赖于心的主宰，脾胃虚弱影响“心主血脉”之功能。方中人参补元气、益心气，补脾益肺安神，《本草纲目》谓其“治男妇一切虚证”，《神农本草经》(简称《本经》) 记载其“主补五脏，安精神，定魂魄，止惊悸，除邪气，明目，开心益智”；黄芪入脾、肺之经，补中益气，为补气之要药，“补诸虚不足一也，益元气二也，壮脾胃三也，去肌热四也”；炙甘草补中缓急；麦冬、白芍益胃生津、润肠通便，防止辛燥伤阴；五味子益气生津，补肾养心安神，收敛耗散之气；当归补血活血止痛。郭文勤教授根据本病虚实互见的病理特点，临床常随证加入石斛、玉竹、白扁豆等养阴之品，或丹参、牡丹皮、郁金、川芎等活血通络之味。现代药理研究证实，人参能增加心肌收缩力，减慢心率，增加心排血量与冠脉血流量，可抗心肌缺血与心律失常，对心脏功能、心血管、血流都有一定的影响。人参皂苷和人参多糖是人参调节人体免疫功能的活性成分，对免疫功能低下者有提高免疫功能的作用。黄芪能增强网状内皮系统的吞噬功能，使白细胞及多核白细胞数量显著增加，使巨噬细胞吞噬百分率及吞噬指数显著上升，对体液免疫、细胞免疫均有促进作用。黄芪多糖有明显的抗疲劳作用，应用于小鼠多种缺氧模型均使之具有显著的耐受能力，可明显减少全身性耗氧及增加组织耐缺氧能力；对正常心脏有加强收缩的作用，对因中毒或疲劳而衰竭的心脏其强心作用更显著，可使心脏收缩振幅增大，排出血量增多。

（2）强调标本兼治、邪去则正安、扶正不敛邪：郭文勤教授认为本病之所以容易反复发作，难以治愈，乃是因风热毒邪反复侵袭心脉，加重病情，故用药当直捣病巢，迅速祛除病源，杜绝疾病的发展和迁延。同时要注意扶助正气，使正气来复，尽可能阻止疾病恶化，故用药上当标本兼治，将扶正解毒护心贯穿始终，正所谓“正气存内，邪不可干”。郭文勤教授常用金银花、连翘、板蓝根、牛蒡子等清热解毒之品祛除余邪，同时重用黄芪扶正，黄芪味甘性温，且具有补肺健脾、祛风托毒之功，在此借黄芪益气升阳固表之功，扶正并托毒外出以祛邪，邪去则正安，扶正不敛邪。

（3）病毒性心肌炎随症加减：有咽红而痛者，加牛蒡子 25g，蒲公英 45g，板蓝根 35g；胸痛者，加郁金 25g，鸡血藤 40g，延胡索 20g；有口渴咽干、五心烦热者，加牡丹皮 35g，生地黄 20g，知母 15g；气短明显者，加大人参、黄芪用量；畏寒肢冷、脉迟者加桂枝 15g，附子 10g，麻黄 10g；头晕者，加川芎 15g，葛根 40g；舌苔黄厚而腻者，重用苦参至 25 ～ 30g，竹茹 20g；舌苔白厚者，加白扁豆 20g，苍术 15g；频发期前收缩者，加青礞石 25g；胃脘胀满者，加柴胡 15g，枳壳 15g；食少纳呆者，加鸡内金 20g，焦三仙各 20g；心悸心慌者，加龙骨 20g，牡蛎 20g；脉数者，加黄连 10 ～ 12.5g，苦参 20g；少寐多梦者，加柏子仁 20g，远志 20g。

（三）病案

卢某，女，17 岁，学生，2009 年 4 月初诊。

患者 8 岁时被诊断为病毒性心肌炎，经常出现心慌、胸闷、气短、乏力，活动后明显，经中西医治疗，病情时轻时重，近1周因学习紧张加感冒后出现心慌、胸闷、气短、乏力、咽红，曾在某省级医院住院治疗，效果不佳，遂慕名前来求治。现患者心慌、胸闷，时感心前区隐隐作痛，气短、乏力，活动后明显加重，形体消瘦，面色少华，夜寐不宁，心烦易惊，手足心热，纳少，舌质淡红，苔薄白，脉细弱无力。查体：血压118/75mmHg，心率92次/分。心电图显示窦性心律不齐；心脏彩超显示心肌供血不足，心肌抗体（+）。

西医诊断：病毒性心肌炎。

中医诊断：心悸（气阴两虚，毒热未清）。

治法：益气养阴，佐以清热解毒。

方药：红参15g，黄芪50g，炙甘草10g，麦冬15g，川芎15g，龙骨25g，牡蛎25g，当归15g，白芍15g，玉竹10g，金银花30g，连翘30g，山豆根15g，远志25g，白豆蔻20g。

二诊：服上方7剂，心慌明显好转，胸闷、气短、乏力、咽痛亦见改善，心率85次/分，食欲渐增，舌质淡红，苔薄白，脉沉细。前方加牡丹皮35g，牛蒡子25g，射干15g。

三诊：服上方7剂，心慌已消失，无胸闷胸痛，体力渐复，气稍短，夜寐佳，食纳可，舌质淡红，苔薄白，脉沉。心率78次/分，律齐，心电图大致正常。以上方加减继服以善后，随访半年未见复发。

【按语】本案处方由人参芍药散加金银花、连翘、山豆根而成。原方以益气滋阴养血为主。病毒性心肌炎虽以气阴两虚为本，但同时存在毒热未清的情况，故需标本兼治。方中加入金银花、连翘等清热解毒之品以治其标，以收标本皆治之效。该方在长期的临床实践中取得了非常显著的效果。郭文勤教授认为病毒性心肌炎病情较为复杂，切不可单纯辨病治疗，守一方治一病，忘记中医的精髓在于辨证论治；只有做到辨病与辨证相结合，方能提高疗效。

七、邢月朋教授治疗病毒性心肌炎的临床经验

（一）医家简介

邢月朋，主任中医师，石家庄市中医院名誉院长，心血管科学术带头人，全国老中医药专家学术经验继承工作指导老师。他从事中医内科临床、教学、科研工作40余年，擅长运用中医理论辨治内科疑难杂病，尤其对高血压、心律失常、心力衰竭等心血管疾病的证治有很高的造诣。他主持了多项科研课题，获省、市级科技进步奖6项，出版著作1部，发表医学论文40余篇。

（二）临床经验

1. 病因病机认识

病毒性心肌炎属中医学“心悸”“怔忡”“胸痹”等范畴，病因是感受外邪，即温热疫毒之邪乘体虚由皮毛或口鼻而入，内侵心脏，邪滞不去，损及气血，导致脏气失司、气阴两伤，或脉络瘀阻、痰饮内停等。邢月朋教授认为由于感邪轻重不同，病程长短不一，邪正虚实、标本缓急的关系也不尽相同，故在治疗上主张根据病情，以扶正祛邪为主要治疗原则，并取得了佳效。

2. 经验方药介绍

（1）积极预防和治疗感冒，祛邪外出：邢月朋教授在长期诊治病毒性心肌炎的过程中发现，病毒性心肌炎常因感冒而诱发，从而加重病情，或使疾病迁延不愈，故强调治疗病毒性心肌炎首先要预防和治疗感冒。预防感冒要注意居住环境的适宜、生活起居的节制有度，适当进行体育锻炼，提高机体抗病能力。一旦感冒，要积极治疗，祛除病邪。治疗要根据虚实主次，或以祛邪为主，或以祛邪为辅。在某种意义上讲，祛邪就是扶正，邪气去则正气复，正如《素问·标本病传论》所说：“病发而不足，标而本之，先治其标，后治其本。”

治疗病毒性心肌炎时，初期以清热解毒、祛除病邪为法，兼以益气养心，邢月朋教授多选用银翘散加减。热邪袭肺兼咳嗽痰黄黏稠者，加黄芩、川贝母、前胡、杏仁；咽痛者，加山豆根、射干。在病毒性心肌炎恢复期，患者体质虚弱，气阴两虚，若因感冒使心悸、怔忡、胸闷、气短等症状加重，此时在补虚的基础上也应加清热解毒药物以祛邪扶正。邢月朋教授强调解毒祛邪一定要彻底，不可以肺卫表证的消除而过早弃用解毒祛邪之品，应注意诊察有无余邪羁留，彻底清除余邪。

临床上，以气虚为主，表现胸闷、气短、善太息等症状者，用升陷汤合银翘散加减；以阴虚为主，表现心悸、怔忡、口干烦热、舌红脉数等症状者，用天王补心丹加金银花、连翘、板蓝根。而对于体虚久病不愈的患者，正气不足为疾病的主要矛盾时，即使未感受外邪，也要治其未病，邢月朋教授多用玉屏风散益气固表，加金银花、连翘、板蓝根等防止邪毒致病。另外，由于不同的季节，时行之邪不同，治疗时要因时制宜，要根据风寒、风热、夹暑、夹湿的不同，及时有效地选择不同的祛邪方法，酌情用药。

（2）针对病因治疗感染：经临床观察发现，病毒的感染形式是多种多样的，最常见的是扁桃体炎、咽峡炎、鼻窦炎等。在病毒性心肌炎的治疗过程中，随着其他感染的治愈，病毒性心肌炎也可减轻或被治愈。因此，积极寻找和治疗炎性病灶，消除病源，对于预防病毒性心肌炎复发和顺利治疗都是非常必要的。

病毒性心肌炎伴发咽峡炎的辨证治疗主要分两大类：一是阴虚燥热型，一般多见于咽峡炎的慢性迁延期，多以咽干、咽痒、干咳为主要临床表现，邢月朋教授多治以养阴润肺止咳法，方以养阴清肺汤加味。二是邪毒上攻型，为风邪热毒上受于咽喉，多见于咽峡炎的急性发作期，临床表现以咽喉红肿疼痛、咳嗽、咳痰为主，治疗以清热解毒利咽为法，选用金银花、连翘、板蓝根、薄荷、牛蒡子、桔梗、射干、芦根、锦灯笼、山豆根等。

鼻炎、鼻窦炎也是导致病毒性心肌炎的常见因素之一，由于鼻炎、鼻窦炎多有病程长、反复发作的特点，在治疗上也是非常棘手的。鼻窦炎在临床上最常见的证型是邪热内壅，鼻窍不通，所以在治疗上，邢月朋教授多采用清热通鼻开窍法，常用苍耳子散加减，选用辛夷、薄荷、苍耳子、谷精草、地龙、白头翁、木通、金银花、连翘等药。

（3）扶助正气必不可少：邢月朋教授认为正气不足是病毒性心肌炎发病不可忽视的内在因素。“温邪上受，首先犯肺，逆传心包”，“逆传”的关键在于心肺两虚。正气不足，心肺之气血阴阳亏虚，功能失调，既不能抵御外邪侵袭而屡发外感，而且外邪侵犯人体后，又极易上扰于心而出现心脏疾患。

病毒性心肌炎的虚证，临床上以心气虚、心阴虚、气阴两虚型为多见。心气虚者，临床表现以胸闷、气短、善太息、乏力、舌质淡、脉沉细为辨证要点，邢月朋教授主张用益气举陷的益气升陷汤加减治之；心阴虚型者，临床表现多见心悸、怔忡、口干、失眠、舌质红、少苔、脉细数，邢月朋教授认为复阴不宜速效，当从滋补肾阴着手养护心阴，治心而不专于心，“心本乎肾，上不安者由乎下”，心肾并治，每获良效，临床多采用滋补心肾的天王补心丹加味治疗；气阴两虚者，当气阴双补，用黄芪生脉饮加减治疗。

（三）病案

病案一：

王某，男，18 岁，学生。

患者因学习紧张，于 2 周前患上呼吸道感染，发热，咽痛，经用抗生素等治疗后热退，体温正常，但于昨日夜间出现心悸。刻诊：心悸，气短，乏力，时有胸闷不舒，善太息，口干，咽干，咽痛，大便正常，小便黄，舌尖红，苔薄白而干，脉细数。查体：消瘦，面黄，咽部充血，血压 110/70mmHg，心率 98 次 / 分，心音低。心电图：窦性心动过速，偶发房性期前收缩。心肌酶：肌酸激酶升高，余正常范围。

西医诊断：病毒性心肌炎。

中医诊断：心悸（气阴两虚，邪毒未尽）。

治法：益气养阴，解毒祛邪。

方用天王补心丹方加减：柏子仁 12g，炒酸枣仁 15g，天冬 10g，麦冬 15g，当归 15g，生地黄 10g，远志 10g，茯苓 15g，明党参 15g，桔梗 12g，五味子 10g，金银花 15g，连翘 15g，板蓝根 30g，芦根 10g。

服 5 剂后患者气短减轻，仍心悸、乏力，舌尖红，苔薄白而干，脉细数。上方加玄参 10g，龙骨、牡蛎各 15g。

继服 7 剂后，心悸、咽痛、口干明显好转，仍有气短、乏力，舌尖淡红，苔薄白而干，脉细数。上方加黄芪 15g。

继服 7 剂，前症基本消失，无明显不适，仍有咽部充血。上方继服 7 剂以调理之。

【按语】本案患者素体气虚又劳累，感受风热之邪，“邪之所凑，其气必虚”，外邪由卫入营，“逆传心包”致心之气阴亏耗，又邪毒未尽，而生诸症。应用益气养阴安神之天王补心丹加金银花、连翘、板蓝根等，以扶正祛邪而获良效。

病案二：

王某，女，12 岁，学生。

2 年前患病毒性心肌炎，经治疗而痊愈。半年间患者因感冒 3 次出现心悸、气短等症状，虽然治疗后好转，但因影响上学而来就诊。详问病史，患者主诉经常出现鼻塞，时流脓涕，咳嗽，痰色黄，时有胸中隐痛，喜饮，纳可，二便调。查鼻格瓦氏位片示鼻旁窦炎。

邢月朋教授指出：患者病程久并反复发作，为热毒蕴肺、痰热互结证，鼻窦的病灶是心肌炎反复发作的病源，痰热不清、瘀脓不去，病根不除，故治以清肺化痰、逐瘀排脓法。

方用千金苇茎汤加减：芦根、桃仁、薏苡仁、冬瓜仁、生石膏各 30g，黄芩、鱼腥草各 10g，桔梗 20g，白芷、辛夷各 10g，芙蓉叶、金银花各 30g，连翘 15g，甘草 6g。

经调治 1 个月，患者鼻窍通畅，无咳脓痰及流脓涕，胸中隐痛已除。随访半年，患者未再因感冒而发病，正常上学。

【按语】邢月朋教授治疗心肌炎很重视预防、寻找和积极治疗感染病灶，多用清热解毒类药物，不仅能抗菌、抗病毒，还可以提高机体免疫力，其运用得法，对于控制感染病灶、提高疗效可起到事半功倍的效果，这也是治疗心肌炎的重要途径。

病案三：

刘某，女，32 岁。

患者 3 年前因感冒、发热引起胸闷、气短，诊断为病毒性心肌炎，经治疗症状好转。1 个月前又因为工作劳累出现心慌、胸闷、气短，活动后加重，故来就诊。患者心悸，胸闷，善太息，乏力，伴头晕，口渴喜饮，二便调，舌红少苔，脉细促。心电图示频发房性期前收缩，多导联 ST-T 异常。

诊断为病毒性心肌炎后遗症。据患者舌脉，证属宗气下陷、津气不足，治疗以益气生津、升举清气法。

方选益气升陷汤加减：黄芪 30g，知母、柴胡、升麻各 10g，桔梗、枳实、麦冬各 12g，五味子 10g，玄参 15g，黄芩、黄连各 10g，甘草 6g。

二诊：服上药后患者胸闷、气短、善太息明显减轻，但上下楼时仍感气短，口渴喜饮，舌淡红，苔薄黄，脉弦细。心率 90 次 / 分。上方加生晒参 6g，黄精 30g，7 剂，水煎服。

经调治 20 天，患者胸闷、心慌、气短、善太息基本消失，纳可，二便调。继服天王补心丸，每次 1 丸，每日 3 次，嘱连服半个月以巩固疗效。

【按语】患者所述善太息为主要表现，其特点是长吸气，以深吸为需，以长出为必然。宗气不足，气虚下陷应为根本。宗气源于肺脾，藏于胸中，养脾肺可助宗气之化源，以保证“走息道”和“贯心脉”功能的实现。邢月朋教授受张锡纯升降汤的启发，在临床中治疗善太息及因胸中大气不足所致之胸闷、气短等症总结出一有效方剂，即益气升降汤，通过补益心肺、益气升陷而力求达到扶助正气之目的。总之，对于病毒性心肌炎的治疗，邢月朋教授依据中医辨证施治法则，着眼于整体，注意预防、治疗外邪侵袭，注意潜在的感染病灶，从而提高患者机体的抗病能力以达到治疗的目的。

八、宋祚民教授治疗病毒性心肌炎的临床经验

（一）医家简介

宋祚民，教授，主任医师，北京中医医院原儿科主任，中华中医药学会儿科分会理事，北京中医学会儿科委员会主任委员，为京城四大名医之一孔伯华先生之弟子。他早年步入杏林，业医几十年，医德高尚，医术精湛，在长期的临床实践中形成了自己独特的理论见解及临证经验，在治疗小儿病毒性心肌炎方面得心应手，疗效甚佳。

（二）临床经验

1. 病因病机认识

（1）概论：中医学并无“病毒性心肌炎”一词，但历代医家对“惊悸”“怔忡”的论述不少，多与西医学所说的“心肌炎”密切相关。早在《素问·至真要大论》中即有“太阳司天，寒淫所胜……民病……心澹澹大动……病本于心”的论述。最先提出“惊悸”这一病证的为汉代张仲景，他在《金匮要略·惊悸吐衄下血胸满瘀血病脉证治》中云：“寸口脉动而弱，动即为惊，弱则为悸。”在《伤寒论·辨太阳病脉证并治》里说：“伤寒脉结代，心动悸，炙甘草汤主之。”清时吴鞠通《温病条辨》云：“温病误用升散，脉结代，甚者脉两至者，重与复脉，虽有他症，后治之。”这些论述为后世治疗各类心肌炎奠定了理论基础。严用和在《济生方·惊悸怔忡健忘门》里认为惊悸为“心虚胆怯之所致也”“因事有所大惊，或闻虚响……遂使惊悸”“惊悸不已，变生诸证，或短气悸乏，体倦自汗，四肢浮肿”“宁其心以壮胆气”“夫怔忡者，此心血不足也……又有冒风寒暑湿，闭塞诸经，令人怔忡……当随其证，施以治法”。严用和详细地论述了心肌炎的病因病机、病情演变及治疗用药，并明确提出了心肌炎虽因心血不足所致，亦有因感受外邪而致的论点。宋祚民教授依据自己的实践，提出惊悸、怔忡的发生不外“气虚”“停饮”二端，但也往往并于“血虚”“痰”“瘀”三者的病理变化。因诊为心肌炎的患儿都有发热或急性热性病的感染病史，随后才出现面色失泽或苍白、精神软弱、自倦乏力、

自汗盗汗、胸闷太息、脉结代或促等特征，故他认为心肌炎是与中医文献所描述的“惊悸”“怔忡”相符合的。

（2）审因论证：小儿脏腑娇嫩，形气未充，为稚阴纯阳之体，极易感受外邪。宋祚民教授认为小儿心肌炎是由于热毒内侵，毒热伤心所致。热毒极易化热化火，也最易耗炼阴营。心营受损，心脉失养，营虚血少，血脉空虚，故不能鼓动血脉运引，则出现心动悸、脉结代。同样热毒之邪也最易耗伤阳气，以致心气受损，不能鼓动血脉，同样可出现心动悸、脉结代。故小儿心肌炎不但营阴耗亏，阳气也伤，可见头晕乏力身倦、自汗；胸阳不展，可见胸闷气短；心阳不足，不能温煦四肢百骸，可见形寒肢冷等兼证。若心阳外脱，可发生大汗淋漓、四肢厥冷、脉微欲绝等变证。病久阴阳气血亏损之后，必致心脉瘀阻，终会导致阴损及阳、阳损及阴等错综复杂的病变。因此，宋祚民教授有独特的见解，他认为伤阴耗气，偏阴偏阳应有差异，心脉瘀阻，痰饮内停，表现各异，治疗也就有所不一。本病的初期多为热毒内侵，余热耗阴，先伤阴后及阳，属阴虚余热型，治当养阴益气，兼清余热。但见有危重证候时当处处温及阳气。若病情迁延，大多由气及血，导致气血阴阳均虚，属心阳不足型，治当阴阳气血兼顾，益气助阳调治营卫。恢复期，病情大多日久，气血多见不足，属心脾两虚型，治当益气调血，补益心脾。有血脉瘀阻之象者，则灵活运用活血化瘀之品。

2. 经验方药介绍

（1）阴虚余热型：主症为胸闷太息，烦急不安，心悸盗汗，尿量少，舌红少苔，脉细而促。宋祚民教授采用养阴益气，兼清余热之法。选用生脉散加减，以北沙参、麦冬、五味子、百合、栀子、连翘、竹叶、橘络、娑罗子、佛手为主药。临证时灵活变通，随症加减。如汗多者加牡蛎、浮小麦以养心敛汗；心悸甚者加太子参、炙甘草，或远志以益气养心；胸闷甚者加质轻理气之品，输布胸阳而通窍，如石菖蒲、厚朴花、玳玳花等；偏阴虚者加白芍或石斛、玉竹以酸甘化阴；偏阳虚者加黄芪或白参以益气生阳；低热者加地骨皮、白薇清内热以平脉；如突见面色苍白、四肢厥冷、口唇青紫、脉微欲绝，乃阳气欲脱之证，急当参附汤频频灌服。宋祚民教授还特别指出，如原发病尚存，还当及时治疗，治以清热利咽、宣肺降气、清热化痰等。

（2）心阳不足型：主症为胸闷气短，心慌自汗，自倦乏力，面色黄暗或苍白，饮食减少，舌淡红，脉结代。采用益气助阳，调治营卫之法。选用炙甘草汤加减，以人参、炙甘草、桂枝、生姜、大枣、生地黄、麦冬、茯苓、白芍为主药。若汗出四肢不温者，减生地黄、麦冬等阴柔呆腻之品，加附子、龙骨以助阳防脱；心悸甚者加焦术、远志以益脾宁心，或加柏子仁、万年青以养心益肾安神；气短甚者重用黄芪；心中憺憺大动者，加石类药以重镇固脱，如灵磁石；若水气凌心，咳嗽气喘，肢体浮肿者，去麦冬、生地黄，加附子、桂枝、泽泻以温阳行水。宋祚民教授认为，久病迁延虽阴阳气血大多均虚，但总以阳气不足为主，治当益气助阳，调治营卫。选用辛温助阳之药，如附子、桂枝，合甘淡益脾之品，如茯苓、焦术、炙甘草，使益气有源，阳气得复。

（3）心脾两虚型：主症为面色苍黄，心慌气短，倦怠乏力，自汗盗汗，失眠多梦，饮食减少，舌淡红，苔薄白，脉细弱无力有止。采用益气养血，补益心脾之法，选用复脉汤加减，以党参、麦冬、五味子、白芍、阿胶、炙甘草、茯苓、龙眼肉、石斛、远志为主药。胸闷甚加桂枝或沉香以温通心阳；心悸加磁石、朱砂、柏子仁以重镇安神；心烦加栀子、莲子心，但量不宜过大以防苦寒伤心；阴虚低热加百合、北沙参、地骨皮、龟甲或炙鳖甲以养阴清热；汗多加黄芪、牡蛎、浮小麦以益气敛汗；胸痛甚加用理气通络活血化瘀之品，如娑罗子、橘络、丹参、三七等。宋祚民教授认为，病渐恢复，邪毒虽去，气血已伤，营养不足，治以益气养血、补益心脾，另外合理选用理气活血之品，有去陈推新，提高疗效之功。

（三）病案

病案一：

张某，女，11岁，1988年10月3日初诊。

患者当年8月患病毒性心肌炎住院治疗，5周后出院，出院后仍有低热、心悸、气短、胸闷、身疲、盗汗。心电图示窦性心动过速，心率125次/分；广泛ST–T改变，Ⅰ、Ⅱ、V_5 ST段稍压低，Ⅱ、Ⅲ、VF、V_5 T波低平。舌红少苔，脉细数。

治疗宜养阴益气，兼清余热。处方：北沙参20g，麦冬10g，五味子6g，百合15g，栀子3g，连翘10g，竹叶3g，橘络5g，佛手片9g，远志6g，石菖蒲10g，酸枣仁9g，白薇10g。水煎，2日1剂，服药30剂，历时2个月，症状基本消失，脉象转和缓，脉率80次/分，心电图显示正常。

病案二：

沈某，女，6岁，1988年10月7日初诊。

患者2个月前感冒发热7天，愈后一直胸闷胸痛，心慌气短，倦怠乏力，面色发黄，形体消瘦，夜寝不实，多梦盗汗，饮食减少，舌淡红，苔薄白，脉细弱无力有止。心电图示T波轻度改变、Ⅱ度房室传导阻滞Ⅰ型。

治疗宜益气养血，补益心脾。处方：党参9g，麦冬9g，五味子6g，白芍9g，阿胶9g（烊化），炙甘草6g，茯苓9g，龙眼肉9g，石斛9g，远志6g，生谷芽10g，生稻芽10g。

10月14日复诊：上药连服1周，神色好转，食欲略振，胸闷减轻，余症未减，舌脉同前。上方加丹参10g，橘络6g。

10月21日复诊：上药服1周，胸痛、心慌、气短好转，睡眠转安，然自感倦乏，面色欠华，脉细有止。处方：党参9g，麦冬9g，五味子6g，白芍9g，阿胶9g（烊化），炙甘草6g，茯苓9g，远志6g，生谷芽10g，生稻芽10g，丹参9g，橘络6g，酸枣仁9g，生黄芪15g。

上方加减连服2月余，于1989年1月3日复诊，精神佳，面色红润，体重增加，自觉无不适，复查心电图示正常。

【按语】病毒性心肌炎为小儿常见病，临床上大体分三型，即阴虚余热型、心阳不足型、心脾两虚型，但以阴虚余热型多见，若延误或失治往往演变成心阳不足型或心脾两虚型，使病情久缠难愈。因此，小儿心肌炎治疗重点应着眼于阴虚余热型，临证认真辨证施治，力求痊愈，不留隐患。宋祚民教授认为病毒性心肌炎是先伤阴后伤阳，病久后阴阳气血亏损，必致心脉瘀阻，终会导致阴损及阳、阳损及阴等错综复杂的变化。宋祚民教授的经验是伤阴耗气，偏阴偏阳，应有差异，心脉瘀阻，痰饮内停，表现各异，因此治疗上应有所不一。临证既要辨证施治，又要灵活变通，方能提高疗效。病毒性心肌炎初期多为热毒内侵，余热耗阴，先伤阴后及阳，证属阴虚余热型，治当养阴益气，兼清余热。若病情迁延大多由气及血，致气血阴阳均虚，证属心阳不足型，治当阴阳气血兼顾，益气助阳，调治营卫。恢复期大多日久，气血多见不足，证属心脾两虚型，治当益气调血，补益心脾，此乃宋祚民教授治疗小儿心肌炎之大法。心主血脉，心气不足，心阳不振，阳气不能鼓动血流运行，往往血行不畅，心脉瘀阻，使心肌炎久治难愈，因此在治疗上宋祚民教授特别强调合理选用一些活血化瘀之品，只有这样才能更好地提高疗效。

第六章　扩张型心肌病

扩张型心肌病是心肌病中发病率最高的一种，以心室扩张为特征，常发生心力衰竭，故又称为充血性心肌病。目前对于本病尚无特效疗法，中医文献中没有“扩张型心肌病”的病名，扩张型心肌病的主要临床表现是心悸、心率快、气短、乏力，甚至喘憋不能平卧、水肿和肝大等，根据其临床特征，一般可归属“喘证”“心悸”“水肿”“痰饮”“积聚”“胸痹”等范畴。

一、于作盈教授治疗扩张型心肌病的临床经验

（一）医家简介

于作盈，主任医师，教授，博士研究生导师，享受国务院政府特殊津贴，吉林省优秀中医临床人才研修项目指导老师，第二、三、四、五批全国老中医药专家学术经验继承工作指导老师，原卫生部及吉林省中医药管理局专家库专家，吉林省老干部中医保健专家，吉林省中医学会常务理事，吉林省老年医学会常务理事、老年病专业委员会副主任委员。于作盈教授从事临床、科研工作 40 多年，擅长运用中西医结合的方法治疗高血压、冠心病、心肌炎、心肌梗死、心律失常、心衰、脑供血不足等疾病，并研发了补益强心片，填补了国内中成药治疗心衰的空白。

（二）临床经验

1. 病因病机认识

于作盈教授认为本病以“心胀”命名为宜，对于本病的病因病机，提出本病是本虚标实之证，疾病的发生主要在于正气和病邪两个方面，正气不足是发病的内在依据，邪气是发病的重要条件，但致病邪气在一定情况下可在发病过程中起主动作用。在扩张型心肌病的发病过程中，正气不足作为发病的内在因素，在发病上存在两种情形，其一是正虚感邪而发病，即心肺气虚，感受温热邪毒，首先犯肺，逆传心包。正如叶天士在《温热论》中提出的，“温邪上受，首先犯肺，逆传心包”，病始发于肺卫，未经传经，而逆传于心包，初病即犯心包，心主血脉，心气不足，邪伤心络，致使心络失荣，脉络循行不畅，进而导致心血瘀阻，气血不畅，血瘀津停，津液失于输布，痰饮水湿内停而发

病。其二为正气亏虚，内生寒凝、气滞、血瘀、痰浊、水饮五邪，内生五邪既为病理产物，又为致病因素，标本互为因果，病久相互交结，心络失荣，心体受损而成本病。可见本病多本虚标实，虚实夹杂，病情复杂。

2. 经验方药介绍

于作盈教授结合几十年的临床体会，以中医理论为指导，审其病因病机，抓住主证和兼证，标本兼治，将本病分为心气亏虚证、阳虚水泛证辨证论治。对兼夹温热毒邪、寒凝、气滞、血瘀、痰浊、水湿者，于作盈教授则将其作为兼证，随证加减，便于临床掌握运用。

（1）心气亏虚证

主症：胸闷或胸痛，心悸，气短，乏力，动则喘促，自汗出，排便无力，舌质淡，苔白，脉沉细弱。

治法：益气养心。

方药：养心汤加减。

人参 10g 或党参 30g，黄芪 30 ～ 50g，川芎 15g，当归 15g，五味子 15g，茯苓 20g，远志 15g，柏子仁 20g，酸枣仁 20g，半夏 10g，赤芍 15g，肉桂 5 ～ 10g，炙甘草 10g，淫羊藿 30g。

方中人参、黄芪补心气，当归、川芎养心血，茯苓、远志、柏子仁、酸枣仁泻心热、宁心神，五味子收心神之散越，半夏去扰心之痰涎，甘草补土以培心，赤芍、肉桂引药以入心经。

（2）阳虚水泛证

主症：胸闷，气急，喘促，不能平卧，痰涎上涌，颜面灰白，口唇青紫，汗出，畏寒肢冷，尿少腹胀，或伴胸腔积液或腹水，烦躁不安，舌质暗红，苔白腻，脉细促。

治法：益气温阳，活血利水。

方药：补益强心汤。

人参 15g，黄芪 10g，牛膝 10g，丹参 20g，川芎 15g，酸枣仁 10g，五味子 15g，制远志 10g，石菖蒲 10g，香加皮 5g，葶苈子 10g，枳壳 10g，砂仁 15g，炙甘草 15g。

方中人参、黄芪大补元气，益心肺之气；牛膝活血，引血下行；丹参活血化瘀，养血安神；五味子酸甘，入肺心经，益阴以阴中求阳、益气生津、敛阴止汗；葶苈子、香加皮宣通肺气利水消肿，强心；远志、石菖蒲宁心定悸；枳壳、砂仁理气宽胸；炙甘草补脾和胃，益气复脉。诸药合用使心气补，心阳振，肺气宣，瘀血除，水湿消而心脉复。

3. 临证加减

温热犯肺以银翘散加减，常用白花蛇舌草 30g，金银花 20g，连翘 20g，大青叶 10g，清热解毒。气机阻滞以柴胡疏肝散加减，常用砂仁 15g，枳壳 15g，厚朴 15g，柴胡 10g，疏肝理气。阴寒凝滞以四逆汤加减，常用附子 10g，人参 15g，肉桂 10g，淫羊藿 30g，桂枝 10g，温阳散寒。瘀血阻滞以丹参饮加减，常用丹参 20g，赤芍 10g，三七

7g，莪术10g，檀香7g，活血化瘀通络。兼痰浊者以二陈汤加减，常用瓜蒌15g，贝母15g，胆南星3～5g，半夏10g，陈皮15g，健脾化痰。兼水饮凌心者以苓桂术甘汤、真武汤加减，常加用五加皮7～10g，车前子30g，大腹皮20g，葶苈子15g，温阳利水。

（三）病案

王某，男，38岁，松原市人。2009年10月20日初诊。

主诉：间断性胸闷、胸痛、气短1年。

患者从2008年8月始，每遇劳累后胸闷、胸痛、气短、乏力，休息后稍缓解，于某医院检查诊断为扩张型心肌病，未系统治疗。现症：胸闷、胸痛、气短，劳累后加重，休息时缓解，腹胀，夜寐差，有大量吸烟、饮酒史。查体：血压110/80mmHg，舌体大、有齿痕，质淡红，苔薄黄，脉沉弦。心率71次/分，心界向左侧扩大，心尖位于左侧锁骨中线外0.5cm，可闻及2/6级收缩期杂音，心音低，心律齐。心电图：心率71次/分，左心室肥大，V_4～V_6、Ⅰ、Ⅱ导联T波倒置。心脏彩超：左心室增大，主动脉硬化，左心室收缩功能减退，二尖瓣中等量反流，三尖瓣少量反流。胸部正位片：右肺纹理紊乱，左心室略增大。

中医诊断：胸痹（心气亏虚）。

西医诊断：扩张型心肌病。

治法：益气养心，安神定悸。

处方：党参20g，黄芪20g，赤芍15g，川芎20g，丹参20g，甘松15g，三七7g，酸枣仁20g，五味子20g，制远志15g，石菖蒲15g，莪术10g，枳壳15g，砂仁15g。5剂，水煎，2次/日，口服。

二诊：2009年10月27日。胸闷、胸痛、气短明显减轻，胃胀改善。查体示舌体大，有齿痕，质淡红，苔薄白，脉沉弦。上方5剂，2次/日，口服。

三诊：2009年11月5日。患者近两日活动劳累偶胸闷、胸痛、气短、喘促，胃胀改善，双下肢轻度浮肿。上方加香加皮7g，葶苈子15g。5剂，2次/日，口服。

四诊：2009年11月15日。无胸闷、胸痛、气短，无喘促，无胃胀，双下肢浮肿消失。上方10剂，连服2周，诸症消失，嘱其调情志，慎起居，戒除烟酒，避免劳累。回访2年，无复发。

【按语】本病是由多重原因引起的一种以心室扩张、室壁变薄为主要病理改变的疾病，西医学对扩张型心肌病病因和发病机制仍不完全清楚。病毒持续感染和自身免疫反应是目前较公认的发病学说，其病程是一个慢性过程。于作盈教授认为其初病在经，久病在络，初病在气，久病在血，初病病情轻，病性简单，多以正虚为主未累及多脏，久病病情重，病性复杂，虚实夹杂累及多脏腑，故强调早期诊断、早期干预、谨守病机、辨证施治。本病除药物治疗外，应戒除烟酒、熬夜等不良生活习惯，以养心血、安心神。烟草为燥热炙烈之品，易耗伤津液，炼津成痰，痰郁化火，或痰阻心脉，血行不畅，久之必致痰火、血瘀等证。饮酒过多，可使脾胃损伤，水液运化失常，痰浊内生，郁而化火，形成痰火扰心之证。长期熬夜，营阴受损，心主血脉，而营行脉中，营血不足则心失所养。对于气血阴阳偏盛偏衰，切忌纯用补气、补血、补阴、补阳之品，善补阴者，必阳中求阴，善补阳者，必阴中求阳，孤阴不生，独阳不长之谓也。《景岳全书·新方八略》中说："此又阴阳相济之妙用也。故善补阳者，必于阴中求阳，则阳得阴助而生化无穷；善补阴者，必于阳中求阴，则阴得阳升而泉源不竭。"本病晚期正气虚衰，标实加重，且常累及肺、脾、肝、肾诸脏，治疗以调整脏腑功能、祛除病理产物为主，同时必须坚持中西医结合治疗。

二、魏执真教授治疗扩张型心肌病的临床经验

（一）医家简介

魏执真，女，教授，主任医师，博士研究生导师，第三、四批全国老中医药专家学术经验继承工作指导老师，享受国务院政府特殊津贴。师从我国著名中医学家、教育家、学者秦伯未先生，颇得秦氏之妙。魏执真先后荣获原卫生部、国家中医药管理局、北京市科委及北京市中医药管理局颁发的重要科技成果奖项数项，从事内科及心血管疾病的医疗、科研和教学工作多年，医术精湛，擅长治疗心律失常、糖尿病性心脏病、心力衰竭、心肌病、脑动脉硬化和脑供血不足等心脑血管疾病，在临床、教学和科研各方面均有突出成就。

（二）临床经验

1. 病因病机认识

扩张型心肌病的临床主要表现是心悸、心率快、气短、乏力，甚至喘憋不能平卧、水肿和肝大等，魏执真教授认为该病的病因病机是先天禀赋不足，心气阴血亏虚，心体失养，或外感六淫之邪伤及心体，或思虑过度、忧郁惊恐、劳倦过度、饮食不节及大病久病等耗伤心气阴血，使心体受损，心用虚衰，因心气虚衰，无力率血运行，致心脉瘀阻，进一步可引起其他脏腑血脉瘀阻，气机壅塞，诸脏之"用"皆有减损。总之，本病为本虚标实，病位在心，并且涉及肺、脾、胃、肝、肾等脏腑。本病以心气衰微，心脉瘀阻，或瘀郁日久化热为基本特点。

2. 经验方药介绍

该病以心气虚衰、心脉瘀阻为本，故魏执真教授治疗重在益气养心、理气通脉，所立基本处方为生黄芪 30g，太子参 30g，麦冬 15g，五味子 10g，丹参 30g，川芎 15g，香附 10g，香橼 10g，佛手 10g，乌药 10g。方中生黄芪、太子参、麦冬、五味子益气养阴，丹参、川芎活血通脉，香附、香橼、佛手、乌药理气以助通脉。该方适用于扩张型心肌

病属心气虚衰、心脉瘀阻证，病位在心者，症见心悸，气短，气喘，活动多则加剧，舌暗红少津，苔薄白，脉细数。魏执真教授治疗扩张型心肌病时常以此方为基本方，再根据其他脏腑受损情况，分别加用调整相应受损脏腑功能的治法。

根据本病涉及脏腑之不同，魏执真教授常将扩张型心肌病分为以下五种证型。

（1）心气虚衰，血脉瘀阻，肺失肃降：本型除见心悸、气短外，并见咳喘不能平卧，尿少，浮肿，乃心气衰微不能率血畅行，进而引起肺脉瘀阻，肺失肃降，治节失司，不能通调水道下输膀胱，致水饮停聚，上逆凌心射肺。脉多见弦滑或兼数。治以益气养心、理气通脉、泻肺利水，于基本方中加用桑白皮 15 ～ 30g，葶苈子 15 ～ 30g，泽泻 30g，车前子 30g。

（2）心气衰微，血脉瘀阻，肝失疏泄，脾失健运：此型兼见胁胀痛，胁下痞块，脘腹胀满，肢肿，尿少，大便溏或不爽，脉细弦。其乃心气衰微，影响脾、胃、肝，使脉络瘀阻，脾失健运，胃失受纳，肝失疏泄。常于基本方中加用郁金 10g，青皮 10g，川厚朴 10g，川楝子 9g，白术 10 ～ 15g，茯苓 15g，泽泻 30g，桃仁 10g，红花 10g 等以行气活血、疏肝健脾、利水消肿。

（3）心气衰微，血脉瘀阻，肾失开合：本型症见心悸，气短，咳喘不能平卧，尿少水肿，头晕，耳鸣，腰酸腿软，面目黧黑，甚而肢冷怕凉，舌淡瘦，少苔或无苔，脉细数。其为心气衰微，血脉瘀阻，导致肾脉瘀阻，肾失开合。治宜在基本方中加用制附子 10 ～ 15g，肉桂 10g，胡芦巴 10g 以温肾阳；生地黄 10 ～ 15g，山茱萸 10 ～ 15g 滋阴，且山茱萸既能补肾益精，又能温肾助阳，寓"善补阳者，必于阴中求阳"之意；泽泻 30g，车前子 30g 利水。

（4）心气阴虚，肺瘀生水，瘀郁化热：本型以患者自觉心悸、心率快为主要特点。舌暗红，苔薄白或薄黄，脉细数。一方面心气阴虚，血脉瘀阻，瘀而化热；另一方面肺脉瘀阻，肺失肃降，水饮停聚，故治以补气养心、肃肺利水、凉血清热。方用生黄芪 30g，太子参 30g，麦冬 15g，五味子 10g，丹参 30g，川芎 15g，桑白皮 30g，葶苈子 30g，泽泻 30g，车前子 30g，牡丹皮 15g，赤芍 15g，黄连 10g。该方实则是在治疗"心气阴衰，血脉瘀阻，肺失肃降"，方中加入牡丹皮、赤芍以凉血清热，针对心率快之病机中"瘀热"为关键因素而设，黄连厚肠。

（5）心阴血虚，血脉瘀阻，瘀而化热：该型症见心悸，气短，胸闷，乏力，大便易秘，舌红暗有裂纹，苔薄白或少苔，脉涩而数，其中脉涩兼数为该型辨证的关键。涩兼数脉主心阴精血亏虚，血脉瘀阻，瘀而化热，故治以滋养阴血、理气通脉、清热凉血，方用魏执真教授自拟之清凉养阴调脉汤，药用太子参 30g，沙参 30g，麦冬 15g，五味子 10g，白芍 15g，生地黄 15g，丹参 30g，川芎 15g，香附 10g，香橼 10g，佛手 10g，乌药 10g，牡丹皮 15g，赤芍 15g，黄连 10g。方中沙参、麦冬、五味子、白芍、生地黄滋补阴血；太子参补气以生阴血；丹参、川芎活血通脉；牡丹皮、赤芍凉血清热；黄连厚肠；香附、香橼、佛手、乌药理气以助活血通脉。

（三）病案

刘某，男，40 岁，2009 年 11 月 23 日初诊。

患者 2 周前突然出现憋气，下肢肿，不能平卧，在外院被诊断为扩张型心肌病，目前服地高辛及呋塞米等。当下症见：乏力，走 300 米自觉喘憋，下肢肿，腹胀，口干喜饮，大便黏而不爽，舌暗红，舌边有齿痕，苔黄，脉细数。HR 120 次 / 分。11 月 9 日超声心动图：全心增大，左房横径 48.5mm，左房长径 59.4mm，右房横径 60.6mm，右房长径 58mm，左室舒张末期内径 64.2mm，左室收缩末期内径 56.3mm，右室横径 32mm，室壁运动普遍减低，左心收缩功能明显减低，LVEF 26%，二尖瓣反流（轻度），三尖瓣反流（轻度），肺动脉高压（轻度）。

西医诊断：扩张型心肌病。

中医诊断：心衰病。

辨证：心气阴虚，血脉瘀阻，兼有湿邪内阻。

立法：益气养阴，理气通脉。

处方：生黄芪 30g，太子参 30g，麦冬 15g，五味子 10g，香附 10g，香橼 10g，佛手 10g，乌药 10g，木香 10g，黄连 10g。

服药 1 周，患者腹胀消除，大便好转，下肢肿减轻。平路行走 2km 时才觉喘憋，仍心率偏快。舌暗红，舌边有齿痕，苔黄，脉沉细。HR 92 次 / 分。上方去木香，加牡丹皮、赤芍各 15g 凉血清热。

服药 2 周，患者喘憋、心悸、下肢肿基本消失。可平路行走 2 ～ 3km，间断有轻微胸闷。此后守方加减服药至 2010 年 4 月，患者病情稳定，无自觉不适。HR 72 次 / 分。2010 年 4 月 2 日超声心动图：左室及右室增大，左室舒张末期内径 62mm，左室收缩末期内径 44mm，右室径 28mm，LVEF 55%，二尖瓣反流（轻度），三尖瓣反流（轻度）。

【按语】该患者扩张型心肌病，就诊时症见乏力，走 300m 觉喘憋，下肢肿，腹胀，口干喜饮，大便黏而不爽，乏力为气虚之征，气虚不耐劳作，则见活动后喘憋；阴虚则口干喜饮；心气亏虚，心脉瘀阻，影响及肺，肺通调水道失常，三焦气化不利，则出现肢肿；腹胀乃气机不通所致；舌暗红，舌边有齿痕，苔黄，脉沉细，为气阴亏虚、血脉瘀阻之征；患者合并有大便黏而不爽，此乃湿热蕴于大肠之象。综观症舌脉，辨证为心气阴虚，血脉瘀阻，兼有湿邪内阻。选用益气养心、理气通脉之法。方中生黄芪、太子参、麦冬、五味子益心气、养心阴，且生黄芪还有利水消肿之功；香附、香橼、佛手、乌药理气，调畅气机，一者可助通脉，二者气机调畅，亦有利于水液代谢；木香、黄连调气行滞。服药 1 周，患者喘憋、下肢肿即减轻，腹胀消除，大便好转。因患者心率快，故加牡丹皮、赤芍凉血清热。共服药 3 周，患者喘憋、心悸、下肢肿基本消失。又服药 4 个月，病情平稳，复查超声心动图左心房、右心房大小恢复正常，左心室舒张末期内径、左心室收缩末期内径和右心室径均有缩小，左心室射血分数由 26%上升至 55%。该患者下肢肿，魏执真教授开始并未用泽泻、车前子等药，而患者服药后肢肿减轻并消除，究其原因，一方面方中生黄芪可补气利尿；另一方面，水液代谢有赖于气机通畅。方中有香附、香橼、佛手、乌药，魏执真教授每每在方中都有此四味，俾气机通畅，有利于血脉流通和水液代谢，这也是魏执真教授遣方用药特点之一，四味药看似轻描淡写，实则蕴藏深机，耐人寻味。

三、曹玉山教授治疗扩张型心肌病的临床经验

（一）医家简介

曹玉山，男，教授，主任医师，博士研究生导师，甘肃省名中医，第三、四批全国老中医药专家学术经验继承工作指导老师，第二、四批甘肃省老中医药专家学术经验继承工作指导老师，从事中西医结合心内科工作数十年，积累了丰富的临床经验，尤擅长于心内科疾病的诊治，对各种心脏疾病都有独特的治疗经验。

（二）临床经验

1. 病因病机认识

曹玉山教授采用辨证与辨病相结合的原则，运用中西医结合治疗本病，取得了良好的疗效。曹玉山教授认为扩张型心肌病属于中医学“胸痹”“水肿”范畴。其主要由于心脾肝肾亏虚，复受外邪疫毒之气侵袭，客于上焦，痹阻胸阳，阻滞心脉，日久耗伤气血，致心气阴（血）两虚，甚则阴损及阳，而致心脾肾阳气虚衰，或阳气虚脱、阴阳离决而危及生命。

2. 经验方药介绍

由于其基本病机为胸阳痹阻，心脉阻滞，因此治疗当以通阳开痹为主，以瓜蒌薤白白酒汤为主方，随其临床表现之不同，分为以下三型。

（1）痰热扰心，心脉痹阻：症见胸闷气短，心前区疼痛，心悸心烦，咳嗽，咳痰色黄，口苦口干，小便黄，舌苔黄腻，脉滑数。

治法：通阳开痹，化痰清热。

方药：瓜蒌薤白白酒汤合银翘散加减。

瓜蒌 30g，薤白 15g，紫苏梗 15g，金银花 15g，连翘 15g，桑白皮 12g，板蓝根 20g，鱼腥草 15g，甘草 9g。

若大便稀瓜蒌减为 15g；口干口苦加柴胡 12g，黄芩 9g 以清解泻热；若兼血瘀加红花 10g，丹参 12g 以活血行气、化瘀止痛。

（2）气血两虚：症见胸闷隐痛，心悸易惊，头晕气短，失眠，面色无华，舌淡或舌边有齿印，苔白，脉细弱或脉结代。

治法：益气养血，开痹通络。

方药：瓜蒌薤白白酒汤合归脾汤加减。

生黄芪 30g，当归 9g，酸枣仁 12g，柏子仁 12g，瓜蒌 20g，薤白 9g，远志 9g，紫苏梗 12g，甘草 9g。

心悸易惊加磁石 20g（先煎），生龙骨、生牡蛎各 30g 以镇心安神；脉结代合甘仙丹益气温阳、行气活血复脉。甘仙丹为曹玉山教授经验方，由炙黄芪 30g，甘松 20g，淫羊藿 15g，丹参 15g，山豆根 12g，苦参 12g，桂枝 12g，细辛 10g，炙甘草 15g 组成。

（3）阳虚水泛：胸闷气短，其则不能平卧，咳嗽，咳痰清稀，面目及下半身水肿，畏寒怕冷，面色苍白，舌淡或紫暗，脉沉细。

治法：温阳利水，通络开痹。

方药：瓜蒌薤白白酒汤合五苓散。

茯苓 20g，泽泻 20g，白术 12g，猪苓 20g，桂枝 9g，瓜蒌 15g，薤白 20g，淫羊藿 12g。

伴喘息者，加葶苈子 15g，桑白皮 12g 以泻肺平喘、开上窍。

另外，扩张型心肌病病程一般比较长，"久病必瘀""久病入络"，因此活血化瘀法应贯穿整个治疗过程，除在辨证的基础上加活血化瘀之品外，曹玉山教授常以红花注射液 20mL 加入 10%葡萄糖溶液 250mL 静脉滴注，每日 1 次，10 日为 1 疗程。西药治疗主要用强心药、利尿药及扩血管药等对症治疗，但由于西药心肌损害常较广泛，洋地黄类药物效果较差，易出现毒性反应，因此在临床上应严格掌握剂量，且不能长期服用。

（三）病案

王某，女，5 岁半。2000 年 2 月 22 日来我院求治。

症见：胸闷气短，心慌，咳嗽，痰少色白，失眠，面色及唇甲紫暗，疲乏无力，纳差，小便少，大便如常，舌质暗，苔白微腻，脉沉细。查体：双肺呼吸音粗，未闻及啰音；HR 100 次 / 分，心浊音界向左扩大，肺动脉瓣第二音亢进，未闻及杂音；肝在右肋下约 3cm；双下肢轻度浮肿。心脏三位片显示全心扩大，尤以右心室为主。ECG 示窦性心律、异常心电图、右心室肥大。

西医诊断：扩张型心肌病。

中医辨证：阳虚水泛，心血瘀阻。

治法：益气温阳利水，活血通络。

方药：方以瓜蒌薤白白酒汤合五苓散加减，药用生黄芪 12g，茯苓 9g，泽泻 9g，猪苓 9g，瓜蒌 9g，紫苏梗 6g，淫羊藿 6g，葶苈子 15g，桑白皮 9g，丹参 9g，红花 9g，川芎 6g，生牡蛎 9g，当归 6g，甘草 5g。3 剂，水煎服，每日 1 剂。另外以红花注射液 10mL 加入 10%葡萄糖溶液 250mL 静滴，每日 1 次，连用 3 日。

2 月 25 日二诊：诸症明显好转，唯轻咳，痰多，失眠，双下肢轻度浮肿，舌脉同前。仍以上方出入：生黄芪 8g，茯苓 8g，泽泻 8g，瓜蒌 8g，紫苏梗 6g，葶苈子 10g，桑白皮 9g，丹参 6g，红花 6g，酸枣仁 6g，柏子仁 6g，仙茅 6g，淫羊藿 6g，车前子 8g（包煎），白术 8g，甘草 5g。5 剂，水煎服，每日 1 剂。

3 月 2 日三诊：咳嗽消失，睡眠亦较前好转，双下肢浮肿消失，遂嘱继服上方，必要时口服地高辛 1/4 片。6 月随访，病情基本稳定。

【按语】此病例为阳虚水泛、心血瘀阻。治以益气温阳利水、活血通络为主。药用瓜蒌薤白白酒汤以通阳开痹，生黄芪益气养阴；猪苓、泽泻、茯苓利水渗湿；葶苈子、桑白皮泻肺平喘，开上窍；生牡蛎镇心安神；丹参、红花、川芎、当归行气活血，止痛；甘草养心和中。应用此方疗效显著，后随证加减，以达益气温阳利水、活血通络之功。

四、郭子光教授治疗扩张型心肌病的临床经验

（一）医家简介

郭子光，男，教授，首届国医大师，全国老中医药专家学术经验继承工作指导老师，中华中医药学会终身理事，为公认的伤寒和各家学说专家，中医康复学科开创者之一，享受国务院政府特殊津贴。郭子光教授曾任四川省中医现代化研究会副会长，四川省中医学会常务理事，四川省康复医学研究会副会长。其发表医学论文 160 余篇，参与编写著作 30 余部。

（二）临床经验

1. 病因病机认识

郭子光教授认为治疗本病应当准确辨证，分清寒热。本病当属中医学“心悸”“心痹”“心痛”“水肿”范畴，郭子光教授认为其病程始终表现心悸、气短、神疲、乏力，甚至脱厥、脉沉微弱等，这表明“气虚”是其基本病机，当从少阴辨治，重在分清寒化与热化二证。若从寒化，则形成阳气式微的少阴寒化证，除有气虚脉证及畏寒、肢冷等外，更因气虚运血无力而致血行瘀滞，可有胸痛、胸紧闷等症状，同时因阳虚不能气化水液而生浮肿，大多先是下肢凹陷性水肿，重者可发生胸腔积液、腹水，舌淡胖嫩，脉沉微而弱，或呈鱼翔、虾游、屋漏等怪脉。一般以四逆加人参汤、防己茯苓汤合方加减治疗。若从热化，则形成气虚阴亏阳浮的少阴热化证，除有气虚脉证外，因阴虚阳亢，多伴有多汗或盗汗、心烦、舌质红、苔薄白少津，脉沉细促或呈雀啄之象，以黄连阿胶汤、生脉散合方加减治疗。

2. 经验方药介绍

郭子光教授认为治疗本病应注重以下几个要点：

第一，“益气”贯彻始终，尤其出现怪脉时，往往提示有气虚欲脱、阳亡阴竭之变

（对于怪脉，郭子光教授认为是可逆的，随着病情的缓解，可恢复为平脉）。益气之药，首推参、芪，但二者各有所长。郭子光教授认为，益气固脱，芪不如参，而益气行水、行血，则参不如芪。人参在阴补阴，在阳补阳，能温能清，可升可降，是一味双向调节之良药，故寒化、热化二证皆不可或缺。不过，对于本病而言，一般的红参、晒参皆无济于事，寒化证用移山人参；热化证用西洋参，每天 10 ～ 15g。

第二，凡未经气化而停滞发生浮肿之水，统称浊水，浊水不去，则气化阻滞，阴阳格拒，最易发生离决而致脱厥之变。黄芪为益气行水之要药，以北黄芪为佳，用量每日 50 ～ 90g，视病情而定。本病胸痛，多表现为刺痛，紧闷感，部位较固定于心前区，是气虚致血瘀引起，黄芪益气以行血，是必用之药，若无浮肿一般每日 30g 即可。

第三，阳气式微，阴霾充斥，桂枝、附子乃必用之品。温振元阳非附子莫属，温通心阳赖桂枝方通。附子秉纯阳之性，奋至猛之威，振奋阳气，鼓动活力，如离照当空，为一扫阴霾之气的极品。然而，由于每个人对附子的耐受力不同，故不宜贸然使用较大剂量，一般用制附片从 15g（先煎 50 分钟）开始，逐渐增至 30 ～ 40g。在使用附子的过程中，应停用地高辛类西药，以免加重其毒性。桂枝温通心阳，化膀胱之气，行太阳之水，有心悸、浮肿者必用之。

第四，只要辨治正确，就当守法守方，坚持治疗，不要因为病情缓解而贸然停药，也不要因为一时的病情反复而更改方向。

第五，本病应当叮嘱患者绝对休息，安心静养，勿劳累负重，戒除烟酒，谨防感冒，并保持心境平和。这些一般调养措施看似平淡，但对于整体康复却有着相当重要的意义。

（三）病案

病案一：

孙某，男，48 岁，2005 年 8 月 9 日初诊。

患者于 2004 年 1 月因“胸痛 5 小时，无缓解”经某省级医院诊断为扩张型心肌病，给予西药治疗，反复发作多次，经人介绍而来就诊。现症：自述心悸心慌，乏力，气短促，动则更甚，胸部隐痛、闷胀，畏寒，四肢厥冷，下肢轻度凹陷性水肿，睡眠差，小便短少。问其生活作息，患者销售工作繁忙，每感力不从心，且每日抽烟 2 包以上，生活不规律。观其面色淡白、少神，舌淡胖，脉水滑，舌边有齿痕，脉沉细微。

辨治：本案乃典型之少阴病，阳气式微，气虚血瘀，浊水停滞之证，证从寒化。非辛热桂附无以回阳，非重剂参芪难以益气，兼活血通利治之。

处方：①北黄芪 60g，红参 20g，制附片 15g（先煎 30 分钟），桂枝 15g，干姜 10g，茯苓 30g，猪苓 20g，益母草 30g，丹参 20g，川芎 15g，麦冬 20g，生地黄 12g，炙甘草 5g。每日 1 剂，水煎服。②移山人参 100g，每日 10g，另煎，和药汁服用。③绝对休息，戒烟。经上药服用 30 余剂，患者心悸、气促、胸痛、浮肿渐次消除，服药过程中因商务需要并未休息，每日抽烟2包左右，自觉体力渐复。此后又复诊数次，均以上方为基础，其浮肿消即去猪苓、益母草、干姜，酌加玉竹、黄精、白术等。偶有感冒咳嗽等，则暂停上方，另服治标之剂，始终守法守方，途中未服用任何西药。

2006年8月4日复诊：精神良好，体力增强，未曾感冒（过去稍有不慎就感冒），一般活动不觉气短、心悸、胸闷，无浮肿，能够胜任日常商务工作，但在从事较剧烈的活动或情绪过度紧张时尚有胸闷、心悸感觉，未觉胸痛，舌红少津，脉沉细。郭子光教授认为目前患者情况稳定，阳气渐复，气阴有伤，应注重调补气阴，仍本上方加减治之。

处方：①北黄芪50g，丹参20g，当归10g，生晒参15g，麦冬30g，五味子10g，黄精20g，生地黄15g，玉竹18g，茯苓20g，白术15g，延胡索20g，炙甘草6g。6剂，每日1剂，水煎服。②移山人参100g，每日10g，另煎，和药汁服。

2007年3月15日随访，患者自述身体无明显不适，能胜任日常工作，未再诉胸痛不适等症状。

病案二：

张某，男，11岁，2005年4月18日初诊。

病史：患者于2003年体检中发现心率增快，后出现进食即吐，乏力心悸，运动后尤甚，遂住院治疗。入院检查胸片显示轻度肺淤血，心影增宽。心脏彩超显示左室明显扩大（51mm），符合扩张型心肌病超声改变，左室收缩、舒张功能降低，二尖瓣反流（轻度）。确诊为扩张型心肌病后，西药予以地高辛、泼尼松，以及其他营养心肌、改善微循环等药物。患者病情缓解后，慕名前来请郭子光教授诊治。现症：心悸、气短，动则更甚，汗多，纳差，心烦，口干。察其神倦，面略潮红，唇红，舌红，苔黄干，少津，脉细数疾，参差不齐，呈雀啄之象，血压115/55mmHg。

西医诊断：扩张型心肌病。

中医辨证：气阴亏虚，阳热浮亢之少阴热化证。

治法：补益气阴，清热复律。

处方：北黄芪30g，丹参15g，炙甘草15g，太子参30g，麦冬20g，五味子10g，黄精20g，玉竹15g，生地黄15g，葛根20g，黄连9g，浮小麦30g，谷芽30g。每日1剂，水煎服。

2个月后复诊：口干、多汗症状基本改善，心悸明显减轻，唯胃纳较差，舌红少津，脉细数，偶有参差不齐，未见雀啄脉。目前西药全停，完全用中药治疗。

处方：于上方去浮小麦，加炒白术20g，每日1剂。西洋参100g，每日6g，煎水服。

此后，每两三个月复诊1次，坚持中医治疗，均以上方略施加减，诸症进一步改善，2006年春季复学，仍坚持治疗。

2007年2月6日复诊：心脏彩超显示左室偏大（46mm），余心脏形态、结构及血流未见明显异常。守方，继续服用。其后随访，情况稳定，症状基本消失。

【按语】扩张型心肌病是一种病因未明，以左或右心室或双心室扩大，伴心肌肥厚和收缩功能障碍，产生充血性心力衰竭，常伴有心律失常的一种疾病，病死率较高，目前单纯中医治疗的报道较少。郭子光教授强调治疗本病的关键在于把握“气虚为本”，分清病性寒热，灵活加减应用，守法守方治疗。由于此类疾病患者心脏功能均有不同程度的损伤，因此重建良好的生活习惯、形成规律的生活作息，对于疾病的整体康复有着至关重要的意义，病案一本应早日康复，正是因为其在治疗过程中未能遵医嘱充分休息、戒除烟酒、保持良好的生活作息，所以病情出现反复。由于本病以气虚为本，通常卫外不固，易招客邪而使病情加重或复发，故防寒保暖，避免接触感冒患者也很重要。两病案用方均重用参、芪，通过扶助正气，固表实卫，以达到提高患者免疫力，预防感冒的目的。上述两则病案，从首诊到基本康复，均经历了近2年的治疗时间，说明中医治疗疾病需要一个长期的过程，同时也说明冠心病这类慢性疾病乃久积而成，其去也缓，一定不要因为病情的一时反复，或者阶段性的疗效平平，就放弃最初的辨治方案，只要辨证准确，就当守法守方，促其从量的积累上升到质的飞跃而康复。

五、李德新教授治疗扩张型心肌病的临床经验

（一）医家简介

李德新，男，主任医师，博士研究生导师，全国老中医药专家学术经验继承工作指导老师，中华中医药学会中医理论分会名誉主任委员，全国著名中医学学科带头人。李德新教授长期从事中医教学、临床、科研工作。他熟稔经典，博采众长，融贯古今，汇通中西，治学严谨，临床经验丰富，长于治疗内科疑难病症，在学术上主张安脾以养五脏。

（二）临床经验

1. 病因病机认识

李德新教授认为“心阳不足，母病及子，心脾两虚”为其主要病机。本病病位在心，与肺、脾、肝、肾均有关联，其中以心与脾的关系最为密切。心位于胸中而居膈上，在五行属火，为阳中之太阳，故为阳脏，又称“火脏”。心为“君主之官”，为“五脏六腑之大主”。心主火，主血脉，心气推动，使血液在脉管内运行，以流注全身，发挥营养和滋润的作用。如《明医执掌》云：“血者，水谷之精也……生化于脾，总统于心。”故心气不足，失于温煦，运血无力，血不养心，可致心神失养。心血瘀滞为扩张型心肌病（简称扩心病）的病理基础。心血的充盈是维持正常血液循环的基础，但心血却又靠脾胃的供给。脾为后天之本，主运化。正常情况下，胃约脾运，心血充盈，在宗气的推动下运行全身。如《灵枢·决气》云：“中焦受气取汁，变化而赤，是谓血。”《素问·阴阳应象大论》云：“心生血，血生脾。”若脾气不足，则气血生化乏源，可致血不养心，必

致心脉不利。《诸病源候论》云：“心痛而不能饮食者，积冷在内，客于脾而乘心络故也。心，阳气也；冷，阴气也。冷乘于心，阴阳相乘，冷热相击，故令痛也。脾主消水谷，冷气客之，则脾气冷弱，不胜于水谷也。心为火，脾为土，是母子也，俱为邪所乘，故痛，复不能饮食也。”综上，李德新教授认为扩心病的主要病机为心阳不足，母病及子，心脾两虚。

2. 经验方药介绍

李德新教授辨证时抓主症而定脏腑寒热，扩张型心肌病多以心悸、怔忡、胸闷为主要临床特征。病在心而及于脾肾，累及气血。治则以温补心阳、补益脾气为主，并随证主次而灵活变通。李德新教授治疗时以芪附汤与桂枝甘草汤合方为基础，即以大剂量黄芪与桂枝、炙附子、炙甘草相配伍。具体辨证治疗如下。

（1）心为阳脏，应以温补心阳为基础：心为阳脏，五行属火，又称火脏。心之阳热之气不但可以维持心脏自身的生理功能，而且还可温养全身，维持正常的生命活动，使其生机不息。若心阳不足，温煦无力，既可导致神失所养，精神倦怠，又可使血脉瘀滞而影响周身血液运行。故治疗之时，李德新教授多以芪附汤合桂枝甘草汤为底方加减以补益心气、温通心阳，从而恢复心的温煦之力。《本经疏证》云：“盖阳加于阴谓之汗，其系卫阳盛，蒸逼营阴，阴气泄为汗者，用黄芪则既能使营阴充，不受阳蒸逼，又能使卫阳不蒸逼营阴可矣。若伤寒汗多阳亡，则系阴气逼阳外泄，必以附子振其阳，阴霾始散，汗乃得止，与黄芪之止汗适相反也。然亦有兼两义，如芪附汤者，则又别有故焉。”《伤寒论》云：“发汗过多，其人叉手自冒心，心下悸，欲得按者，桂枝甘草汤主之。”桂枝辛甘性温，能助心阳，通血脉，止悸动，合以甘草补益心气，益气复脉。心阳不足，血行不畅，易致心血瘀滞，故李德新教授常于方中加丹参以通行血脉、祛瘀止痛，如《本草纲目》谓丹参“能破宿血，补新血”。若瘀血内阻，胸痹心痛者，可加以桃仁、红花活血通经、祛瘀止痛。若胸阳不振，气滞痰瘀者，加以瓜蒌、薤白以通阳散结、行气祛痰。

（2）心脾相关，应补益脾气以助心行血：心脾相关，脏腑传变，心病传脾，脾病传心。如《古今名医方论·卷一》云：“心以经营之久而伤，脾以意虑之郁而伤，则母病必传诸子，子又能令母虚，所以然也。其症则怔忡、怵惕、烦躁之征见于心，饮食倦怠、不能远思、手足无力、耳目昏眊之征见于脾。”故治疗之时宜调脾护心，在补益心气的同时不忘调理脾气，以恢复气血之生化。李德新教授多以四君子汤补益脾气，方剂由人参、焦术、茯苓、甘草组成。汪昂云：“此手足太阴、足阳明药也。人参甘温，大补元气，为君。白术苦温，燥脾补气，为臣。茯苓甘淡，渗湿泻热，为佐。甘草甘平，和中益土，为使也。气足脾运，饮食倍进，则余脏受荫，而色泽身强矣。”脾虚湿停，可加砂仁化湿行气，古人曰其“为醒脾调胃之要药”。脾虚食滞，纳谷不香者，可加鸡内金以消食健脾。

（3）气血失和，应益气养阴、调和阴阳：心阳不足，运血无力，脾气不健，气血乏源，故此病多见气血失和，气阴两虚之表现。《难经·二十二难》云："气主煦之，血主濡之。"气属阳，血属阴，一阳一阴，相互维系，乃保生命运动不息，故气血失和则百病变化而生。李德新教授治疗之时多用生脉散以益气养阴生脉，此方由人参、麦冬、五味子三味药组成，为手太阴、少阴之药。东垣曰："脉者，元气也。人参之甘，补元气，泻火热也；麦冬之苦寒，补水源而清肃燥金也；五味子之酸以泻火，补庚大肠与肺金。"《本草经疏》曰："麦冬，实足阳明胃经之正药。"若心阴不足，心肾不交，常易导致心悸怔忡、虚烦不眠、健忘多梦，故可加酸枣仁、柏子仁，二者皆入心经，合而用之，可养心血、益肝血而养心安神。若心神不宁，心悸失眠重者，可加龙骨、牡蛎平肝潜阳、镇惊安神。

（三）病案

张某，男，33岁，心悸、胸闷、气短数月。

患者无明显诱因于2008年突发心悸、胸闷、气短，且日益加重，活动耐力下降，曾在沈阳某医院诊断为扩张型心肌病、心力衰竭、心功能Ⅲ级。症见心悸阵作，胸闷气短，肢倦乏力，劳则易甚，胁肋胀痛，时少寐，舌淡，边有齿痕，苔薄白，脉沉缓。

西医诊断为扩张型心肌病，中医辨证为心阳不足，心血亏虚，心肾不交之证，治以益心气、助心阳、补心血、交通心肾。

处方：芪附汤合桂枝甘草汤加味。黄芪30g，人参20g，桂枝15g，制附子10g，焦术15g，丹参20g，郁金15g，酸枣仁15g，柏子仁15g，柴胡10g，桔梗10g，甘草10g。7剂。

二诊：心悸怔忡，乏力，劳则益甚，易汗出，咽干口渴，舌淡边有齿痕，苔薄白，脉弦。中医辨证属气阴两虚兼心脾两虚，治以益气养阴、养心补脾。

处方：人参20g，麦冬15g，五味子15g，酸枣仁15g，远志15g，桂枝10g，山药15g，焦术20g，黄芪30g，山茱萸15g，山药15g，甘草10g。7剂。

三诊：心悸气短减轻，时肢倦神疲，偶有胸闷，饮食二便如常，舌淡，苔薄白，脉沉弦。中医辨证属胸阳不振，脾气不足之证，治以通阳散结、补脾益气。

处方：瓜蒌30g，薤白20g，桂枝15g，柴胡10g，郁金15g，丹参20g，鸡内金15g，党参20g，茯苓15g，焦术15g，砂仁10g，甘草10g。7剂。

服上方7剂后诸症均有所减轻，继以汤剂巩固治疗1年，患者临床症状好转，生活质量明显改善。

【按语】此病例为心阳不足，心血亏虚，心肾不交之证。治宜益心气，助心阳，补心血，交通心肾。方以芪附汤合桂枝甘草汤加味以补益心气、温通心阳，从而恢复心的温煦之力。后随证加减，证见气阴两虚兼心脾两虚，治宜益气养阴，养心补脾。后见胸阳不振，脾气不足之证，治宜通阳散结，补脾益气。

六、黄丽娟教授治疗扩张型心肌病的临床经验

（一）医家简介

黄丽娟，女，主任医师，教授，硕士研究生导师，享受国务院政府特殊津贴。黄丽娟教授一直从事中医、中西医结合临床医疗、科研及教学工作，获得北京市科技进步奖三等奖 3 项，北京市中医药管理局科研成果奖一、二等奖 4 项，发表论文 20 余篇。其临床擅治心脑血管病、糖尿病、甲状腺疾患、各种疼痛及发热等病症。

（二）临床经验

1. 病因病机认识

扩张型心肌病，主要特征是单侧或双侧心腔扩大，心肌收缩功能减退，临床表现为进行性心力衰竭、心律失常、血栓栓塞和猝死，生活质量差，病死率高。本病的发生目前认为可能与病毒感染、自身免疫反应、遗传、代谢异常等因素有关。目前西医学对扩张型心肌病尚缺乏有效而特异的治疗手段，因而临床上对其治疗的主要目标在于改善症状、提高生存率，主要采取充分休息、强心、利尿、血管紧张素转换酶抑制剂（ACEI）等常规治疗。中医药在改善扩张型心肌病患者的症状、体征，调整心功能及提高患者存活率方面有较大的优势。黄丽娟教授认为：中医无扩张型心肌病的病名，根据临床表现，涉及中医“心悸”“水肿”“喘证”“胸痹”等范畴。本病病位在心，但常会累及肺、脾、肾、肝。多种病因所致的心气亏虚是本病的发病基础，外邪侵袭、劳倦过度、忧郁思虑、饮食不节、大病久病均可伤及心气，表现为心肺气虚证，并可在气虚的基础上出现气虚血瘀证。气虚证进一步发展可导致机体阴阳平衡失调，出现阴虚或阳虚之候，形成心气阴两虚与心阳气虚证，病位亦损及中焦脾胃、下焦肝肾。本病后期以喘息不得卧、心悸、活动后加重、畏寒肢冷、尿少、水肿为主症，病机关键是心、脾、肾气（阳）虚，血脉瘀阻，水饮内停，凌心射肺或外溢肌肤。本病属本虚标实之证，本虚为气虚、阴虚、阳虚，标实为外邪、瘀血、痰饮，临床表现多为虚实夹杂。

2. 经验方药介绍

黄丽娟教授认为治疗扩张型心肌病应当扶正祛邪，标本兼顾。治疗过程中，应抓住本病的病机，关键是心气亏虚，所以益气扶正的治则要贯彻始终，同时要根据病情发展的不同时期、不同症状选择用药。

（1）气虚血瘀证：胸闷，胸痛，心悸，气短，乏力，遇劳加重，舌暗，苔薄白，脉沉涩。

治则：益气活血。

代表方：补阳还五汤加减。

常用药物：生黄芪、丹参、当归、白芍、川芎、延胡索、郁金、茯苓、桃仁、地龙、酸枣仁等。

加减用药：①若伴有自汗、怕风、常易感冒等肺卫不固证，可酌加白术、防风、煅牡蛎、浮小麦、麻黄根等益气固表止汗。②若脾虚证明显，症见纳呆、腹胀、便溏，可酌加党参或太子参、白术、山药、薏苡仁等健脾化湿。③如以胸闷、胸痛为主时，可酌加枳壳、佛手、玫瑰花、细辛、鸡血藤、娑罗子等以理气活血通脉。

（2）气阴两虚，血脉瘀阻证：胸闷，胸痛，心悸，气短，乏力，口干，舌暗红，苔少或薄白干，脉沉细。

治则：益气养阴，活血通脉。

代表方：生脉散合血府逐瘀汤加减。

常用药物：生黄芪、太子参、麦冬、五味子、赤芍、白芍、川芎、桃仁、丹参、枳壳、牛膝、延胡索、郁金、茯苓、炒酸枣仁等。

加减用药：①若口干明显，可酌加沙参、生地黄、百合、龟甲等养阴生津。②如阴虚生内热，症见心烦、失眠、舌暗红、苔少、脉细数，可酌加炒栀子、牡丹皮、赤芍、莲子心等清热。

（3）气阳不足，瘀血水湿内停证：胸闷，喘憋不能平卧，心悸，气短，乏力，畏寒肢冷，水肿，尿少，舌淡暗，苔白，脉沉无力。

治则：益气温阳，活血利水。

常用药物：生黄芪、太子参、麦冬、五味子、炮附子、益母草、水红花子、葶苈子、茯苓、泽泻、桂枝、炒酸枣仁、枳壳。

加减用药：①若水肿明显，可酌加抽葫芦、猪苓、车前子等加强利水之力。②若阳虚证明显，畏寒肢冷者，可酌加补肾温阳之品，多选用续断、生杜仲、桑寄生、淫羊藿、狗脊等。

黄丽娟教授认为扩张型心肌病的病位在心，与肝、脾、肺、肾关系密切，病性以正虚为本，痰浊、瘀血为标。治疗原则是扶正祛邪，标本兼顾。扶正以补心为主，兼顾肺、脾、肝、肾，祛邪以活血化瘀、利水渗湿为主。

（三）病案

樊某，男，54岁，2010年5月20日初诊。

患者于2009年5月出现活动后胸闷、喘憋，伴有咳嗽、咳痰、咯血、双下肢肿，于某医院诊断为“扩张型心肌病，克山病不除外，心功能不全”，予卡维地洛6.25mg，每日2次；培哚普利2mg，每日1次；欣康20mg，每日2次；呋塞米20mg，每日2次；补达秀1g，每日2次。患者症状有所减轻，但活动耐量逐渐下降，为寻求中医治疗，遂来我院。否认高血压、糖尿病、冠心病病史。就诊时症见乏力、气短，动则尤甚，活动后胸闷、喘憋，夜间能平卧，咳嗽、咳白痰，胃胀，失眠，大便不畅，小便量可。查体：血压 90/60mmHg，口唇发绀，颈静脉充盈，双肺未闻及干湿啰音，心率 68 次 / 分，律齐，杂音（–），腹软无压痛，双下肢轻肿，舌淡暗，苔白腻，脉沉细。辅助检查：超声心动图显示左心扩大（左房前后径 49mm，左室舒张末期内径 71mm），室间隔 6mm，左室收缩功能减低，LVEF 31%，二尖瓣、三尖瓣少量反流。

西医诊断：扩张型心肌病，心力衰竭、心功能Ⅲ级。

中医诊断：心衰。辨证为气虚血瘀，水湿内停。

治法：益气活血，利水化湿。

处方：生黄芪 20g，麦冬 10g，五味子 10g，茯苓 30g，生白术 10g，丹参 30g，郁金 12g，延胡索 10g，白芍 20g，泽泻 30g，泽兰 15g，水红花子 30g，葶苈子 15g，浙贝母 15g，酸枣仁 30g，木香 6g，枳壳 10g，酒大黄 6g。7 剂，浓煎。

二诊：2010 年 6 月 3 日。患者乏力、胸闷、喘憋好转，咳嗽咳痰亦减轻，双下肢肿消失，下肢发凉，失眠，二便调，舌淡暗，苔白腻，脉沉细。

处方：上方生黄芪加至 30g 加强补气之力，酸枣仁加至 40g 宁心安神，加桑寄生 30g，生杜仲 15g 补肾温阳。14 剂，浓煎。

三诊：2010 年 6 月 17 日。患者乏力、胸闷、喘憋进一步好转，活动耐量增加，无水肿，2 日前感冒，无发热，时有咳嗽、咳黄痰，二便调，舌淡暗，苔薄黄，脉沉细。

处方：上方加黄芩 12g，连翘 15g，防风 10g，半枝莲 30g 疏风解表，清肺化痰。7 剂，浓煎。

四诊：2010 年 6 月 24 日。患者感冒愈，咳嗽、咳黄痰好转，无明显胸闷、喘憋，有时口干，无水肿，二便调。舌淡暗，苔薄白、略干，脉沉细。

处方：上方去连翘 15g，防风 10g，半枝莲 30g，加北沙参 15g 清肺生津。14 剂，浓煎。

五诊：2010 年 7 月 8 日。患者乏力明显好转，无胸闷、喘憋，无口干，无咳嗽、咳痰，无水肿，二便调，舌淡暗，苔薄白，脉沉细。

处方：上方生黄芪加至 40g，去北沙参 15g，加太子参 20g 加强补气之力。14 剂，浓煎。

此后上方加减治疗，病情相对稳定，一般的日常活动不受限。半年后复查超声心动图：左心扩大（左房前后径 45mm，左室舒张末期内径 65mm），室间隔 6mm，左室收缩功能减低，LVEF 50%，二尖瓣、三尖瓣少量反流。

【按语】该患者辨证为气虚血瘀，水湿内停，治以益气活血、利水化湿之法。治疗过程中，患者不慎感受外邪，出现咳嗽、咳黄痰，此时应注意祛散外邪，标本兼顾，加用连翘、黄芩、防风、半枝莲解表宣肺、清热化痰。待外邪去，继以益气活血、利水化湿为主。因此，应抓住本病的病机关键是心气亏虚，所以益气扶正的治则要贯彻始终，同时要根据病情发展的不同时期、不同症状选择用药，以取得良好的临床疗效。

第七章　肺源性心脏病

肺源性心脏病（简称肺心病）主要是由于支气管－肺组织或肺动脉血管病变导致肺动脉高压，继而出现右心室结构和（或）功能的改变，导致右心室增大，伴或不伴充血性心力衰竭的一组疾病。根据起病缓急和病程长短，其可分为急性和慢性两类，临床上以后者多见。本病发展缓慢，临床上除原有肺、胸疾病的各种症状和体征外，主要是逐步出现肺衰竭、心力衰竭及其他器官损害的征象。本病属于中医学“肺胀”“咳喘”“痰饮”“心悸”“水肿”等范畴。

一、董燕平教授治疗肺源性心脏病的临床经验

（一）医家简介

董燕平，男，教授，主任医师，从事中医内科及中西医结合内科临床、教学、科研工作几十余年，为第三、五批全国老中医药专家学术经验继承工作指导老师、第四批河北省老中医药专家学术经验继承工作指导老师，先后培养5名具有正高级卫生技术职称的中医临床医师。董燕平教授擅长心血管病和风湿免疫性疾病的诊断和治疗，主张中西医结合，汲取近现代中药药理学的科研成果，做深层的探索，从而形成了独特的治疗特色，对危急重症和慢性病采取相应的治疗方法，挽救了无数生命，提高了慢性病患者的生活质量，深受患者爱戴。

（二）临床经验

董燕平教授认为肺源性心脏的病机是本虚标实。本虚是久病肺气虚，逐渐导致心、脾、肾气虚，晚期则气虚及阳，或阴阳两虚。标实可以分为初期感受外邪；中期因脏器功能异常产生病理产物，如痰浊、水饮、瘀血、气滞等；后期正虚邪盛，可见痰迷心窍或阳气虚脱，阴阳离决。

因肺主气，开窍于鼻，外合皮毛，主表卫外，故疾病初期，风、寒、暑、湿、燥、火六淫疫气侵犯人体，外邪从口鼻、皮毛入侵，每多首先犯肺，导致肺气宣降不利，上逆而为咳，升降失常则为喘。《素问·评热病论》说：“邪之所凑，其气必虚。”肺胀患者多为年老体虚之人，易招致外邪侵袭，久病损伤肺气，则肺气更虚。肺主气，司呼吸，

朝百脉。肺气功能正常，才能推动血脉运行，行使其朝百脉之功能，助心行血。若肺气虚极，无力推动血行，必导致心脉瘀阻不通，血行涩滞，循环不利，血瘀肺脉，肺气更加壅塞，造成气虚血滞、血滞气郁、由肺及心的恶性后果，出现心悸、气短、发绀、水肿等症状。此证由气分波及血分，病情严重。“五脏六腑皆令人咳，非独肺也。”人体是一整体，若肺病及脾，子盗母气，脾失健运，气不化精，反致水湿内停，凝聚为痰。“肺为贮痰之器”，痰浊阻肺，加重阻碍肺气升降，病情加重。肺为气之主，肾为气之根，肺虚日久，肺伤及肾，或先天不足，肾气亦亏，摄纳无权，则气短不续，动则益甚。且肾主水，肾阳衰微，则气不化水，水邪泛溢则肿，凌心肺则喘咳心悸。若病情进一步发展，痰浊不化，痰蒙心窍，出现神志异常；心阳根于命门真火，肾阳不振，进一步导致心肾阳衰，可呈现喘脱危候。

所以在治疗上，董燕平教授认为总的原则是扶正祛邪，缓则治其本，急则治其标，应根据标本、缓急、轻重，分期、分型，辨证施治。

1. 病变初期，以祛邪为主，兼顾体质

病变初期，外邪侵袭，以标实为主，若素有肺气虚或肺阴虚，可兼见不足之症。若肺内原有伏邪，外感引动伏邪，寒痰或痰热相搏，病情急剧加重。此时治疗，当以祛邪为主，兼顾扶正，尽快控制病情，防生他症。

（1）风寒犯肺：秋冬季节，调养不慎，感受风寒，可见恶寒重，发热轻，全身骨节酸痛，咳喘，咳吐白痰，舌淡，苔薄白或白腻，脉滑。感受风寒患者多为素体肺气不足，甚至肺阳虚，卫外不固，治疗当益气温肺散寒，化痰止咳平喘，可用参苏饮或小青龙汤加减，临证多用党参益气固表，桂枝、麻黄、葛根、荆芥等宣肺解表散邪，细辛、干姜温肺散寒，法半夏、茯苓、炙甘草等化痰止咳。气虚重者加党参，痰浊重者加陈皮、贝母、胆南星。

（2）风热犯肺：春夏之交，感受风热，或风寒入里化热，可见发热，汗出，咳喘，咳黄黏痰，舌质红，苔薄黄或黄腻，脉滑。治疗当散风清热，化痰止咳。可选用银翘散加清热化痰药或用麻杏石甘汤加清热解毒药。临证多用麻黄、杏仁、生石膏、金银花、连翘、黄芩、栀子、蒲公英、鱼腥草等。感染重者加大清热解毒力度，如重用金银花、连翘、半边莲、穿心莲、鱼腥草、败酱草、白花蛇舌草等；气滞痰阻兼有瘀血者，可加用理气活血药，如半边莲配三七粉、鱼腥草合丹参；痰热盛加瓜蒌、桑白皮、地骨皮、半夏、茯苓、胆南星等。西药选用合适的抗生素或用痰热清等中成药静脉滴注，控制感染。咳喘不重者慎用麻黄。

董燕平教授认为：本病初期以外感引动为主，早期控制病情非常重要。辨证准确、用药合理是快速控制病情的关键。疾病初期虽然有素体不足，但正气尚可，外邪初入，应聚力抗邪，勿使邪深入。祛邪同时兼顾扶助正气，千万不能一味祛邪，损伤胃气，使病情难愈。同时注意扶正比例，亦不能过于补益，以防闭门留寇。

2. 病变中期，平衡扶正祛邪关系，控制病情发展

（1）咳喘重兼见脾肾阳虚：患者除有咳嗽、气喘、短气外，还见心慌、纳差、腹胀或浮肿。此时宜宣肺降气，健脾益肾，肺脾肾同治。宣肺降气可用麻杏石甘汤或苏子降气汤。健脾益肾可用归脾汤、二仙汤、参蛤散等加减。可上下午分开服用。宣肺降气药选用麻黄、杏仁、紫苏子、瓜蒌、贝母、桑白皮、地骨皮、甘草。健脾补肾选用人参、炒白术、黄芪、茯苓、枸杞子、补骨脂、蛤蚧粉等。

病至中期，患者正气已经不足，无力抗邪外出，邪气亦盛，正邪交结，缠绵难愈。所以此时治疗困难，应扶正与祛邪并重，扶正不忘祛邪，祛邪不伤正。上午用宣肺降气药止咳化痰平喘，因上午正气正旺，故可助药力祛邪外出。下午正气始衰，用扶正药扶助正气，以期扶正祛邪。

（2）咳喘重兼见心肾阳虚，心血瘀阻，水饮内停：患者咳喘，气短，喘息，不能平卧，痰多泡沫，量多，面色、口唇发绀，腹胀浮肿。此时宜化瘀行气利水，补益肺心肾。化瘀利水选用木防己汤、苓桂术甘汤、真武汤、葶苈大枣泻肺汤加减。补肾纳气用肾气丸、右归丸、人参核桃汤等。化瘀利水药物选用汉防己、益母草、茜草、丹参、茯苓、猪苓、泽泻、葶苈子、附子等。补益心肾药物选用桂枝、附子、人参、补骨脂、炒山药、熟地黄、山茱萸、泽泻、菟丝子、枸杞子等。

肺气虚日久，宣发肃降无力，肺主治节功能亦失常，渐致心主血脉功能异常，心血瘀阻。肺主气，肺气虚，肃降无权，则肾气不纳。血不利则为水，气机不畅，心血瘀阻，致津液布散失常，停聚而为水饮。故治疗应化瘀行气利水，补益肺心肾气，使气行则血行，津液得布，咳喘得平，瘀血水肿得化。

3. 疾病极期，痰迷心窍，或阴阳俱虚，现阳脱危象，急需豁痰开窍，或回阳固脱

（1）痰迷心窍：正虚邪实，痰湿蒙蔽清窍，表现为嗜睡、昏迷，或见抽搐。治疗以豁痰开窍为主。此时多处于感染极重阶段，西医根据痰培养、肺部 CT 等检查结果，给予积极抗感染、化痰解痉平喘治疗，配合豁痰开窍中药，选用导痰汤合苏合香丸、小半夏汤化裁。药选杏仁、半夏、干姜、胆南星、石菖蒲、远志等。痰热明显者亦可用中药注射剂清开灵、痰热清静脉滴注，痰湿明显者应以温化痰湿为重。董燕平教授认为抗生素类药多属寒凉，为防加重痰湿凝滞，中药应选温化痰浊之品，正如《金匮要略·痰饮咳嗽病脉证并治》所说“病痰饮者，当以温药和之”，即行消开导、祛除饮邪以治标，调和脏腑、恢复气化以治本。

（2）阴阳离决，阳气暴脱：肺心病是很难治疗的疾病，若疾病没有及时控制，会出现阴阳离决，阳气暴脱的死证。临床可见咳喘，气急气短，不能平卧，手足冷，冷汗出，面色潮红，血压下降。治疗急用参麦注射液或参附注射液，或口服独参汤、四逆汤等。

病情危重，动用一切手段，以抢救患者生命为要务。

4. 疾病稳定期，扶正为主

（1）肺肾阴精亏虚：肺心病虽凶险，但治疗及时得当则邪气可退，然正气消耗，此时应举力扶正，以促恢复。常可见重症感染之后，肺肾阴津亏耗，症见口干舌燥，鼻、眼干燥，口渴少津，痰少黏稠，不易咳出，大便干结，易汗出，夜间盗汗明显。宜滋阴生津润燥，选用竹叶石膏汤、沙参麦冬汤、五汁饮、三甲复脉汤等加减。

痰火盛则伤津耗液，损伤肺津，渐及肾阴。津液易补，阴液难调。董燕平教授认为先用生津药快速补津，因为患者素体有痰深伏，应注意避免大量使用滋阴药滋腻生痰。

（2）心脾肾阳虚：症见咳嗽、短气，活动后加重，动则汗出，平素极易感冒、心悸、发绀、浮肿等。以补益心阳、健脾益肾、温阳化气、利水消肿为法。平时无心悸、浮肿时可用薯蓣丸、玉屏风散常服。心悸、浮肿明显选用瓜蒌薤白白酒汤合苓桂术甘汤或真武汤化裁。阳气虚损重者加人参、黄芪。水肿重酌加葶苈子、猪苓、泽泻。

肺气耗伤，渐损及阳，导致心脾肾阳虚。阳虚，卫外不固，常易受风感冒。由于心脾肾阳虚，相应功能失常，导致血瘀水停。治疗当温补，以期恢复其功能。

（三）病案

病案一：

林某，男，56岁，咳喘反复发作16年，病情加重伴心悸，尿少，双下肢、腹部水肿明显20天，于2009年11月13日入院。

患者素有过敏性鼻炎，16年前冬季感冒后出现咳嗽、喘息，经治疗后好转。后每年冬季发作，轻重不一。5年前咳喘兼见心慌，肝脾大，诊断为慢性支气管炎、肺心病。2009年10月中旬开始喘息加重，伴双下肢水肿、尿少，外用平喘喷雾剂，口服止咳化痰、利尿药治疗，症状未减轻，逐渐出现腹胀满，纳差，不能平卧，收入院治疗。入院检查：体温38℃，心率101次/分，律齐，呼吸23次/分，血压150/85mmHg，血氧饱和度75%。面部、口唇、指甲发绀，颈静脉怒张，桶状胸，肺部叩诊呈过清音，心界向两侧扩大，双肺中下部可闻及中小水泡音，散在痰鸣音及哮鸣音。肝大，肋下3指可触及，质中，压痛，肝颈静脉回流征阳性，双下肢凹陷性水肿，神经系统正常。舌质紫暗，苔黄厚腻，脉沉细。

西医诊断：肺源性心脏病。

中医辨证：痰热郁肺。

治法：宣肺化痰，益气散邪。

处方：予麻杏石甘汤合银翘散加瓜蒌、半夏。炙麻黄3g，杏仁10g，石膏20g，炙甘草10g，桂枝6g，全瓜蒌15g，连翘10g，前胡15g，桔梗10g，金银花15g，半夏15g，车前子15g，黄芪15g。7剂，日1剂，水煎服。同时给予吸氧，抗生素抗感染，并加用利尿剂。

二诊：11月19日。用药5剂后体温降至正常，咳喘稍减轻，面色、口唇发绀减轻不明显，双下肢水肿减轻，心慌减轻，咳痰少，黄黏稠，不易咳出，舌红，苔黄腻，脉细数。

处方：予枳实薤白桂枝汤加温胆汤加减。枳实10g，薤白15g，桂枝6g，厚朴6g，全瓜蒌 18g，黄芩 10g，石膏 20g，陈皮 10g，法半夏 10g，茯苓 20g，炙甘草 10g，丹参 10g，桑白皮 15g，地骨皮 10g。

三诊：11 月 26 日。用药 7 剂后患者咳喘明显减轻，咳痰减少，面色发绀减轻，腹胀及水肿减轻，精神稍差，仍感乏力，纳食不香，舌质暗红，苔薄黄，脉沉细无力。两肺底闻及中小水泡音，心率 90 次 / 分，律齐。已经停用抗生素及利尿剂。宜益气健脾，活血解毒。

处方：黄芪 30g，党参 15g，茯苓 30g，炒白术 10g，瓜蒌 15g，川贝母 10g，紫苏叶 10g，杏仁 15g，前胡 10g，丹参 20g，红花 10g，郁金 10g，蒲公英 15g，白花蛇舌草 30g，鱼腥草 20g，半枝莲 15g。

四诊：12 月 12 日。患者咳喘基本消失，面部、口唇发绀明显减轻，水肿、乏力均有好转，口干，大便稍干，舌暗红，苔薄白，脉沉细。予竹叶石膏汤合玉屏风散调理善后。

【按语】该患者患咳喘多年，因时邪引动而病情加重。刚入院时，住院大夫给用了抗生素、利尿剂，董燕平教授结合西药使用情况，一诊以宣肺化痰、疏散外邪为主，使肺得宣肃，透表达邪，配合抗生素清解，使邪有出路。二诊时外邪已散，因使用利尿剂强制利水，水肿减轻，但全身气机不畅，胸部气塞痰堵，所以治疗应宣肺开郁，肃降平喘，健脾理气化痰。恢复脏腑运化，气机畅通则痰瘀自除。三诊邪去正气亦耗，所以治疗当扶助正气。但此时抗生素已经停用，为防止病情反复，加用清热解毒药物巩固疗效。四诊邪去正虚，慢慢调理脏腑功能，使其阴阳平衡而达到满意的效果。

病案二：

陶某，男，43 岁。

患者自 13 岁起即反复发作哮喘，经常使用哮喘气雾剂才能缓解，每至冬季常需住院治疗。近 2 年来哮喘加重并伴有心悸、水肿，经检查诊断为肺源性心脏病。近日因咳喘、心悸加重并双下肢水肿，至董燕平教授门诊求治。患者症见心悸，胸闷气促，咳喘，呼多吸少，张口抬肩，哮鸣音室外就可闻及，面唇淡白青紫，双下肢浮肿，手足冷，舌紫暗，舌下静脉曲张，苔灰白，脉细数。

西医诊断：肺源性心脏病。

中医辨证：心肾阳虚，水瘀内阻。

处方：木防己汤去石膏加茯苓、芒硝合真武汤加减。炮附子 15g（先煎 1 小时），防己 10g，桂枝 6g，人参 10g，干姜皮 10g，茯苓 20g，炒白术 15g，赤芍 12g，白芍 12g，丹参 30g，炙甘草 6g，泽泻 15g。嘱其浓煎频服，上午服完 1 剂，下午服用肾气丸，配合低流量间歇吸氧，使用哮喘喷雾剂。

二诊：服 5 剂药后，喘息大减，已能平卧，水肿明显减轻，吸氧量减少，继予上方加葶苈子 20g，附子改为 20g（先煎 1 小时），续服 10 剂，诸症基本消失。嘱其继续服用薯蓣丸巩固疗效。

【**按语**】该名患者症状极重，但效果明显，得益于辨证准确，用药精当。患者哮喘约 30 年，肺气大伤，阳气亦亏，子盗母气，肾阳虚损，肾不纳气，加重哮喘，故肺肾同治，扶正祛邪，标本兼顾，收到良好效果。

二、周仲瑛教授治疗肺源性心脏病的临床经验

（一）医家简介

周仲瑛，南京中医学院（现南京中医药大学）原院长，江苏省中医院原院长，首批国家级非物质文化遗产中医诊法代表性传人，首批享受国务院政府特殊津贴的专家。多年来，他先后主持国家级科研课题 8 项、省部级 6 项，取得科研成果 24 项，获得科技进步奖 22 项，研究科研用药 25 种，转让新药 8 种，出版学术专著 27 部，发表学术论文百余篇。

（二）临床经验

1. 病因病机认识

周仲瑛教授认为肺朝百脉，助心治理调节百脉的运行，肺虚治节失职，久则肺心同病，表现出“久病入络”，痰瘀互结同病的病理变化，甚则形成肺胀病证。《丹溪心法》所云“肺胀而咳，或左或右不得眠，此痰夹瘀血碍气而病”，即提示了肺病日久因痰致瘀的特点。

2. 辨证论治

在治疗上，周仲瑛教授认为，肺病及心，应痰瘀同治，尤重化瘀。若痰瘀壅阻肺气，喘而气逆痰涌，胸部憋闷，胁肋胀痛，面暗，唇甲青紫，舌苔浊腻、质紫，脉细滑者，当化痰祛瘀，选用杏苏二陈汤合加味旋覆花汤，药用紫苏子、白芥子、葶苈子、法半夏、杏仁、桃仁、当归、旋覆花、茜草根、降香等。如病情进一步发展，痰瘀壅阻气机，脉络不通，气化失宣，津液失于输化，则可导致血瘀水停，身肿足浮，腹满，喘急咳逆，心慌动悸，颈脉动甚，面唇、爪甲、舌质暗紫，脉来三五不调，表现肺心同病之候，治疗当重在化瘀利水，药用苏木、泽兰、路路通、当归、丹参、桃仁、茯苓、泽泻、汉防己、泽漆、万年青根、蟾蜍皮、茶树根等。

（三）病案

王某，男，66 岁，1997 年 10 月 20 日初诊。

患者反复咳嗽、咳痰、气喘 30 余年，曾被上海某医院诊断为慢性支气管炎、肺心病，经中西医多种药物治疗仍难阻止病情发展。本次因天寒受凉感冒而诱发。刻诊：面部乌紫，咳嗽，气喘，咳痰，夜不能平卧，面部、下肢浮肿，小便量少，大便偏稀，日

行 1 ～ 2 次，舌质瘀紫，苔薄腻。

西医诊断为肺源性心脏病。中医诊断为肺胀，辨证属痰瘀痹阻，水饮凌心，虚实错杂，肺心同病。

处方：炙麻黄 5g，炙附片 10g，淡干姜 3g，炙桂枝 10g，茯苓 20g，汉防己 12g，苏木 10g，炒紫苏子 10g，葶苈子 15g，生黄芪 25g，桃仁 10g，五加皮 10g，党参 15g，法半夏 10g，泽兰 15g，泽泻 15g，石菖蒲 10g，万年青叶 1 片。7 剂。

二诊：1997 年 10 月 27 日。药后面唇发绀显减，尿量增多，下肢肿消不尽，咳逆喘息痰黏，咳吐困难，舌质瘀紫减轻，苔薄腻。守原法进取，仍防变化。

处方：原方加砂仁 3g，制远志 6g，陈皮 5g。21 剂。

三诊：续服 21 剂，症状改善显著，面部紫黑转黄，口唇爪甲发绀消退，稍有胸闷，喘息不著，食纳知味，大便日行，小便量多。故三诊仍守原法，加沉香 3g，陈皮 10g。继续巩固。

【按语】肺心病急性发作期以肺肾阳虚为本，痰瘀阻肺、水气凌心、心脉瘀阻为标，因此治疗以温阳化饮、涤痰化瘀、益气活血为基本大法。方中麻黄一药，既取其宣肺平喘之效，更重要的在于其与温少阴之里寒、补命门之真阳之附子相配以发越凝寒、通达阳气，改善患者“缺氧”状态。桂枝温通心阳；苏木、桃仁、泽兰、五加皮、防己、泽泻活血化瘀、利水消肿；紫苏子、葶苈子降气涤痰平喘；半夏、石菖蒲化痰开窍；党参、黄芪配苏木等益气活血、利水消肿。现代药理证明，方中麻黄、附子、泽兰、苏木、五加皮、党参、黄芪、万年青均有不同程度的增强心肌收缩力、强心利尿、抗缺氧等作用。此外，该患者面色青紫表现突出，符合《黄帝内经》“手少阴气绝则脉不通，脉不通则血不流，血不流则髦色不泽，故其面黑如漆柴者，血先死”的描述，通过温阳通脉、涤痰化瘀治疗，血脉通畅，面色青紫得以改善，严重病势得以逆转。

三、洪广祥教授治疗肺源性心脏病的临床经验

（一）医家简介

洪广祥，江西中医学院（现江西中医药大学）教授、主任中医师、北京中医药大学中医内科博士研究生导师。1991 年起享受国务院政府特殊津贴，1992 年被国家人事部、卫生部、国家中医药管理局确定为首批 500 全国老中医药专家医术经验继承工作指导老师之一，1996 年被江西省人民政府授予江西省名中医称号，1992 年被英国剑桥国际名人传记中心授予国际著名知识分子和著名专家。洪广祥先后多次赴美国、法国、比利时、马来西亚等国进行讲学和医疗活动，并担任多个国家传统医药学院顾问、客座教授、名誉校长。洪广祥获国家专利局发明专利 3 个，研制国家三类新中药 2 个，其中治疗支气管哮喘的新中药——蠲哮片，分别获中国发明协会和香港国际华人发明博览会金奖。洪

广祥主编、副主编或协编专著 10 部，发表论文 60 余篇，已培养中医呼吸内科博士研究生 3 名、硕士研究生 16 名，2001 年国家中医药管理局确定洪广祥为中医呼吸内科学术带头人。洪广祥兼任中华中医药学会理事、国家药品监督管理局新药评审专家、江西省中医药学会副理事长等职。洪广祥长期从事中医临床、教学、科研和管理工作，专业方向为中医内科学，尤其擅长于内科呼吸疾病的治疗，对支气管哮喘、支气管扩张、慢性阻塞性肺疾病等有丰富的临床经验。

（二）临床经验

1. 病因病机认识

洪广祥教授认为，阳气虚弱，痰瘀伏肺是慢性肺源性心脏病的主要病理基础。肺心病急性发作期以肺肾阳虚为本，痰瘀伏肺为标。肺主皮毛，司卫气，寒邪犯肺，伤及卫阳，卫阳虚则易感寒邪，更伤及肺气，损及肺阳，肺阳虚不能输布津液，聚而成痰，痰阻气机，血液运行不畅，导致瘀血阻肺，痰瘀相搏，内伏于肺为其“夙根”，这个“夙根”亦成为本病之标实。临床可见咳喘甚，口唇暗，舌质暗，苔腻，脉滑等痰瘀伏肺症状。痰瘀均为阴邪，易为外感之寒邪所引动，内外相激加重痰瘀气阻的病理变化，使阳气更虚，形成恶性循环。肾阳为人体阳气之根本，卫气虽为肺所司，但《黄帝内经》曰：“营出中焦，卫出下焦。”可见卫阳根于肾阳，肺卫阳虚日久导致肾阳亦虚。由于阳虚易感寒邪，引动“夙根”而致肺心病急性发作，同时阳气虚弱，寒痰瘀阻，损伤心阳，使心阳不能温运血脉，导致心血瘀阻，临床见咳喘不能平卧，畏寒，面色、口唇暗，舌质暗淡，肢端青紫或颈部青筋显露等。心肺俱受痰瘀阻滞，则上焦壅遏不通，三焦决渎失司，聚水而肿。临床可见咳嗽，气喘，气短，动则尤甚，心悸，心慌，畏寒，肢冷，双下肢浮肿，甚至出现全身浮肿或腹水，形成咳、喘、悸、肿四大相关联的主症。

2. 辨证论治

（1）治疗原则：洪广祥教授认为，温补阳气、涤痰祛瘀为治疗肺心病的基本法则。肺心病多以感受寒邪而致急性发作。由于阳气虚弱，痰瘀伏肺为其病理基础，初感寒邪，尚未化热，从西医来看是属于感染所致，但从中医的辨证观点来看，急性发作期不一定都表现为热象，多呈阳气虚弱，寒痰瘀阻证，此时不宜过早使用寒凉之品，免致寒邪内闭，阳气更伤，促使病情加重，故宜温阳与涤痰并举。温阳应从温肺肾之阳着手，肺阳可以护卫外之阳，祛除外邪，且可抵御外邪的侵袭；肾阳为人体阳气之根，温肾以充全身之阳气，同时血得温则行，痰得温则化，从而达到温阳以化痰散瘀之目的。涤痰祛瘀应从疏利气机着手，因为气顺则痰消，气行血亦活。治气之法，应从调肝气、行脾气、泻肺气、利腑气着手，以达到气通壅除之目的。

（2）辨证分型论治：根据临床症状的不同，洪广祥教授从以下几个方面辨证治疗。

①肺肾阳虚，痰瘀伏肺证：症见咳嗽气喘，怯寒，肢冷，平素易感冒，唇、舌暗，苔白黄腻，脉细弦滑。治以温阳益气，涤痰祛瘀法。常用药物为生黄芪、熟附子、葶苈

子、牡荆子、槟榔、青皮、陈皮、卫矛、生大黄。肺寒证明显者，配合温散之药，加生麻黄、干姜、细辛等；痰热明显者，配合清化之药，合麻杏甘石汤，或选加金荞麦根、十大功劳、七叶一枝花、紫背天葵、鱼腥草等。

②脾肾阳虚，水气攻心证：症见心悸心慌，气短不能平卧，浮肿，尿少，口唇暗，舌质紫暗，苔腻，脉沉滑略数。治以温肾健脾、利水宁心，佐以涤痰祛瘀，方用真武汤、苓桂术甘汤加减（制附子、桂枝、白术、茯苓、生姜、椒目、泽泻、车前子、法半夏、陈皮、益母草、水蛭胶囊）。

③气阴两虚，痰瘀胶结证：症见咳嗽，痰难咳出，气喘，气短，口干，口唇暗红，苔少或无苔，脉细弦滑数。治以益气养阴、涤散痰瘀，方用生脉散加味（西洋参、麦冬、五味子、怀山药、法半夏、竹沥、海蛤壳、海浮石、葶苈子、青皮、陈皮、水蛭胶囊）。

④痰浊蔽窍证：症见意识不清，神昏谵语，喘促痰鸣，舌质紫暗，苔腻，脉弦滑数。治以除痰开窍，方用菖蒲郁金汤合涤痰汤加减等，常用药为石菖蒲、郁金、法半夏、制南星、竹沥、礞石、生大黄、桃仁等。若有阳气暴脱者，宜回阳救脱，用参附汤合生脉散加减。

上述是肺心病急性发作期的辨证论治，在临床实践中往往错综复杂，寒热虚实并见，或多证型相兼，临证时必须坚持辨证论治的原则，灵活掌握，切勿刻舟求剑，方能切合临床实际，对于危急重症，应适当配合西药治疗，以取长补短，提高临床疗效。

（三）病案

游某，女，53岁，1990年12月12日入院。

患者以反复咳嗽、咳痰、气喘30余年，加重伴头痛5天入院。患者于30余年前无明显诱因出现咳嗽、咳痰、气喘，服消炎止咳平喘西药好转，此后每年冬季易发，曾在某医院诊断为慢性支气管炎、肺气肿、肺心病。本次发病于5天前因受寒而诱发，咳嗽明显，吐黄白黏痰，量约300mL/d，气憋，伴头痛，烦躁，入院时症见神志模糊，倦怠嗜睡，气喘不能平卧。查体：体温37℃，呼吸27次/分，脉搏101次/分，血压113/68mmHg，球结膜水肿明显，口唇青紫，颈静脉怒张，胸廓呈桶状，双肺满布湿啰音，腹部叩诊移动性浊音阳性，双下肢浮肿至膝，舌暗，无苔，脉浮大无根。

西医诊断：慢性支气管炎（单纯型）合并感染，阻塞性肺气肿，肺源性心脏病合并心力衰竭，呼吸衰竭Ⅱ型，肺性脑病。

中医辨证：阳气虚衰，痰瘀伏肺，上蒙清窍，水气不化，心阳欲脱。治以回阳救逆，涤痰祛瘀，开窍醒神，温阳利水。

处方：红参10g（另煎），麦冬10g，五味子10g，青皮10g，陈皮10g，槟榔10g，卫矛10g，生大黄10g，石菖蒲10g，郁金10g，熟附子15g，葶苈子15g，牡荆子15g，防己15g，益母草30g。日1剂，分2～3次煎服。结合西药对症处理。

二诊：中西药治疗5天后，症状明显好转，神志清楚，头痛消失，两肺湿啰音较前局限，腹部叩诊移动性浊音阴性，双下肢有轻微浮肿，咳吐少许黄白痰，舌暗红、苔少，脉弦滑数。停用西药，继续中药治疗以涤痰祛瘀、温补阳气。

处方：葶苈子 15g，金荞麦根 15g，泽泻 15g，七叶一枝花 20g，鱼腥草 30g，桃仁 10g。

三诊：以上方续服 1 周后症状明显改善，生活已能自理。查体示肺部可闻及散在的细小水泡音，余无异常。

【按语】本案为心肾阳衰之重症，其主要病机为阳气虚衰，痰瘀伏肺。取中西医之长，间用西药抗感染、纠正心衰、呼吸衰竭，等病情缓解后，以中药温补阳气以扶正，涤痰祛瘀以除夙根，更显其长，由于始终坚持温阳与涤痰并举，达到阳气充、痰瘀去、咳喘自平之目的，因而收效满意。

四、汪履秋教授治疗肺源性心脏病的临床经验

（一）医家简介

汪履秋，南京中医药大学教授，首批全国老中医药专家学术经验继承工作指导老师，享受国务院政府特殊津贴。行医六十余载，学验俱丰，擅长诊治外感时病及内科杂病，在肺心病的治疗方面提出了自己独到的经验，疗效斐然。

（二）临床经验

1. 病因病机认识

汪履秋教授辨证与辨病有机结合，将肺心病的临床表现归为五大症状，即闷、咳、喘、痰、悸。汪履秋教授认为，通过对这五大症的观察，可了解患者病情轻重，辨别虚实寒热。闷越重，表明患者肺功能越差，预后欠佳；咳嗽剧烈却可能是病情较轻的表现，说明患者正气尚旺，能通过气逆作咳而逐邪外达；喘当辨虚实，实喘乃痰、气郁结所致，虚喘当分肺肾，操劳后少气不足以息者，为肺虚不能主气，静息时也有气短，活动后明显者，乃肾虚不能纳气之候；痰当分寒热，白痰多为寒，黄痰多为热，但痰白质黏则是热象，黄痰质稀亦可见寒象；悸，心悸之谓也，是肺病及心，心气、心阳衰弱，常为病情危重的表现。

2. 辨证分型治疗

（1）痰浊壅肺证：症见咳嗽气喘，胸满闷胀，痰多黏腻，舌苔白腻，脉滑。治以化痰降气，方选苏子降气汤、三子养亲汤，药用半夏、陈皮、茯苓、紫苏子、白芥子、莱菔子、苍术、厚朴等。如痰从寒化为饮，外感风寒诱发，喘咳痰多，色白而有泡沫，见表寒里饮者，可予小青龙汤加减以散寒化饮。

（2）痰热蕴结证：此证多为肺心病合并感染，症见咳嗽气粗，胸膈烦闷不安，痰黄

或白，黏稠难咳，舌红，苔黄腻，脉滑数。治以清肺化痰、降逆止喘，方选泻白散或三子养亲汤加金荞麦、鱼腥草等清热之品，药用桑白皮、黄芩、贝母、竹沥、半夏、莱菔子、白芥子、紫苏子、金荞麦、鱼腥草、一枝黄花、平地木等。

（3）肺肾两虚证：症见呼吸浅促，声低气怯，咳嗽痰白如沫，咳吐不利，舌淡或红，脉沉细或有结代。治以养肺阴、益肾气，方选生脉散合人参胡桃饮加减，药用太子参（党参、人参）、麦冬、五味子、沉香、炒熟地黄、钟乳石、紫石英、坎炁、蛤蚧等。

（4）脾肾两虚证：症见食少痰多，短气息促，纳后脘痞，腰酸腿软，舌淡，苔薄，脉沉细。治以健脾补肾，方选桂苓理中汤、金匮肾气丸加减，药用桂枝、茯苓、白术、附子、党参、熟地黄、山茱萸等。

（5）心阳亏虚证：症见喘咳心悸，咳痰清稀，面浮肢肿，小便量少，舌质淡胖，苔白滑，脉沉细。治以通阳化气，方选真武汤加减，药用附子、桂枝、白术、猪苓、茯苓、赤芍、生姜等。

以上5大证型以前3型最为多见，其中前2型为实证，后3型为虚证，但临床证情错综复杂，须掌握发时每多虚中求实，缓解期每多实中求虚，虚实之间，交叉出现，贵在权衡。如痰浊壅肺，兼见易汗、短气、乏力等肺脾气虚之象时，可酌加党参、黄芪、白术等补肺健脾之品，此乃实中求虚；如肺肾两虚，兼见咳嗽痰多，色黄或白，黏稠难咳等痰热之象时，可酌加金荞麦、鱼腥草等以清化痰热，此乃虚中求实。

3. 危急重症用药特点

（1）喘脱：症见喘咳甚剧，鼻煽气促，心慌动悸，面青唇紫，汗出肢冷，脉浮大无根或见歇，或模糊不清。治以扶正固脱，方选参附龙牡汤送服蛤蚧粉或黑锡丹，药用人参、附子、生龙骨、生牡蛎、干姜等。

（2）痰厥：症见面色青紫，胸闷如窒，喉有痰声，不能咳出，舌苔腻，脉沉滑。治以开胸结、化痰浊，方选香附旋覆花汤、半夏厚朴汤加减，药用香附、旋覆花、紫苏子、杏仁、半夏、厚朴、橘皮、瓜蒌等。

（3）出血：症见皮肤、黏膜出血，咯血、便血等。多为气不摄血，热盛动血，治以益气摄血、凉血止血，方选归脾汤加地榆、槐花、牡丹皮、水牛角等。

（4）昏迷：症见神志恍惚，撮空理线，表情淡漠，嗜睡，昏迷，或肢体瞤动，抽搐，咳逆喘促，咳痰不爽。多为肝风内动或热盛动风，痰蒙心窍所致，治以平肝化痰、息风开窍，方选天麻钩藤饮加减，另服至宝丹或紫雪丹，药用天麻、钩藤、黄芪、半夏、茯苓、石菖蒲、矾水郁金、胆南星等。

（三）病案

张某，男，62岁，1992年12月6日初诊。

患者原有慢性支气管炎、肺心病病史8年，反复发作，近1周来咳嗽气喘又作，痰多色白黏腻，胸满闷胀，纳谷欠佳，二便正常，舌淡，苔白腻，脉细滑。

西医诊断：肺源性心脏病。

中医辨证：痰浊壅肺。

治以化痰降气，方选苏子降气汤合三子养亲汤加减：紫苏子 10g，制半夏 10g，前胡 10g，苍术 10g，茯苓 10g，莱菔子 10g，葶苈子 10g，杏仁 10g，陈皮 6g，平地木 15g。7 剂，日 1 剂，水煎分 2 次服。

12 月 14 日二诊：服药后咳嗽、胸满、闷胀减轻，咳痰减少，但觉脘痞纳少，短气喘息，怕风易汗。此乃痰浊渐去，肺虚脾弱之象显露。

处方：原方去平地木、莱菔子、葶苈子等祛痰之品，加党参 10g，黄芪 10g，白术 10g 以补肺健脾。

三诊：服上方 7 剂后，自觉诸症均减，续服 7 剂以图巩固。

【按语】肺心病患者往往病史较长，病程缠绵，多为本虚标实之证。该患者初起以痰浊壅肺为主，故以化痰降气治标实，待痰浊渐去，肺虚脾弱之象显露，则以补肺健脾，佐以化痰以治本虚为主，使肺充表固，邪无入侵之处，脾运健旺，痰无生化之源，药证相合，故收良效。

第八章 高血压

高血压是指在静息状态下动脉收缩压和（或）舒张压升高，是常见的心血管疾病之一。高血压是一种以动脉压升高为特征的全身性疾病，也是导致人类死亡的常见疾病（如脑卒中、冠心病、心力衰竭等）的重要危险因素。其有原发性高血压和继发性高血压之分，属于中医学“眩晕”“头痛”等范畴。

一、邢月朋教授治疗高血压的临床经验

（一）医家简介

邢月朋，男，教授，主任医师，曾任石家庄市中医院副院长、名誉院长，第二、第三、第四批全国老中医药专家学术经验继承工作指导老师，河北省首届名中医。他长期从事中医临床、教学、科研工作，临证注重辨证论治，在心脑血管病、肺脏疾患的治疗与研究领域积累了丰富的临床经验，在冠心病、高血压、心肌炎的中医治疗方面造诣颇深。

（二）临床经验

1. 病因病机认识

邢月朋教授认为，原发性高血压属中医学“头痛”“眩晕”“中风”等范畴，在临证时十分重视对本病的虚实辨证。他指出，原发性高血压的发生与肝、脾、肾三脏的阴阳平衡失司有关。初病体质壮实者多以实证为主，久病体虚或伴并发症者多为虚证或虚实夹杂之证。实者多由于肝气郁结，抑郁伤肝，或大怒伤肝，肝火上炎，肝阳上亢，而致气血并走于上，冲犯清窍，蒙蔽于脑，阳亢伤阴，肝阴受损，虚风内动，痰火乘虚风内动而成上实之证。虚者多由房劳伤肾，肾阴亏损，阴虚水不涵木，或致肝阴不足，肝阳偏亢，肾阴亏损，阴损及阳以致肾之阴阳俱虚而成下虚之证；冲任受累，而致冲任不调之围绝经期原发性高血压亦为下虚之证。嗜食肥甘厚味，损伤脾胃，脾虚则生痰，痰随气逆上扰清窍，直达颠顶，阻塞络道而变生诸证。

2. 辨证论治

（1）火盛阳亢，肝肾阴虚

主症：眩晕脑涨，头痛较剧，心烦易怒，目红面赤，口苦耳鸣，舌赤，苔黄燥，脉弦或数。

治法：清泄肝热，兼以养阴。

方药：夏枯草汤合龙胆泻肝汤加减。夏枯草 15g，黄芩 20g，玄参 15g，龙胆草 10g，栀子 12g，生地黄 15g，杭菊花 12g，羚羊角 3g（先煎），钩藤 30g，决明子 15g。

随症加减：热盛口干、便燥，加生石膏 30g，大黄 10g，以清热泻火；头痛、眩晕重，加石决明 30g，珍珠母 30g，以潜镇肝阳；失眠，加炒酸枣仁 20g，龙齿 30g，以镇静安神；肝阴不足，肝风欲动而见四肢颤动，加白芍药 30 ～ 60g，桑枝 30g，以清热柔肝、养阴息风。

（2）肝肾阴虚，肝阳上亢

主症：眩晕耳鸣，烦躁易怒，失眠多梦，腰膝酸软，甚则四肢麻木，舌质红赤，脉弦细。

治法：滋养肝肾，育阴潜阳。

方药：夏枯草汤合镇肝熄风汤加减。夏枯草 15g，黄芩 15g，玄参 15g，生龙骨 15g，生牡蛎 15g，怀牛膝 15g，茺蔚子 15g，桑椹 30g，白芍 10g，生地黄 20g，女贞子 15g，桑寄生 30g，磁石 30g，龟甲 30g。

随症加减：阴虚火动而心悸，加珍珠母 30g，炒栀子 10g，炒酸枣仁 20g；阴虚风动，筋脉失养，四肢麻木，加桑枝 30g，络石藤 30g，豨莶草 15g。

（3）痰浊中阻，上蒙清窍

主症：头胀痛如裹，心烦不眠，悸动不安，体型肥胖，平素多痰，颜面潮红，情绪易怒，胸脘闷满，舌赤，苔黄厚腻，脉弦滑或滑数。

治法：清热豁痰，平肝降逆。

方药：夏枯草汤合半夏白术天麻汤加减。夏枯草 15g，黄芩 15g，玄参 15g，天麻 10g，清半夏 10g，胆南星 10g，钩藤 30g，地龙 10g，郁金 12g，瓜蒌 15g，天竺黄 10g，黄连 10g，橘红 10g。

随症加减：便干，加大黄 10g，芒硝 10g，以通腑泄热；中脘痞满，加木香 10g，厚朴 12g，以行气除满；偏头痛较剧，加栀子 15 ～ 30g，白鸡冠花 30g，以清肝祛风止痛。

（4）阴阳俱虚，虚阳上逆

主症：头痛眩晕，目眩耳鸣，面微红，口干，腰酸肢软，足冷或自汗出，失眠多梦，舌红，苔白，脉沉细，两尺无力。

治法：滋补肾精，育阴助阳。

方药：二仙汤加减。仙茅 12g，淫羊藿 12g，当归 12g，巴戟天 10g，黄柏 10g，知母 10g，山茱萸 10g，桑寄生 30g，黄芪 30g，酸枣仁 20g，首乌藤 30g。

随症加减：面红耳赤，烦躁易怒，烘热汗出，可用当归六黄汤加味，药物组成为当归10g，生地黄10g，熟地黄10g，黄芪30g，黄芩6g，黄连6g，黄柏6g，炒栀子20g，生龙骨15g，生牡蛎15g。

邢月朋教授认为，原发性高血压是人体阴阳平衡失调所致，具有本虚标实、上实下虚、初实久虚的特点，病机复杂，证型相兼，临证必首辨虚实，圆机活法。针对肝、脾、肾三脏功能失调，治宜滋肾阴抑肝阳（滋水涵木）或潜镇肝阳兼顾肝阴；针对原发性高血压多与中枢神经系统兴奋和抑制调节失常有关，常选用镇静安神之品以助于降压；原发性高血压多与情志有关，肝气郁结，气有余便是火，热极则生风，又或肝肾阴虚以致虚风内动，筋脉失养而现四肢颤动，常选用祛痰息风、通调气血之品以防治原发性高血压的急性并发症。另外，邢月朋教授治疗原发性高血压时主张在辨证论治的前提下恰当配合西医降压药，收效颇良。

（三）病案

孙某，女，68岁。2006年7月18日初诊。

主诉：眩晕16年，加重20天。

现病史：患者于16年前因家庭纠纷，情绪激动暴怒后出现眩晕、头痛、失眠等症状，虽经多方中西药治疗，病情时轻时重，稍遇精神刺激症状即加重，当时查血压180/100mmHg，长期服用复方降压胶囊，间或服用硝苯地平。20天前又因精神过度紧张激动，眩晕症状明显加重，有头胀、头痛、耳鸣、大便干燥、鼻衄、急躁易怒及胸闷。查体：血压175/105mmHg；舌质红，苔黄垢，脉弦数。

西医诊断：原发性高血压3期。

中医诊断：眩晕。

辨证分型：肝火上逆，腑实火盛。

治法：清肝降火，通腑泄热。

处方：夏枯草汤合龙胆泻肝汤加减。夏枯草15g，黄芩15g，黄连10g，大黄10g，生地黄15g，赭石10g，龙胆草10g，栀子10g，当归15g，泽泻10g，柴胡10g，甘草6g，木通3g，车前子10g。3剂，日1剂，水煎2次，取汁300mL，分2次服。

7月21日二诊：头晕、头胀明显减轻，大便通畅，胸闷稍缓，舌质红，苔黄微腻，脉弦数。初诊方中将木通加至10g、车前子加至15g，继服3剂。

7月24日三诊：头晕、头胀、胸闷等症已消失，血压平复，仍稍有耳鸣，舌质淡红，苔薄黄，脉弦细。肝火与胃腑湿热均解，唯耳窍失聪，故以二诊方3剂继服以巩固之。

【按语】眩晕病机比较复杂，其辨证多为本虚标实。其中尤以肝风、肝火为病最急，风升火动，两阳相搏，上干清窍，症见眩晕；患者平素喜食肥甘，致腑实生热；又肝郁气滞化火，气火上逆，则头晕、耳鸣；腑实热结则大便干燥；上焦郁热日久，迫血上行而鼻衄；肝热气实，故急躁易怒；肝郁气滞，气机不畅则胸闷；舌质红，苔黄垢，脉弦数，属腑实火盛、肝火上逆之象。本证为实证，治疗用苦寒直折其火之法，用夏枯草汤合龙胆泻肝汤清泻肝胆实火，使循经上逆之气火得以平复，再合黄连解毒汤，有釜底抽薪之意，腑气已通，火势渐降，则头晕、鼻衄诸症减。方中黄连走于上，清心肝之火；生地黄清热泻火，凉血生津；赭石平肝清热，镇逆降气；龙胆草、栀子清肝泻火，栀子还可通利三焦，给邪以出路。诸药共奏清肝泻火、通腑降逆之功。患者二诊时肝火得降，肝阳得平，腑实得泻，故诸症减轻，而胸闷、舌质红、苔黄微腻均说明仍有湿邪阻滞，遵“治湿不利其小便，非其治也”之古训，重用清利湿邪之品，使邪去而正安，故获佳效。

二、朱良春教授治疗高血压的临床经验

（一）医家简介

朱良春，男，主任医师，教授，全国老中医药专家学术经验继承工作指导老师，江苏省名中医。他历任南通市中医院首任院长，江苏省政协常委暨南通市政协副主席，中华中医药学会第一、二届理事暨江苏省分会副会长，南通市科学技术协会副主席等职；之后任南通市中医院首席技术顾问、主任中医师，中国癌症研究基金会鲜药研制学术委员会主任委员，南京中医药大学教授，广州中医药大学第二临床医学院及长春中医学院客座教授，国家中医药管理局中西医结合治疗“非典”专家组成员，中国中医研究院基础理论研究所技术顾问，中国中医药研究促进会常务理事，新加坡中华医学会专家咨询委员，中医教材顾问委员会委员等职。

（二）临床经验

朱良春教授认为高血压的病机特点主要是阴虚阳亢，本虚标实，本虚以肝肾阴虚为主，兼心脾胃阴虚。先天因素、情志失调是高血压的主要病因，情志失调包括情志抑郁和情志急躁，都易致肝气郁结，肝阳偏亢，血脉瘀滞。中年高血压患者以肝阳偏亢为主；老年高血压患者以肝肾阴虚为多见，也可见气虚或肝阳夹痰湿瘀之象。

1. 滋补肝肾，平肝潜阳并施

朱良春教授强调中医辨证论治，注重整体调理，治疗高血压重要的不是降压，而是改善症状。中医治疗以治本为主，即滋补肝肾之阴，常用枸杞子、女贞子、山茱萸、桑寄生等。平肝潜阳有平肝、镇肝之别，应视病情轻重而定，用药如菊花、钩藤、夏枯草，多为平肝之品，石决明、生牡蛎、生龙骨、灵磁石等为镇肝之品。治疗高血压，重镇贝壳类为常用之药，但是一些矿物药、贝壳类药长期服用会影响脾胃运化，故应使用护胃之品，如徐长卿、玉蝴蝶、神曲类。

2. 兼证宜辨病辨证相施

高血压兼证最多见的有高脂血症、高尿酸血症、2 型糖尿病，以及失眠、心烦、便秘，或并发中风、心力衰竭、心律失常等。治疗常需辨病辨证相结合，并非仅以滋阴潜阳治之。兼高脂血症者常加泽泻、生山楂、虎杖利湿化浊，丹参、红花、鬼箭羽、川芎、三七等以活血化瘀；兼糖尿病者加生地黄、玄参、葛根、麦冬、地骨皮等以清虚热养阴；兼高尿酸血症者加土茯苓、萆薢、威灵仙、虎杖以利湿通络止痛等。

3. 经验方介绍

（1）双降散

药物组成：水蛭 0.5 ～ 5g（粉碎，装胶囊吞服），生黄芪 30g，丹参 30g，生山楂 30g，豨莶草 30g，广地龙 10g，当归 10g，赤芍 10g，川芎 10g，泽泻 18g，甘草 6g。

加减：兼失眠者，常加生龙骨、生牡蛎、酸枣仁、合欢皮、首乌藤、茯神以镇心安神；兼心烦，加生山栀、豆豉、川黄连；兼便秘，加全瓜蒌、决明子、麻子仁、何首乌以通便、降脂。

功效：益气活血化浊。

主治：气虚血瘀痰浊兼夹之证。

方解：方中生黄芪益气、利水消肿，为君药；水蛭、丹参活血化瘀，为臣药；生山楂、豨莶草、广地龙、当归、赤芍、川芎活血通络，泽泻利水渗湿化浊，为佐药；甘草调和诸药，为使药。

注意事项：有出血倾向者禁服此方。

（2）降压洗脚方

药物组成：桑叶 30g，桑枝 30g，茺蔚子 30g。水煎洗脚，每日 1 次。

方解：桑叶以散为主，可清肝明目，西医学研究其有降压作用，桑枝以通为要，二药相伍，清热清肝利水；茺蔚子活血调经，清肝明目，可治肝热头痛、头晕。三药合用，清热平肝降火以降压。

（三）病案

病案一：

曹某，女，46 岁，工人。2010 年 1 月 11 日初诊。

主诉：眼胀头昏近 1 个月。

患者近 1 个月来经常头昏、眼胀、腰痛、口干、失眠，舌红，苔薄，脉细。既往有多囊肾病史。血压 130/90mmHg。

西医诊断：高血压。

中医辨证：肝肾阴虚。

处方：枸杞子 10g，菊花 10g，谷精珠 12g，密蒙花 12g，川石斛 15g，炒酸枣仁 30g，首乌藤 30g，生牡蛎 30g（先煎），桑寄生 30g，怀牛膝 15g，炙甘草 6g。14 剂，水煎服，每日 1 剂。

二诊：2010 年 2 月 8 日。患者仍感眼胀，头昏，有时头部胀痛，失眠，口干，舌红，苔薄，脉细。超声显示肝脏多发性囊肿、双肾囊肿。血压 120/86mmHg。肝阳未潜，上亢扰于头目，以前法继治。

处方：上方石斛改为 20g，加钩藤 20g（后下），女贞子 20g，石决明 30g（先煎），泽兰 30g，泽泻 30g。14 剂。

三诊：2010 年 2 月 26 日。患者诉眼胀、头昏胀痛明显减轻，失眠亦好转，口微干，舌质偏红，苔薄，脉细弦。肝阳得潜，清窍渐利。拟从本论治。

处方：枸杞子 10g，菊花 10g，女贞子 10g，墨旱莲 10g，生白芍 10g，石决明 30g（先煎），生牡蛎 30g（先煎），川石斛 15g，炒酸枣仁 30g，首乌藤 30g，桑寄生 30g，怀牛膝 15g，炙甘草 6g。14 剂，每日 1 剂。药后病情趋稳。

【按语】高血压以头昏、头痛为主，也可见目赤、目胀。此例患者血压并不太高，然症状明显属中医学“眩晕”“头痛”等范畴，辨证肝肾阴虚。肝阳上亢，扰于头目则见头昏、眼胀；腰为肾之府，肝肾亏虚，络脉失养，气血不畅，故见腰痛；阴津不足无以上承，则口干；阴虚火旺心神被扰，故失眠。本例患者虚实夹杂，目前以实为主，治宜标本兼顾，重在平肝潜阳。药用枸杞子、川石斛滋养肝肾之阴，菊花清肝明目，谷精珠辛甘凉，与密蒙花配伍以明目，炒酸枣仁、首乌藤养心安神，生牡蛎味咸质重，重镇安神，潜阳补阴，桑寄生补肝肾、强腰膝治腰。首诊效果不显，血压有降，但病情仍然，肝阳仍偏亢，故加大滋阴潜阳药力。石斛增量，再加女贞子滋阴益肾，钩藤味甘性凉、平肝、清热息风，治肝旺之标，《本草新编》云钩藤“去风甚速”，有风证者必宜用之，但风火之生多因于肾水不足以致木燥火炎，故于补阴药中少用钩藤则风火易散，倘全不补阴纯用钩藤以祛风散火，则风不能息而火且愈炽矣。钩藤与滋养肝肾之阴药合用，标本兼顾，共奏柔肝养阴、平肝息风之功效，用于治疗肝阴不足，虚阳上亢之头痛眩晕效果颇佳。石决明性味咸寒，功效与生牡蛎相似，平肝潜阳，清肝明目，《医学衷中参西录》指出，石决明味微咸，性微凉，为凉肝镇肝之要药。泽兰活血化瘀，泽泻利水渗湿，可助痰湿、水湿下趋外出，使血压下降。二诊见效明显，病情好转。三诊仍然以滋养肝肾调治其本，枸杞子、女贞子、墨旱莲、生白芍养阴柔肝，石决明、生牡蛎重镇潜阳，标本兼治，病情改善。

病案二：

徐某，男，48 岁。2010 年 11 月 28 日初诊。

主诉：头目作胀近 1 个月。

患者近 1 个月来经常头目作胀，既往有高血压、高脂血症、高尿酸血症病史。夜寐可，大便偏干，舌红有紫气，苔薄腻，脉沉弦。服卡托普利 25mg，日 3 次，测血压 156/96mmHg。

西医诊断：高血压。

中医辨证：肝阳上亢，浊瘀阻络。

处方：枸杞子15g，菊花15g，夏枯草15g，石决明30g（先煎），地龙15g，全瓜蒌15g，土茯苓30g，萆薢20g，威灵仙30g，生薏苡仁30g，泽泻30g，怀牛膝15g，生山楂20g，炙甘草6g。14剂。每日1剂，水煎服。

二诊：2010年12月15日。患者诉头目作胀明显减轻，头稍胀，舌红稍淡，仍然有紫气，苔薄腻，脉沉弦。说明肝阳得潜，瘀邪难得速去。治以滋补肝肾、活血通络。

处方：枸杞子15g，菊花15g，夏枯草15g，石决明30g（先煎），地龙15g，土茯苓30g，赤芍10g，威灵仙30g，桃仁、红花各10g，鬼箭羽20g，泽泻30g，怀牛膝15g，生山楂20g，炙甘草6g。14剂。每日1剂，水煎服。另用桑叶30g，桑枝30g，茺蔚子30g，水煎洗脚，每日1次。经治病情好转而稳定。

【按语】此例仍然以头目作胀为主。中年高血压往往以肝阳上亢为主。枸杞子、菊花为主药，一滋养一清平，动静相伍，清凉性润。石决明、夏枯草、地龙重镇平肝、清热潜阳。全瓜蒌润肠通便。对高血压患者来说，通便非常重要，一旦大便干结，用力努责易致中风。舌红见紫气乃肝阳兼瘀之象，宜加活血化瘀之品，以怀牛膝活血通络；生山楂既能消食化油腻之积，又能活血化瘀；土茯苓、萆薢针对高尿酸血症，能泄浊利湿，降低血尿酸。诸药配伍，清潜滋养，活血泄浊兼顾。二诊病情明显好转，肝阳得潜，然脉络未畅，舌见瘀象，治疗抓住滋阴潜阳为主，继守活血通络，加赤芍、桃仁、红花、鬼箭羽，再以高血压之“降压洗脚方”洗脚，价廉便验，配合效佳。

三、路志正教授治疗高血压的临床经验

（一）医家简介

路志正，男，出生于中医世家，中国中医科学院教授、主任医师，全国老中医药专家学术经验继承工作指导老师，国家级非物质文化遗产传统医药项目代表性传承人，中医现代易水学派的代表人物，全国政协委员，北京中医药大学名誉教授。他精通中医典籍，擅长中医内科、针灸，对妇科、儿科等亦有很深造诣。

（二）临床经验

1. 病因病机认识

路志正教授认为，高血压大多以“风”象示人，血络拘挛致风阳升动太过，应属广义之四旁运滞，升降失职致血虚络瘀，故其病机应为血络拘挛，瘀滞风动。

2. 辨证论治

（1）肝火亢盛证

主症：眩晕头痛，急躁易怒，面红，目赤，口干，口苦，便秘，尿赤，舌红，苔

黄，脉弦数。

治法：泻肝胆实火，清下焦湿热。

方药：制何首乌 15g，白芍 12g，当归 12g，茺蔚子 10g，北柴胡 12g，麸炒枳实 12g，甘草 6g，盐杜仲 18g，黄芪 15g，黄柏 6g，钩藤 15 ～ 30g（后下），龙胆草 10g，黄芩 10g，栀子 10g，车前子 10g。

加减：心火旺，加黄连；相火旺，加盐知母、盐黄柏。

（2）阴虚阳亢证

主症：眩晕，头痛，腰酸，膝软，恶心，烦热，心悸，失眠，耳鸣，健忘，舌红，少苔，脉弦细而数。

治法：镇肝息风，滋阴潜阳。

方药：制何首乌 15g，白芍 12g，当归 12g，茺蔚子 10g，北柴胡 12g，麸炒枳实 12g，甘草 6g，盐杜仲 18g，黄芪 15g，黄柏 6g，钩藤 15 ～ 30g（后下），龙骨 15g（先煎），牡蛎 15g（先煎），龟甲 15g（先煎），白芍 15g，玄参 15g，天冬 15g。

加减：眩晕重，加天麻、菊花、钩藤；腰膝酸软，加杜仲、桑寄生；失眠，加酸枣仁、珍珠母、首乌藤。

（3）痰湿壅盛型

主症：眩晕，头痛，头如裹，胸闷，呕吐痰涎，心悸，失眠，口淡，食少，舌胖苔腻，脉滑。

治法：燥湿化痰，平肝息风。

方药：制何首乌 15g，白芍 12g，当归 12g，茺蔚子 10g，北柴胡 12g，麸炒枳实 12g，甘草 6g，盐杜仲 18g，黄芪 15g，黄柏 6g，钩藤 15 ～ 30g（后下），姜半夏 12g，麸炒白术 15g，天麻 15g，陈皮 10g。

加减：痰多，加制天南星、天竺黄；脾虚湿困，加豆蔻、砂仁、薏苡仁；胸闷，加瓜蒌、薤白、郁金；头如裹，加荷叶、葛根。

（4）阴阳两虚证

主症：眩晕，头痛，腰酸，膝软，畏寒肢冷，耳鸣，心悸，气短，夜尿频，舌淡苔白，脉沉细弱。

治法：滋肾阴，补肾阳，开窍化痰。

方药：制何首乌 15g，白芍 12g，当归 12g，茺蔚子 10g，北柴胡 12g，麸炒枳实 12g，甘草 6g，盐杜仲 18g，黄芪 15g，黄柏 6g，钩藤 15 ～ 30g（后下），熟地黄 15g，巴戟天 12g，山茱萸 12g，肉桂 6g，炮附片 6g，石斛 12g，麦冬 15g。

加减：眩晕严重，加天麻、钩藤；头痛，加川芎、菊花；夜尿频多，加乌药、益智仁、桑螵蛸。

3. 基础经验方——理血解痉降压汤

组成：制何首乌 15g，白芍 12g，当归 12g，茺蔚子 10g，北柴胡 12g，麸炒枳实

12g，甘草6g，盐杜仲18g，黄芪15g，黄柏6g，钩藤15～30g（后下）。

功效：益气养血疏肝，滋阴泻火降压。

主治：阴血亏虚所致的头痛、眩晕、耳鸣、心悸、神疲乏力等，见于原发性高血压、肾性高血压、更年期综合征、心脏神经症。

方解：制何首乌、当归、茺蔚子、白芍养血，共为君药；黄芪益气配阳以助阴，柴胡既可疏解肝郁，又可升清阳，白芍养血敛阴，与柴胡相配，一升一敛，三者共为臣药；佐以枳实行气散结，以增强疏畅气机之效；甘草缓急和中，又能调和诸药，为使。

（三）病案

患者，男，58岁。2008年7月8日初诊。

患者10年前发现高血压，头胀痛，心率60次/分，口服复方降压片控制。近3年来服用苯磺酸氨氯地平片，每日2.5mg，血压稳定在130/80mmHg左右。近2个月来血压升高，遂将苯磺酸氨氯地平片加量至每日5mg，但血压仍在（140～150）/90mmHg，伴有头痛症状，近日入睡难，睡眠浅，打鼾，心率75次/分，饮食、二便正常，平素易急躁，面色浮红，舌质红少苔，脉左手弦滑，右手弦细。

西医诊断：高血压。

中医辨证：阴虚阳亢证。

治法：养血活血以解痉，滋补肝肾以培本。

处方：制何首乌12g，白芍12g，当归12g，茺蔚子12g，北柴胡12g，麸炒枳实12g，甘草12g，盐杜仲12g，菊花12g，钩藤12g（后下），益母草12g，竹沥12g，法半夏12g，竹茹12g。14剂。

二诊：2008年7月26日。血压稳定在140/90mmHg，睡眠改善，打鼾，口苦，大便每日3次，便稀，面色浮红，舌质红，苔薄黄，脉弦细。上方去菊花、枳实、益母草，加麸炒白术15g，郁金12g，龙骨30g（先煎），牡蛎30g（先煎），竹沥汁30mL为引，14剂。

三诊：2008年8月12日。血压（130～135）/85mmHg，头沉闷感减轻，晨起血压略高，舌质暗淡，苔薄，脉弦稍沉。在二诊处方基础上加麸炒苍术15g，炒薏苡仁30g，炒山楂12g，炒神曲12g，炒麦芽12g，车前草15g，服用14剂后诸症减轻。

【按语】路志正教授认为，高血压因全身小动脉痉挛及透明变性而致，小动脉的玻璃样变性增生导致缺血，在中医可认为是血虚络瘀，这就产生了一个新的病机认识：血络拘挛，瘀滞风动。路志正教授立方以解痉息风疗动脉痉挛，创理血解痉降压汤以养血活血治血脉之损伤变性。以此方为基础治疗高血压，再施以辨证加减，方能收到良效。

四、张国伦教授治疗高血压的临床经验

（一）医家简介

张国伦，男，教授，主任医师，硕士研究生导师。张国伦 1968 年毕业于贵阳中医学院（现贵州中医药大学）医学系，此后一直在贵州省中医医院从事中医内科教学、临床和科研工作。张国伦是第三批全国老中医药专家学术经验继承工作指导老师，第一批贵州省老中医药专家学术经验继承工作指导老师，擅长应用中医和中西医结合治疗心脑血管病及内科疑难杂病，具有丰富的临床经验。

（二）临床经验

1. 病因病机认识

高血压属中医“眩晕”“头痛”“中风”范畴。风为高血压之首要病因。病机以肝肾阴虚为本，夹痰夹瘀。肝为刚脏，性喜条达，郁则化火、化风，风火暗耗肝阴，阴不足则阳有余致阳亢。而肾为肝之母，肝依赖于肾水滋养，肝阳上亢多因肾水不足而致。故高血压常为肝肾阴虚，肝阳上亢之证，为本虚标实。久病必瘀，气血瘀滞易致水液运行失畅，水湿内停，痰湿内蕴，而痰湿进一步阻滞气血运行，致血瘀加重。此所谓痰瘀互结。

2. 治疗经验

（1）中医药治疗：张国伦教授认为高血压病机常为肝肾阴虚，肝阳上亢，为本虚标实之证，而痰瘀互结则为加重其病情的致病因素。根据其致病特点，张国伦教授确定了“治风先清热，热清风自灭”“治风先活血，血活风自绝”“虚者补之，实者泄之”“闭者通之，脱者固之”的治则，自拟滋阴潜阳基本方，以补肝肾，息肝风，活血利水。

基本方：生地黄 20g，枸杞子 15g，天麻 15g，钩藤 15g，牛膝 10g，丹参 30g，益母草 30g，汉防己 15g。

方解：生地黄、枸杞子补益肝肾之阴；天麻、钩藤平肝息风；丹参、益母草、汉防己活血化瘀利水；牛膝引血下行。

随证加减：风甚者，加龙骨 30g，牡蛎 30g，石决明 30g，羚羊角粉 1.5g；痰甚者，加法半夏 12g，茯苓 15g，白术 10g，石菖蒲 12g；瘀甚者，加桃仁 9g，红花 9g，川芎 10g，赤芍 15g；火甚者，加龙胆草 9g，夏枯草 15g，黄芩 12g，栀子 9g；阴虚者，加何首乌 20g，桑寄生 15g，山茱萸 12g，菟丝子 15g；阳虚者，加巴戟天 15g，淫羊藿 30g，补骨脂 15g，仙茅 12g。

（2）西医药治疗：张国伦教授非常重视重症高血压的治疗，认为重症高血压需中西医结合治疗。如果血压长期得不到控制，则进一步加重动脉硬化，以及对心、脑、肾等

靶器官的损害。故他主张对于血压较高者速给降压药降压，颅内压高者静脉滴注甘露醇，血黏度高者静脉滴注丹参注射液、血塞通注射液等。

（三）病案

患者，女，60岁。2003年7月16日初诊。

患者头晕乏力5天，头重脚轻，走路不稳，易烦躁，眠差多梦，双目干涩，手足心热。舌暗红，苔薄微腻，脉弦滑。血压为178/90mmHg。

西医诊断：高血压。

中医辨证：肝肾亏虚，肝阳上亢。

治法：滋阴潜阳，化痰通络平肝。

处方：生地黄15g，枸杞子15g，天麻15g，钩藤15g，丹参30g，益母草30g，牛膝10g，石决明30g，防己15g，泽泻15g，山楂15g，法半夏10g，白术12g，黄芩10g，茯苓12g。5剂，水煎服，日1剂。

二诊：2003年7月23日。患者头晕乏力减轻，唯睡眠差，舌苔腻微黄，脉弦滑。眠差与痰浊有关。血压140/85mmHg。上方加石菖蒲12g、首乌藤30g以宣窍化痰安神，继服10剂。

三诊：2003年8月6日。患者头晕诸症消失，行走稳健，舌暗红，苔薄黄，脉弦，血压135/85mmHg。继服原方5剂，以资巩固。

【按语】此例患者高血压的主要症状为头晕，病机为肝肾阴虚，肝阳上亢，夹痰夹瘀。初诊方以生地黄、枸杞子为主药，滋补肝肾，清凉性润；石决明、天麻、钩藤、黄芩重镇平肝，清热潜阳。舌暗红乃肝阳兼瘀之象，宜加活血化瘀之品，以丹参、牛膝活血通络；山楂既能消食化油腻之积，又能活血化瘀；法半夏、白术、茯苓、防己、泽泻化痰湿利水。诸药配伍，清潜滋养，活血泄浊兼顾。二诊患者症状明显好转，肝阳得潜，然痰浊仍重，加用化痰安神之药，以滋阴潜阳为主，继守活血通络，收效颇佳。

五、钟坚教授治疗高血压的临床经验

（一）医家简介

钟坚，男，主任医师，教授，1969年毕业于浙江中医学院（现浙江中医药大学）中医系，浙江省中医药学会理事，衢州市中医药学会秘书长，第三批全国老中医药专家学术经验继承工作指导老师。钟坚从事中医临床及教学近40年，学验俱丰，临床擅长治疗疑难疾病。

（二）临床经验

1. 病因病机认识

钟坚教授认为，高血压主要病位在肝，凡与肝有关的脏腑往往均与高血压有关。高血压常为本虚标实，本虚为肝肾阴虚，标实为肝阳亢、肝火盛，临床多表现为上盛下虚。肝为心之母，肝寄相火，心为君火，心肝之火皆可损伤肾阴，造成阴虚阳亢，致阴阳两虚。总之，高血压的病因为风、火、痰，主要为风，病位在肝、肾、心，主体在肝，其本在肾。因此在治疗高血压时，要仔细辨明虚实阴阳。

2. 辨证分型

（1）肝阳亢盛型

主症：经常头痛，见于太阳穴、颞部或颠顶，呈钝痛，常伴眩晕，面色时现潮红，情绪易激动，舌红，脉弦。

治法：平肝息风。

方药：镇肝熄风汤加减。

常用药物：石决明、决明子、生龙骨、生牡蛎、代赭石、玄参、白芍、生地黄、杜仲、川楝子、茵陈、怀牛膝、全蝎、蜈蚣、炙甘草等。

钟坚教授认为肝为刚脏，体阴用阳，性喜条达，郁则化风、化火。火郁日久，肝阴耗损，阴不足则阳有余。镇肝熄风汤潜阳有余，而滋阴不足，故而对于阴虚阳亢者，要加大养阴药的用量。

（2）水不涵木型

主症：头痛、眩晕时作时止，耳鸣眼花，五心烦热，口渴咽干，精神萎靡，体力不足，腰痛较重，大便或秘，舌红少润，脉弦细或细数。

治法：滋水涵木。

方药：大补阴丸或杞菊地黄汤加减。以头晕为主者，可用滋阴清阳汤。

常用药物：生地黄、白芍、麦冬、石斛、桑寄生、山茱萸、牡丹皮、菊花、桑叶、石决明、决明子、柴胡、薄荷、灵磁石等。

钟坚教授认为此证型病程长。肾阴亏虚，水不涵木，肝阳上亢，则头晕耳鸣；阴虚生内热，热蒸于里，故五心烦热；阴津亏虚，则口渴咽干，精神萎靡。故而对于水不涵木型要加大清虚热药的用量。

（3）心肾阴虚型

主症：眩晕，耳鸣，腰膝酸软，心悸，失眠，健忘多梦，舌红少苔，脉细。

治法：育阴潜阳，宁心安神。

方药：建瓴汤加减。

常用药物：生地黄、熟地黄、白芍、怀山药、怀牛膝、生龙齿、珍珠母、柏子仁、炒酸枣仁、麦冬、远志、琥珀粉等。

钟坚教授认为此型除有阴虚高血压共有的症状外，还有比较严重的失眠症状。肾水亏于下，不能上济心火，心火偏亢，煎灼阴津，阴津暗耗，心阴不足，心失所养，则心烦不寐，失眠严重。因此治疗时除育阴潜阳外，勿忘重镇安神。

（4）肾阳虚衰型

主症：面色白少华，语言无力，形寒肢冷，腰腿酸软，大便溏软，小便清长且频，舌淡，苔白润，脉沉迟弱。

治法：温补肾阳。

方药：金匮肾气丸加二仙汤加减。

钟坚教授认为，肾为先天之本，肾阳虚衰，不能温煦肌肤，则面色少华，形寒肢冷。若阳虚症状明显，尺脉弱，舌有津液，不论舌苔黄白，均应重用肉桂、附子；若阳虚症状不重，重用黄芪，少用肉桂、附子；有痰湿者，用半夏天麻白术汤加温阳之品；头刺痛者，加桃仁、红花等活血化瘀。

（三）病案

某男，60 岁。

患者既往有高血压病史 10 年，一直用硝苯地平治疗，血压时高时低。近 1 个月来头痛明显，常于睡眠时出现，血压一般在 170/100mmHg 左右，伴畏寒膝冷，口干喜热饮，夜尿频多，腰痛乏力，活动后诸症稍减，舌质暗，苔薄白，脉沉细，尺无力。

西医诊断：高血压。

中医辨证：肾阳虚弱，血脉运行不畅，瘀血阻络，清窍失养。

治法：温阳益气，活血通络。

处方：熟附片 10g，生黄芪 20g，桂枝 10g，蜈蚣 3g，白芍 12g，川芎 30g，蔓荆子 10g，薄荷 6g（后下），细辛 6g，藁本 10g，水蛭 3g，全蝎 2g，红花 10g，三七粉 3g（冲服）。水煎服，日 1 剂。

患者服 21 剂后病情明显好转，血压降至 135/85mmHg，后将此方黄芪加至 30g 配成丸药，连服药 3 个月，症状基本消失，血压平稳。

【按语】此例患者以头痛为主。老年高血压易出现肾阳虚弱。本例患者病机为肾阳虚弱，血脉运行不畅，瘀血阻络，清窍失养。方中以熟附片、生黄芪、桂枝为主药，温肾通阳利水；白芍、川芎、蔓荆子、薄荷、细辛、藁本祛湿通窍止头痛；蜈蚣、水蛭、全蝎、红花、三七粉活血通络。诸药配伍，温阳益气、活血通络兼顾。二诊病情明显好转，加大黄芪用量以通阳利水降压，使肝阳得潜，继守温阳益气，活血通络，收效颇佳。

六、罗铨教授治疗高血压的临床经验

（一）医家简介

罗铨，男，主任医师，教授，云南省名中医，第二、第三批全国老中医药专家学术经验继承工作指导老师，首批云南省老中医药专家学术经验继承工作指导老师，享受云南省政府特殊津贴。罗铨曾师从于云南省名医吕重安先生；历任云南省中医医院副院长、学术委员会主任及内科主任，云南中医学院中医系副主任兼内科教研室主任，云南省中医药学会常务理事和内科专业委员会主任委员，原中华全国中医学会老年病心血管病组委员，云南省卫生技术高级职务评审委员，全国老中医药专家学术经验继承工作结业考评委员。

（二）临床经验

1. 病因病机认识

罗铨教授认为，高血压病机根本在于阴阳失调，气血不和。或因饮食不节，过食肥甘厚味，损伤脾胃，酿生痰浊，痰浊上扰清窍，表现为头昏、头晕；或久病痰浊阻络，经络失养而致头痛，或中风偏瘫，肢体瘫软废用；或五志过极，气郁化火伤阴，肝阳上扰清窍，而发本病；或劳逸不当、久病年老体虚致气血不足，肝肾亏虚，脑海失养或气虚血瘀，脉络瘀阻而发病。此外，临床也可见素体禀赋阴虚阳亢，阴不制阳，肝阳化风，上扰清窍，而变生上述病症。该病病因复杂，诸多因素可单独致病，也可相互交错以致肝风夹痰浊，肝肾亏虚夹瘀血，气血虚弱夹瘀血、痰浊，形成风、火、痰、虚、瘀等病理产物。

2. 辨证治疗特点

（1）分阶段辨证分型论治：罗铨教授遵循四诊合参，辨证论治，对本病分阶段治疗。

①第一阶段（早期）：机体正气不虚，而以肝郁化火，火动生风（实风）为主，表现为头昏、口干、面赤、烦躁易怒、舌红、苔黄、脉数，治疗以清肝泻火息风为主，予自拟方（黄芩、钩藤、槐花、菊花、生地黄、茺蔚子、决明子、豨莶草、夏枯草）加减。

②第二阶段（中期）：火盛伤阴，阴虚风动（虚风），肝阳上亢，表现为头昏目眩、口干舌燥、耳鸣、眼花、心悸、手足心热、眠少梦多、舌质红、苔淡黄或白干、脉细数，拟天麻钩藤汤加减（天麻、钩藤、石决明、桑寄生、杜仲、怀牛膝、茺蔚子、首乌藤、夏枯草、丹参、炒酸枣仁、玄参、天冬），以滋阴平肝息风。症状减轻后，可改用杞菊地黄汤加减以滋阴补肾，滋水涵木，巩固疗效。

③第三阶段（后期）：阴虚及阳，阴阳两虚，表现为眩晕、头痛、耳鸣、失眠多梦、

腰酸腿软、舌淡或红、苔白、脉弦细，予二仙汤加味（仙茅、淫羊藿、当归、巴戟天、知母、黄柏、丹参、炒酸枣仁、百合、莲子）育阴助阳；气阴两亏，以头昏、乏力、气短、心悸为主症，治以益气养阴，拟益气聪明汤加减（黄芪、升麻、粉葛、太子参、麦冬、五味子、杭白芍、川芎、荷顶、天麻、炒酸枣仁、生甘草）；气虚行血无力，血脉瘀阻，治以益气活血通络，拟补阳还五汤加减；气不化津行水致痰瘀阻滞经络者，拟天麻钩藤温胆汤（天麻、钩藤、法半夏、陈皮、茯苓、枳实、竹茹、丹参、水蛭）加减，以化痰活血通窍。

（2）抓住病机特点，合理用药：罗铨教授认为本病早期为肝火炽盛，主要涉及肝，肝性喜条达，体阴而用阳，故此时治疗以清肝泻火为主，肝火泻，肝气条达则血压自降。疾病中期以阴虚为主，病位多涉及肝、肾二脏，故滋补肝肾、调节阴阳是关键，补阴制阳，肝肾功能正常则疾病自平，同时可防止疾病进一步发展，维持病情稳定。疾病后期，风火痰虚瘀并存，此时治疗用药要注意正邪对比，无论是活血化瘀还是健脾化痰，均需配伍足量的益气药，攻不伤正，以达到治病求本的目的。兼血瘀者，在补气的同时根据血瘀程度不同，选用活血化瘀作用强弱不同的药物。

（3）中西医结合治疗：罗铨教授认为高血压的治疗是一个长期甚至终身的过程，以有效地控制病情、防止诸多并发症的发生为目的。中医药调节脏腑气血阴阳，辨证施治，单纯应用中药，早期疗效佳，但对高血压患者来说，快速降压效果不及西药，而西药降压药，其靶器官作用确切、有效，服用方便，对高血压的治疗效佳，但长期单纯服用西药存在不良反应，药品的选择受到较大的限制，而中西药结合，取长补短，标本同治，可有效地控制病情，改善症状。

（4）健康教育很重要：罗铨教授将中医理论与西医理论相结合，在临床诊疗过程中进行健康教育，让患者认识高血压的发生发展特点及如何预防，患病后如何积极地治疗及遵循健康的生活方式，如何合理地用药，保持平和的心态，即中医所提倡的“调饮食，慎起居，畅情志，适用药”。根据患者的不同情况，采取不同的教育方式，也是高血压治疗的重要部分。

罗铨教授认为高血压病因复杂，然其病机根本在于阴阳失调，气血不和。在其发生发展过程中，风、火、痰、虚、瘀既是致病因素也是病理产物，可单独致病，亦可相互交错致病。他以此分阶段辨证论治，依据脏腑病变特点，抓住病机要点，合理用药；同时强调需中西医结合，优势互补，并配合健康教育，以达到事半功倍、防微杜渐的目的。

（三）病案

病案一：

刀某，女，40岁。2003年10月12日初诊。

患者既往有高血压病史3年，平素自服复降片，每次1片，每日1次，复方丹参片，每次4片，每日3次，血压控制不理想，波动大。就诊时诉头昏头痛，双目胀，视物昏花，口干，烦躁易怒，眠可，大便干，小便调，舌质红，苔薄黄，脉弦数。血压150/80mmHg。心率84次/分，律齐。

西医诊断：高血压。

中医辨证：肝火炽盛。

处方：自拟黄芩钩藤汤加减。黄芩15g，钩藤30g（另包，后下），槐花15g，菊花10g，生地黄15g，茺蔚子15g，决明子15g（冲服），豨莶草30g，夏枯草15g，丹参15g，炒酸枣仁20g（冲服），天麻15g，生甘草10g。

二诊：服用5剂，患者诉头昏头痛、目胀眼花症状减，仍感口干苦，时有烦躁，效不更方。上方续进5剂，病情平稳，诸症缓解，血压130/75mmHg，心率72次/分。

【按语】此例患者为高血压第一阶段（早期），机体正气不虚，而以肝郁化火，火动生风（实风）为主，治以清肝泻火息风，自拟黄芩钩藤汤加减。方中黄芩、钩藤、天麻清热平肝息风；槐花、菊花加强息风之效；茺蔚子、决明子、豨莶草、夏枯草助平肝泻火之力；丹参活血；炒酸枣仁安神。诸药共奏清肝泻火息风之效。

病案二：

冒某，男，55岁。2003年10月24日初诊。

患者既往有高血压病史1年，平素自服北京降压0号，每次1片，每日1次，倍他乐克，每次12.5mg，每日2次，培哚普利每次4mg，每日1次，血压尚平稳，近半个月因劳累感胸闷心悸，乏力，手足冷。心电图显示窦性心律，频发室性期前收缩，普遍T波改变。血压150/90mmHg。心率68次/分。双下肢无水肿，舌质红，苔黄腻，脉细沉结。

西医诊断：高血压，室性期前收缩。

中医辨证：气阴亏虚夹痰湿。

处方：十味温胆汤加减。太子参30g，麦冬15g，五味子10g（冲服），法半夏10g，陈皮10g，茯苓15g，枳实15g，竹茹10g，丹参15g，石菖蒲5g，炒酸枣仁20g（冲服），全瓜蒌15g，薤白15g，生甘草10g。

二诊：服用3剂后心悸减，血压130/80mmHg，心率70次/分、律不齐，偶发期前收缩，舌质淡红，苔薄黄腻，脉沉细，效不更方。上方续进10余剂，症状尽除，复查心电图显示窦性心律，正常心电图。改用生脉胶囊口服巩固疗效。

【按语】此例患者虽病史短，但已属高血压第三阶段（后期），证属气阴亏虚夹痰湿，故治疗以益气养阴化痰为主。方中太子参、麦冬、五味子益气养阴为主，法半夏、陈皮、茯苓、竹茹、石菖蒲化痰湿，全瓜蒌、薤白以通阳散结化痰，丹参活血，炒酸枣仁安神。全方共奏益气养阴化痰之效。

七、夏翔教授治疗高血压的临床经验

（一）医家简介

夏翔，男，教授，主任医师，硕士研究生导师，享受国务院政府特殊津贴，1995 年被评为上海市名中医，1996 年被遴选为全国老中医药专家学术经验继承工作指导老师。夏翔 1962 年毕业于上海中医学院（现上海中医药大学），后任第二医科大学附属瑞金医院（现上海交通大学附属瑞金医院）中医科主任；兼任中华中医药学会理事、老年病学会副主任委员、眩晕专业委员会副主任委员，上海市中医药学会副会长、内科分会主任委员、老年病分会主任委员。夏翔教授擅长诊治老年病，尤其对老年期高血压的治疗有独到的经验。

（二）临床经验

1. 病因病机认识

根据高血压的临床表现，夏翔教授认为本病属中医学“眩晕”“头痛”范畴。《临证指南医案・肝风》曰：“肝为风木之脏……体阴用阳。其性刚，主动主升，全赖肾水以涵之，血液以濡之，肺金清肃下降之令以平之，中宫敦阜之土以培之。”《素问・至真要大论》曰：“诸风掉眩，皆属于肝。”因此，高血压主要病位在肝，与肾、肺、脾有关。夏翔教授认为，老年高血压大多为本虚标实之证，本虚为元气亏虚，清阳不升，标实为风阳上扰，痰瘀内蕴。元气亏虚则各脏腑功能衰退，肾虚则水不涵木致肝风内动；脾虚健运失司，肺虚治节无权，则痰瘀内蕴。故对于老年高血压应先辨明正邪虚实，抓住病机关键。

2. 辨证治疗特点

夏翔教授认为，老年高血压的治疗应分清邪正之间的关系。风阳上扰为风邪上僭，宜潜宜降；清阳不升为正气不足，宜升宜补。临床治疗应升降结合，从而标本兼顾。

（三）病案

某女，61 岁。2003 年 6 月 6 日初诊。

主诉：反复头晕、头胀 2 年。

患者自诉 2 年来晨起头胀、头晕，神疲乏力，烦热便秘，夜寐不安，自服北京降压 0 号，测血压仍为 145/100mmHg。脉细，苔薄腻，质稍淡。

西医诊断：高血压。

中医诊断：眩晕。

辨证分析：时逢更年期，元气亏损，体胖，神疲乏力，颠顶之上，唯风可及，虚风上僭，故眩晕时作，每次发作 2 ～ 3 天，头重且胀，稍感烦热，腑行不畅。治以益气升清，息风潜阳，祛痰化瘀，养血安神，润肠通便。

处方：生黄芪 15g，党参 12g，白术 15g，葛根 30g，藁本 12g，制胆南星 12g，丹参 12g，天麻 9g，白芷 9g，钩藤 15g，枸杞子 12g，石菖蒲 15g，酸枣仁 12g，首乌藤 30g，合欢皮 15g，生何首乌 15g，望江南 15g，生石决明 30g，腊梅花 12g。水煎服，日 1 剂，连服 7 天。

二诊：头晕减轻，未连续发作，测血压 126/92mmHg。上方加玉竹 15g，天竺黄 12g，以滋阴养心、祛痰开窍。

三诊：2003 年 6 月 27 日。头晕基本消失，大便通畅，咽中梗阻感明显减轻，舌质稍淡，苔薄白，脉细，测血压 120/80mmHg，再进上方服 14 剂，眩晕基本消失。

【按语】高血压以肝肾阴虚、肝阳上亢为主要病机，常用平肝潜阳、镇肝息风、滋阴柔肝等法治疗。夏翔教授则应用升降结合、标本兼顾方法。药用生黄芪、党参、白术、葛根、白芷、藁本益气升清，天麻、钩藤、石决明息风潜阳，石菖蒲、制胆南星、腊梅花、丹参祛痰化瘀，枸杞子、酸枣仁、丹参、首乌藤、合欢皮养血安神，生何首乌、望江南润肠通便。诸药合用，共奏益气升清、息风潜阳、祛痰化瘀、养血安神、润肠通便之功效。

八、李鲤教授治疗高血压的临床经验

（一）医家简介

李鲤，男，主任医师，教授，1965 年毕业于河南中医学院中医系。他是第三、四批全国老中医药专家学术经验继承工作指导老师，兼任中国老年学会抗衰老委员会理事，中华中医药学会河南省分会内科委员会委员、脑病专业委员会首席常委。李鲤教授临证推崇寓补于消法，擅长运用保和丸加减治疗心脑血管疾病、肝胆病、痿证、老年痴呆病等内科疑难杂病，疗效卓著。

（二）临床经验

1. 病因病机认识

高血压属于中医学“眩晕”范畴，本病的形成与风、火、痰、瘀等病理产物有关，其病位在肝、脾、肾。“诸风掉眩，皆属于肝”，故风的形成与肝有关；痰的形成主要与脾虚水湿失运有关；火的形成多与肝肾阴虚，肝阳上亢，或五志过极化火有关；瘀的形成原因主要有气虚致瘀、气滞致瘀、痰浊致瘀、阳亢致瘀、肝热致瘀、阳虚致瘀。

2. 临床用药经验

李鲤教授认为，高血压多为虚实夹杂之证，虽然辨证为肝阳上亢，或阴虚阳亢，但平肝潜阳之品多性寒、质重，最易伤脾胃，滋补肝肾之阴类中药多甘寒滋腻，有碍脾阳生发，故治疗不可径直直折肝阳或经补肝肾之阴，当先固护脾胃。如中满腹胀者当运用寓消于补、消食和胃的方法，方用保和丸，以开生化之源，以达到不补血而血渐长、不补肝而肝得养、不补肺而肺得培、不滋肾而肾得补的目的。李鲤教授常以保和丸为基础加减治疗高血压，临床疗效满意。凡高血压患者症见胃脘胀满、纳差、舌体胖大或有齿痕、苔厚腻、脉沉滑等，皆可合用保和丸；若舌苔黄腻化热者，改半夏为竹茹，因半夏味辛，性温，有助热之弊，而竹茹味甘，性微寒，具有清热止呕、涤痰开郁之功。

临床随证加减如下：肝火亢盛者，保和丸合天麻钩藤饮加减；阴虚阳亢者，保和丸合镇肝熄风汤加减；阴阳两虚偏于肾阳虚者，保和丸合右归丸加减；阴阳两虚偏于肾阴虚者，保和丸合左归丸加减；瘀血阻窍者，保和丸合通窍活血汤或桃红四物汤加减；痰湿壅盛者，保和丸合半夏白术天麻汤加减；痰湿化热者，保和丸去半夏方合黄连温胆汤加减；气血两虚气虚有热者，保和丸合生脉饮（太子参方）并酌加清热药；气血两虚气虚无热者，保和丸合生脉饮（党参方）；气血两虚血虚显著者，保和丸合四物汤或归脾汤加减；兼有痰瘀型胸痹者，加瓜蒌薤白半夏汤；兼有痰浊气滞夹热型胆胀者，加茵陈蒿汤；兼有痰浊气滞型胁痛者，加金铃子散；兼有痰浊夹气阴两虚型心悸、怔忡者，加生脉饮；兼有湿下注蕴久化热所致下肢疼痛者，加四妙丸；兼有湿下注蕴久化热所致带下病者，加易黄汤。

（三）病案

王某，男，68岁。2013年4月10日初诊。

主诉：头晕、疲乏2个多月。西医诊断为高血压，经多方治疗效果差，求诊中医。症见头晕，时觉气短，活动后稍缓，早饭后易疲乏，身痒，眠可，多梦，纳差，大便不成形，日2次，视物如有雾、干涩，有30年吸烟史，平素血压高，今测血压150/80mmHg。

西医诊断：高血压。

中医诊断：眩晕。

辨证：痰瘀互阻，阴虚阳亢。

治法：平肝息风，逐瘀化痰。

处方：保和丸合镇肝熄风汤加减。白芍25g，天冬15g，怀牛膝20g，麦冬20g，代赭石10g，玄参15g，川楝子12g，龟甲20g，龙骨20g，牡蛎20g，陈皮10g，半夏10g，茯苓30g，炒莱菔子10g，连翘10g，焦山楂15g，焦建曲12g，甘草10g，生姜3片，大枣5枚（劈）。14剂，水煎服，日1剂，分两次服。

二诊：2013年4月26日。服药后头晕症状明显缓解，纳食增加，身痒减轻，仍疲乏，视物如有雾，大便不成形、日2次，多梦，舌质暗红，苔黄，脉弦滑。守上方，玄参用至20g，龙骨、牡蛎各用至25g，加藿香15g。10剂，日1剂，水煎服。

三诊：2013 年 5 月 17 日。血压 130/75mmHg，服药后头晕症状消失，乏力、身痒，视物如有雾感消失，睡眠改善，二便正常，舌质暗红，苔黄，脉弦滑有力。守上方，玄参用至 25g，龙骨、牡蛎各用至 30g，去藿香。20 剂，日 1 剂，水煎服。

【按语】西医学认为，高血压可以导致多器官和组织损害，尤其是心、脑、肾和视网膜等，还可导致自主神经功能紊乱，因此该患者出现诸如失眠、视物模糊、胸闷、气短、头晕、身痒等症状。中医学认为，本病与肝脏密切相关，《黄帝内经》谓“诸风掉眩，皆属于肝”，其发病多与肝火、肝风有关。大多数高血压患者年事已高，肾阴亏虚，水不涵木，肝失滋养，而致肝阳偏盛。患者纳差、大便不成形，是脾虚失运，痰湿内盛所致，视物如有雾、干涩，说明痰瘀阻络，肝阴不足，而致目失所养，患者脾胃素虚，若纯用滋肝阴、潜肝阳之品（甘寒药和矿石药）更伤脾胃，年老体弱之人，脾胃功能多虚，从而导致虚不受补，出现腹胀等表现。治疗当先固护脾胃，以开生化之源，否则单用纯补之药无疑雪上加霜。方选保和丸以燥湿健脾、化痰消食和胃，以绝生痰之源；方选镇肝熄风汤以镇肝息风，滋阴潜阳。2013 年 4 月 26 日复诊加大龙骨、牡蛎的量，以增滋阴潜阳之功，加用藿香以芳香化湿、燥湿健脾止泻，两方合用一则平肝潜阳、二则燥湿化痰，则痰瘀可除，风阳得平。

九、王琦教授治疗高血压的临床经验

（一）医家简介

王琦，男，教授，主任医师，北京中医药大学博士研究生导师，北京中医药大学学术委员会委员，享受国务院政府特殊津贴，国家级重点学科中医基础理论学科带头人，中医体质与生殖医学研究中心主任，第二、第三批全国老中医药专家学术经验继承工作指导老师，全国优秀中医临床人才研修项目优秀指导教师，中华中医药学会王琦名医传承工作站指导教师，中华医学会医疗事故技术鉴定专家。

（二）临床经验

1. 病因病机认识

王琦教授认为，高血压以眩晕、头痛为主症，故当属于中医学“眩晕”“头痛”范畴。王琦教授重视气、血、水在高血压发病中的意义，认为肝阳上亢可引起以下三个方面的病机转归：一则气血逆乱，即《素问·调经论》所谓“血之与气，并走于上，则为大厥，厥则暴死，气复反则生，不反则死”；二则肝阳化热上扰；三则肝旺乘脾，以致脾虚不运，水湿内停。故而他提出气血逆乱、热扰、水停为高血压之重要病机。

2. 临床用药经验

王琦教授认为，识病辨病、以病统证、据病施方为中医诊疗之根本，以辨病为纲，结合辨证、辨体的“三维诊疗观”及主病主方专药为其学术思想，倡导针对病机，或移植成方，或组合小方，或新订方药的制方思路。在治疗原发性高血压方面，王琦教授特拟镇逆降压汤为主方，并随症加减。

镇逆降压汤方药组成：川牛膝 20g，代赭石 20g（布包，先煎），生龙骨 30g（先煎），生牡蛎 30g（先煎），竹茹 20g，炒槐角 30g，茯苓 30g，泽泻 20g。

用法：水煎服，日 1 剂，分早、晚两次温服。

功效：清肝镇逆，活血利水。

主治：原发性高血压 1、2 期。头痛或眩晕，耳鸣目胀，急躁易怒，或面色潮红，心悸，失眠，时常嗳气，脉弦长有力。

方解：方中重用川牛膝，其能入血分，性善下行，可引血下行，活血利水；代赭石质重沉降，擅镇肝逆，合牛膝以引气血下行，直折亢阳，以逆转气血之逆乱。二者共为君药。生龙骨、生牡蛎镇肝潜阳，为臣药。竹茹清肝泄热，槐角清肝润燥，茯苓、泽泻助川牛膝活血利水之力，同为佐药。本方遵循气血水理论，以镇肝降逆、活血利水为主，重潜、清润为辅。

加减运用：心烦口苦者，加黄芩 10g，山栀 10g，以清肝除烦；痰热腑实，腹胀便秘、口黏痰多、苔黄腻、脉弦滑数者，酌加大黄 6 ～ 10g，瓜蒌 15g，胆南星 6g，以通腑泄热化痰；眩晕明显者，加旋覆花 10g（布包），以降逆止晕；伴面部或肢体麻木者，酌加豨莶草 20g，海桐皮 15g，天麻 12g，地龙 20g，以祛风通络；伴失眠者，加法半夏 10g，夏枯草 15g，以调和阴阳；伴耳鸣者，加灵磁石 30g（先煎），神曲 10g，以潜阳聪耳；素体阴虚者，加生地黄 20g，白芍 15g，以滋肾柔肝；素体痰湿，形体肥胖者，加炒苍术 20g，昆布 30g，海藻 20g，以燥湿运脾、软坚化痰；素体湿热，尤其嗜酒者，加茵陈 15g，葛花 20g，白扁豆 20g，枳椇子 15g，以清热祛湿、解醒消积；3 级高血压患者，加羚羊角粉和（或）珍珠粉 0.3g 冲服，以平肝息风；单纯舒张压偏高者，应从气虚血瘀论治，可加生黄芪 30 ～ 60g，葛根 30g，茜草 12g，以益气活血。

（三）病案

任某，男，39 岁，已婚，建筑工人。2009 年 2 月 18 日初诊。

主诉：头晕 20 年

现病史：患者 20 年前因头晕在某医院诊断为“高血压”（150/90mmHg），断续服用降压药，血压波动，常出现头晕。近 6 年来服药规律（培哚普利 1 片 / 天），血压为（120 ～ 130）/95mmHg，停服则血压升至 150/95mmHg。刻诊时有头晕，今晨服培哚普利药后血压为 150/105mmHg。余无不适。纳可，寐可，二便正常，舌质暗红、苔中灰腻、边水滑，脉滑。既往史：轻度脂肪肝、早泄 5 年。个人史：每周饮酒量≥ 1500mL。无高血压病家族史。

西医诊断：高血压 1 ～ 2 级。

中医诊断：眩晕。

治法：清肝镇逆，活血利水，解醒消积。

处方：川牛膝 20g，代赭石 20g（布包，先煎），川楝子 10g，杭白芍 15g，生龙骨 30g（先煎），生牡蛎 30g（先煎），茯苓 30g，泽泻 30g，益母草 15g，干地龙 10g，葛根 20g，白扁豆 20g，枳椇子 15g，茵陈 10g，生麦芽 15g，昆布 20g，海藻 20g。21 剂，水煎服。

二诊：2009 年 3 月 11 日。头晕好转，精神日趋振作，血压降至 130/（80 ～ 85）mmHg，只服培哚普利每天半片，苔薄黄，目前饮酒量每周在 500mL 左右。调整处方如下。

处方：川牛膝 20g，代赭石 20g（布包，先煎），生龙骨 30g（先煎），生牡蛎 30g（先煎），川楝子 10g，杭白芍 20g，茯苓 30g，泽泻 30g，葛根 20g，白扁豆 20g，枳椇子 15g，茵陈 10g，地龙 10g，昆布 20g，海藻 20g，豨莶草 20g，海桐皮 10g。21 剂，水煎服。

三诊：2009 年 4 月 8 日。头晕未作，血压稳定（125/85mmHg），培哚普利降至 1/2 片。继续巩固疗效。

处方：川牛膝 20g，生龙骨 30g（先煎），生牡蛎 30g（先煎），杭白芍 15g，川楝子 10g，茯苓 30g，泽泻 20g，茵陈 10g，地龙 10g，枳椇子 15g，白扁豆 20g，昆布 20g，海藻 20g，豨莶草 30g，海桐皮 10g。21 剂，水煎服。

后以镇逆降压汤加减，共治疗 5 个月。随访告知，血压稳定在（110 ～ 120）/80mmHg，并逐渐撤去西药培哚普利，每周酒量减至 250mL 左右。

【按语】患者素喜饮酒，盖“酒性大热大毒”（《格致余论》），“痛饮则伤神耗血，损胃亡精，生痰动火”（《本草纲目》），说明长期嗜酒者，易于耗血伤胃，酿湿化热生痰。西医学亦认为，中度以上饮酒是业已确定的与高血压发病密切相关的危险因素。故针对病因，酌加葛根、茵陈、枳椇子、白扁豆清热祛湿、解醒消积，配伍白芍养血柔肝，川楝子、生麦芽疏肝泄热以顺遂肝木条达之性，昆布、海藻软坚化痰。此方不仅能有效控制血压，使其趋于稳定，逐渐撤去降压西药，而且有解酒之效。

第九章　高脂血症

高脂血症是人体脂质代谢异常导致的血清脂质和脂蛋白水平升高，包括血清总胆固醇或甘油三酯水平过高和（或）高密度脂蛋白胆固醇水平过低。高脂血症是代谢性疾病中一种常见而多发的重要病症，与心脑血管疾病、糖尿病等关系密切，给人类健康带来严重影响。古代中医文献中无此病名称，依据西医学对高脂血症的临床表现、生化指标及预后转归等的认识，多数文献资料认为，其大抵属于中医学"血瘀""痰湿""脂浊""眩晕""胸痹""心痛""脾虚""肾虚"等范围。

一、张继东教授治疗高脂血症的临床经验

（一）医家简介

张继东，教授，山东大学医学院中医学研究所所长，山东大学齐鲁医院杰出学术带头人，山东省名中医药专家，第三批全国老中医药专家学术经验继承工作指导老师，兼任中华中医药学会心病分会常务委员、中国医师协会中西医结合医师分会心血管病学专家委员会常务委员、中国中西医结合学会心血管病专业委员会委员、中国中西医结合学会虚证与老年病专业委员会委员、山东中西医结合学会常务理事、山东中西医结合心血管病专业委员会主任委员、山东中医药学会心脏病专业委员会副主任委员、山东中西医结合学会活血化瘀专业委员会副主任委员、山东省医师协会中西医结合医师分会副主任委员、山东省保健科技协会常务理事、山东省医疗事故鉴定专家库成员及多家杂志审稿人等。张继东教授在中西医结合治疗高脂血症、冠心病心绞痛、高血压、高同型半胱氨酸血症、脑血管病、颈椎病及糖尿病肾病等方面，成果丰硕。

（二）临床经验

1. 病因病机认识

张继东教授认为，脂质代谢紊乱状态可视为中医所说的痰浊和血瘀。脾主运化，为生痰之源。由于肾气虚衰，失于温煦，脾气亦虚，脾不健运，水谷不能化为精微，反而聚湿成痰，痰浊滞于血脉中，血脂不能正常代谢，而致高脂血症。正如《景岳全书》所说，"盖痰即水也，其本在肾，其标在脾"，"痰之化无不在脾，而痰之本无不在肾"。肝

肾同源，肾阴不足，肝失涵养，而致肝肾俱虚。肝主疏泄，“凡脏腑十二经之气化，皆必借肝胆之气化以鼓舞之，始能调畅而不病”。肝之疏泄全赖阴血滋养，肝阴不足，可使疏泄功能减退。肝失疏泄，气机不畅，血行阻滞，升降功能失常，水饮不能正常代谢，而致痰浊、血瘀形成。研究证实，血清胆固醇、甘油三酯、低密度脂蛋白含量的升高是“痰浊”特有的重要生化指标和物质基础。《外科医案汇编》中这样论述痰与瘀的关系：“流痰……蓄则凝结为痰，气渐阻，血渐瘀，流痰成矣。”《血证论》认为：“须知痰水之壅，由瘀血使然，然使无瘀血，则痰气自有消溶之地。”痰为津液之变，瘀为血液凝滞，痰瘀同源，相互依存，痰能致瘀，瘀能生痰，痰浊和瘀血在脉中相互搏结，共同致病。

2. 辨证施治

（1）*治疗原则*：张继东教授认为，高脂血症的病理有“本虚”和“标实”两个方面，“本虚”主要为肾虚，涉及脾、肝两脏的虚损，“标实”为痰浊、血瘀，临证辨清“标本”十分重要，所谓“知标本者，万举万当，不知标本，是为妄行”。高脂血症的本质属虚，以虚致实，故扶正祛邪应贯穿治疗始终，以益肾固本为主，佐以活血、化痰、通络；痰瘀诸证明显时，以豁痰、化瘀、通络为主，佐以益肾固本。

（2）*辨证分型论治*：根据临床症状的不同，张继东教授从以下 3 个方面辨证治疗。

①肾虚型：症见气短乏力，头晕耳鸣，记忆力减退，肢体麻木，腰膝酸软，腹胀纳少，舌质淡紫或暗，舌苔薄白，脉细。治以补肾填精，涤痰通络。选用何首乌丸、杞菊地黄丸化裁。药用何首乌、熟地黄、枸杞子、桑寄生、女贞子、决明子、茯苓、泽泻、石菖蒲、陈皮、丹参、生山楂、郁金等。酌加水红花子、大黄活血祛瘀通络。

②痰浊型：症见形体肥胖，身重乏力，头昏头重，胸脘痞闷，纳呆腹胀，舌苔白腻，脉滑。治以益肾健脾，化痰祛瘀。选用枸杞丸、温胆汤化裁。药用黄芪、黄精、枸杞子、茯苓、陈皮、茵陈、瓜蒌、半夏、郁金、石菖蒲、泽泻、决明子、水红花子、槟榔等。酌加丹参、生山楂、大黄活血祛瘀。

③痰瘀型：症见头晕肢麻，胸痞闷胀，甚则隐隐作痛，舌质紫暗或有瘀斑，舌苔白腻，脉沉或弦滑。治以活血化瘀，涤痰通络。选用丹参饮、涤痰汤化裁。药用丹参、葛根、三七、大黄、姜黄、水红花子、生山楂、瓜蒌、陈皮、半夏、茯苓、石菖蒲、郁金、泽泻等。酌加枸杞子、女贞子、决明子益肾固本。

上述是高脂血症的辨证论治，在临床实践中，往往病机错综复杂，证候寒热虚实并见，或多证型相兼，因此必须坚持辨证论治的原则，灵活掌握，方能切合临床实际。对于血脂检查指标很高者，应适当配合西药治疗，以取长补短，提高临床疗效。

（三）病案

刘某，女，54 岁，干部。2004 年 11 月 1 日初诊。

患者诉头晕头胀反复发作 3 年。症见头晕头胀，气短乏力，记忆力减退，全身不适，舌质暗，苔薄白，脉滑。血脂检查：总胆固醇 8.39mmol/L，甘油三酯 2.15mmol/L，高密度脂蛋白胆固醇0.4g/L。血液流变学检查：多项指标异常增高，提示高黏滞血症。

西医诊断：高脂血症，高黏滞血症。

中医诊断：眩晕。

辨证：肾气虚衰，痰瘀阻络。

治法：补肾、调肝、健脾，佐以化痰祛瘀。

处方：何首乌20g，枸杞子20g，熟地黄20g，丹参30g，生山楂24g，生大黄6g，郁金15g，当归12g，水红花子10g，白芍12g，茯苓12g，石菖蒲10g。每日1剂，水煎服。

二诊：连服18剂后，诉头晕头胀症状明显改善。前方去何首乌、熟地黄、生大黄、白芍、茯苓，加黄精30g，决明子30g，泽泻30g。每日1剂，水煎服。

三诊：再进服12剂后，症状消失，精力充沛，舌淡红，苔薄白，脉细。复查血脂、血液流变学，指标均属正常范围。

【按语】本病证属肾气虚衰，痰瘀阻络。肾气亏虚，诸脏功能活动减退，气血不能上充于脑，故见气短乏力，记忆力减退；肾阴亏虚，水不涵木，肝阳上亢，则头晕头胀；肾阴亏虚，肝失疏泄，气机不畅，影响脾之运化及血脉的畅达，导致痰浊、血瘀形成，故见全身不适，舌质暗，脉滑。方中何首乌、熟地黄、枸杞子补肾填精；当归、白芍补肝养血；丹参、山楂、大黄、郁金行气活血祛瘀；水红花子健脾利湿，活血通络；茯苓、石菖蒲健脾、豁痰。现代药理研究证实，何首乌、枸杞子、山楂、大黄、当归均有降低血清胆固醇、甘油三酯的作用。服药18剂后，患者头晕头胀症状已减轻，考虑到熟地黄过于滋腻，久服碍胃，何首乌不宜长期服用，故去之，加黄精、泽泻、决明子。枸杞子与黄精配伍为枸杞丸，具有补精气的作用；决明子平肝，降血脂；现代药理研究证实，泽泻具有降低血中胆固醇含量的作用。再服12剂，诸症消失，血脂及血液流变学检查恢复正常。整个组方以补肾为主，兼顾脾、肝两脏，同时化痰祛瘀、降血脂。患者肾气得充，脾健肝旺，痰瘀俱消，诸症乃愈。

二、陈克忠教授治疗高脂血症的临床经验

（一）医家简介

陈克忠，男，山东大学齐鲁医院教授，全国老中医药专家学术经验继承工作指导老师。1958年参加天津中医学院研究班。他先后担任中国中西医结合学会理事、全国中西医结合虚症研究会及老年病专业委员会委员、中国中西医结合学会山东省分会副理事长、中华医学会山东分会老年医学专业委员会主任委员、全国中医学会委员、山东抗癌协会中西医结合专业委员会主任委员等多个医学团体组织职位，兼任《中国中西医结合杂志》《实用中西医结合杂志》《中国全科医学杂志》《老年学杂志》《亚洲医学杂志》等众多医

学刊物的编委工作。

（二）临床经验

1. 病因病机认识

陈克忠教授认为，高脂血症是脂质代谢紊乱状态所致，中医视为痰浊、血瘀，脏腑虚损所产生的病理产物。其病机为本虚标实，虚实夹杂。本虚，主要为肾虚，波及肝、脾；标实，是指痰浊、血瘀。

2. 辨证论治

陈克忠教授认为，本病治当益肾固本，佐以化痰祛瘀，曾自拟神仙服饵方治疗本病，收效良好。

神仙服饵方组成：制首乌 20g，熟地黄 20g，枸杞子 15g，黄精 30g，淫羊藿 30g，生山楂 30g，泽泻 40g。

（三）病案

张某，男，52 岁。

患者有高脂血症病史 1 年，平时无不适感觉。近两周来，手中心热，两目干涩，大便时干，舌红少苔，脉弦细数。血脂检查：总胆固醇 8.56mmol/L，甘油三酯 2.8mmol/L。

西医诊断：高脂血症。

中医辨证：肾阴不足，且累及肝阴。

治法：以滋补肝肾为主。

处方：制首乌 30g，熟地黄 30g，黑芝麻 30g，淫羊藿、黄精各 30g，枸杞子 20g，女贞子 20g，菊花 20g，泽泻 40g，生山楂 30g，大黄 3g（后下）。

二诊：连服 10 剂，患者诉症状明显减轻。续再服 10 剂，诸症消除。复查血脂：总胆固醇 6.7mmol/L，甘油三酯 1.52mmol/L，高密度脂蛋白 1.16mmol/L。

【按语】陈克忠教授认为，高脂血症以肾虚为主，痰浊与瘀血为标，因此，治疗以益肾固本，佐以化痰祛痰为大法。方中何首乌、熟地黄、淫羊藿益肾填精，黄精补益脾气，泽泻助脾渗湿，生山楂消食化瘀。现代药理研究证实，何首乌是一味理想的抗动脉硬化中药；枸杞子、淫羊藿均有降低血脂的作用；黄精有降低密度脂蛋白（LDL–C）的作用；泽泻能减少胆固醇的合成；山楂能加快对血浆总胆固醇（TC）的清除。

加减：若肾阴偏虚，心烦失眠，口燥咽干，舌红少苔，脉细数者，加女贞子 15g，并重用熟地黄；肾阳偏虚，畏寒肢冷，舌淡苔白，脉沉细者，加肉苁蓉；脾虚偏重，脘腹胀满，倦怠乏力者，加党参、黄精各 10g，半夏 12g。

三、汪达成教授治疗高脂血症的临床经验

（一）医家简介

汪达成，男，主任医师，第一批全国老中医药专家学术经验继承工作指导老师，南京中医药大学兼职教授，享受国务院政府特殊津贴。他在 18 岁投季爱人、丁慎伯门下，专攻岐黄之术；先后任苏州市中医院内科主任、江苏省中医学会理事、苏州市中医学会理事长等职务。

（二）临床经验

1. 病因病机认识

汪达成教授根据多年的临床经验，认为高脂血症的发病，无论虚实，最终皆导致痰浊瘀血互结，阻塞脉道，而瘀由痰生者多，故“痰脂”在发病的过程中最为重要。他进一步分析认为，痰浊的生成与肝、脾、肾的关系最密切。肝气郁滞，气机不畅，气不化津，聚而成痰；脾失健运，清浊不分而生痰湿；肾主水，肾虚气不化水，水液代谢紊乱，水湿内生。由此三者，久而痰浊成脂成瘀，阻遏脉道而成此病。

2. 辨证论治

汪达成教授临床治疗本病主张“实者去之”：①从肝、脾、肾三脏同时用药，先祛痰脂。②药量要重，痰、瘀、脂胶结日久，非重剂不足以祛邪。他自拟泄浊化瘀方，由蒲黄、姜黄、泽泻三药组成。③药物对应脾、肝、肾三脏。泽泻利水化湿，通肾之开合，为君；蒲黄化痰脂、活血脉、升清而泌浊，姜黄理气疏肝、活血化瘀，共佐泽泻以增强化痰祛瘀、祛脂通脉之效。此三药禀性中庸，又非大热大寒之味，适合久服。

（三）病案

李某，女，50 岁。

患者有高脂血症病史 2 年，平时无不适感觉。近 1 周来，纳食差，呃逆，脘腹胀满，大便黏腻不爽，舌红，苔黄腻，脉弦细数。血脂检查：总胆固醇 10.56mmol/L，甘油三酯 3.58mmol/L。

西医诊断：高脂血症。

中医辨证：脾虚水湿，痰浊互结。

治法：以健脾化湿、泄浊化痰为主。

处方：泄浊化瘀方。

二诊：8 周后患者诸症消除。复查血脂：总胆固醇 5.67mmol/L，甘油三酯 1.42mmol/L，高密度脂蛋白 1.23mmol/L。

【按语】汪达成教授认为，高脂血症以肝、脾、肾三脏虚衰为主，肝气郁滞、脾失健运、肾气不化，导致痰浊成瘀，阻遏脉道为标，因此，他以泄浊化瘀为治疗大法，自拟泄浊化瘀方之中药制剂。方中以蒲黄化痰脂、活血脉，升清而泌浊，姜黄理气疏肝、活血化瘀，共佐泽泻以达化痰祛瘀、祛脂通脉之效，痰去浊散，则诸症自愈。

四、方显明教授治疗高脂血症的临床经验

（一）医家简介

方显明，男，教授，硕士研究生导师，广西中医药大学中西医结合临床学科带头人、学术委员会和学位委员会委员，广西科技成果奖励评审专家，国家科技风险开发中心评估专家，中华中医药科技成果奖励评审专家；现任中国中西医结合学会活血化瘀专业副主任委员、广西中西医结合学会副会长、广西中医药学会常务理事，以及《中华中西医杂志》《广西中医药》《广西中医学院学报》等6家杂志常务编委；历任广西中医学院中医内科教研室副主任、医疗系副主任、科研处处长，瑞康医院副院长，广西中医学院国际教育学院、国际合作与交流处院长、处长。方显明教授从事中西医结合临床医疗、教学、科研与管理工作30余年，先后主持和承担国家科技攻关、广西科技攻关、广西自然科学基金等各级科研项目14项，已鉴定科研成果6项，获广西科技进步奖和广西医药卫生科技奖各2项，转让科技成果1项，在国内专业刊物上发表论文80余篇，在国际国内专业学术会议上发表论文10多篇，主编和参编专著2部。他的主要研究方向为“心血管疾病的中西医结合防治”。

（二）临床经验

方显明教授结合现代西医学的基础研究和自己多年丰富的临床经验，对于治疗高脂血症提出了独到的见解，倡导以治痰为主、疏肝健脾补肾为辅的治疗原则，并在临证运用中取得了良好的疗效，同时避免了西药带来的不良反应。

1. 从脾重在健脾化痰

方显明教授认为，高脂血症是指人体血浆中一种或数种脂质成分的含量超过正常最高值所致的疾病，这和中医学理论十分相似，如清代汪昂言：“痰借液于五脏……液有余则为痰。”可见高血脂既是病理产物，也是致病因素。《素问·经脉别论》中所说的“饮入于胃，游溢精气，上输于脾，脾气散精，上归于肺，通调水道，下输膀胱，水精四布，五经并行”，概括了水液正常代谢的过程。“脾气散精”，脾主运化水谷、水湿，运化功能减弱则聚而为痰。这在金元时期李东垣的《脾胃论》中也有论述，若脾不生清，则出现“谷气下流”，从而生痰、生湿。因此，方显明教授在治疗高脂血症时，提出以治痰为主。他认为，脾健则水谷精微代谢有道，则痰无所生，故治痰不离健脾。他在遣方用药时常

选择既有健脾作用又有化痰祛湿作用的药物，常用方剂为二陈汤，取燥湿化痰、理气和中之意。该方由法半夏、陈皮、茯苓、甘草组成。法半夏辛温性燥，可燥湿化痰、和胃止呕；陈皮温燥，理气化痰，使气顺则痰降，气化则痰亦化，此合乎“治痰先治气”之法，与法半夏配合，能加强祛痰和胃止呕的作用；茯苓健脾渗湿；甘草和中补脾，使脾健而湿化痰消。另外，随症加减时可用白术、荷叶、泽泻健脾祛湿，山楂消食行滞。

2. 从肝重在疏肝祛瘀

方显明教授认为，机体的水谷精微物质之所以代谢正常，脾胃运化功能正常是关键。然而，脾胃功能的正常也需要其他脏腑的辅助。在运化水谷方面，肝的疏泄功能必不可少，只有肝脾调和，才能升降有常，气血调和。若各种原因引起机体肝脾失调，脾不能运化升清，肝不能疏泄升发，不但影响气血的调和，还会影响脾胃的受纳运化和升清降浊，水谷精微不能升清输布而转化为痰浊，流注于血脉而生本病。肝主疏泄、谋虑，能协调情志活动，使气机调畅，精神愉快。郁生于气，又能害于气。肝失疏泄，则气郁血滞，血脉不畅。高脂血症与饮食不节、情志失调密切相关，过食肥甘厚味，脾胃受损，中焦壅阻，痰浊内生，土壅则木郁，影响肝的疏泄升发，导致肝脾失和；情志失调、思虑忧郁易伤肝脾，脾伤则气结，导致运化失职，肝伤则气郁，导致木部土壅，引起肝脾失调。脾病则气血乏源，血脉因失其所养而受损，同时还可滋生痰浊，无形之痰流注于血脉；肝病则不能藏血和疏泄，导致气滞血瘀，气血失和。肝脾失调最终可导致气血失和，痰浊内生，血脉受损，久则痰瘀互结，阻滞血脉，从而发展为胸痹心痛等病证。因此，方显明教授在治疗高脂血症时不忘疏肝祛瘀，其经验方“调脂颗粒”由逍遥散化裁而来。方中柴胡疏肝解郁、升发阳气，当归、白芍养血柔肝、敛阴和营，白术、茯苓、泽泻健脾祛湿，茵陈清热利湿，荷叶、山楂祛瘀行滞。诸药合用，共奏调和肝脾、祛瘀化湿、消脂行滞之效，方能升清降浊，上通于肺，下达于膀胱。肾虚失于蒸化，水液停聚，即可成痰。《素问·上古天真论》记载的“女子七岁，肾气盛，齿更发长……七七任脉虚，太冲脉衰少，天癸竭，地道不通，故形坏而无子也”和“丈夫……五八，肾气衰，发堕齿槁”，明确指出肾为先天之本、元气之根，藏精，主生长生殖，内寄元阴元阳。肾阴肾阳为一身阴阳之根本，是机体生命活动的原动力，亦为机体气化作用的原动力。无论是胃的游溢精气、脾的布散精微、肺的通调水道，还是小肠的泌别清浊，皆需要肾的蒸腾气化来完成。肾的蒸腾气化，一方面使“清者”上升，布散全身；另一方面使“浊者”下降而化为尿液，注入膀胱。《素问·逆调论》认为，“肾者水脏，主津液”，可见水液的代谢虽与肝、脾等密切相关，但其协调和平衡的功能是依靠肾来完成的。由于高脂血症的患者多为中老年人，脏器功能衰弱，水谷精微物质代谢失常，故方显明教授在治疗时多考虑补肾，常在方中加用补肾药物如肉苁蓉、补骨脂、淫羊藿等，以补肾壮阳，调节肾脏功能，从而取得事半功倍的效果。

方显明教授认为，在高脂血症的中医临证中，除了化痰健脾、疏肝祛瘀、补肾固本外，还应根据患者的实际情况及脏腑的虚衰进行辨证论治，绝不可随意而为。只有抓住疾病的本质进行治疗，才能取得良好的疗效。

（三）病案

患者，女，52 岁。2010 年 6 月 22 日初诊。

主诉：腹胀近 1 年。

现病史：患者近 1 年体重增加较快，常感腹胀，食欲尚可，无恶心呕吐，时感头重，舌淡而暗，苔白腻，脉弦。生化检查：总胆固醇 8.21mmol/L，甘油三酯 5.26mmol/L，高密度脂蛋白胆固醇 0.79mmol/L，低密度脂蛋白胆固醇 5.33mmol/L。

西医诊断：高脂血症。

中医辨证：痰浊中阻证。

治法：健脾疏肝，祛瘀化痰，兼以补肾。

处方：茵陈 10g，柴胡 10g，当归 10g，白芍 10g，茯苓 15g，白术 12g，荷叶 8g，山楂 15g，泽泻 8g，法半夏 10g，陈皮 6g，石菖蒲 10g，肉苁蓉 12g，淫羊藿 10g。7 剂。日 1 剂，水煎服，同时嘱患者少食肥甘厚味及辛辣之物。

二诊：患者诉腹胀已减轻，仍时感头重，舌淡而暗，苔白腻渐退，脉仍弦涩。原方去茵陈，加薏苡仁 15g。14 剂，日 1 剂，水煎服。

三诊：腹胀明显减轻，已无头重感，舌淡稍暗，苔白略腻，脉弦。上方再服 14 剂，诸症悉平，体重减轻约 7kg，舌淡红稍暗，苔仍稍白，脉略弦。生化检查：总胆固醇 5.03mmol/L，甘油三酯 3.53mmol/L，高密度脂蛋白胆固醇 1.52mmol/L，低密度脂蛋白胆固醇 3.06mmol/L。继续服药 6 个月，患者血脂降至正常范围，体重减轻约 19kg，无其他不适。嘱其清淡饮食，定期复查。

【按语】方显明教授认为，本例患者脾胃功能失常，脾不生清，谷气下流，阻于中焦，滋生痰浊，停于体内，导致腹胀，体重增加；由于胃强脾弱，故食欲尚可；痰浊蒙蔽清阳，故头重；而舌淡而暗、苔白腻、脉弦涩，则为痰浊中阻，气机不畅之征。结合患者肾气虚，故治疗应以健脾疏肝、祛瘀化痰为主，兼以补肾。方中柴胡疏肝解郁，升发阳气；当归、白芍养血柔肝、敛阴和营；白术、茯苓、泽泻健脾祛湿；茵陈清热利湿；荷叶、山楂祛瘀行滞；法半夏、陈皮理气化痰，和胃止呕；石菖蒲化湿豁痰，醒神益智；肉苁蓉、淫羊藿补肾阳，益精血，祛风湿。诸药合用，药中病机，故取效。之后患者虽诸症消除，但血脂未达到正常范围，方显明教授认为，此乃体内痰湿仍未祛除，故嘱患者继续服用药物，巩固疗效。6 个月后，患者血脂降至正常范围。

五、刘华为教授治疗高脂血症的临床经验

（一）医家简介

刘华为，男，陕西中医学院（现陕西中医药大学）教授、主任医师、硕士研究生导师，陕西省中医药研究院基础理论研究员，陕西省十大名医，海峡两岸十大名医，第四批全国老中医药专家学术经验继承工作指导老师。他先后任中华中医药学会理事，中华中医药学会学术顾问，世界中医药学会联合会亚健康委员会理事，中华中医药学会名医学术思想研究分会副主任委员，中华中医药学会科普分会委员，陕西中医药学会副会长，《陕西中医》杂志编委会副主委，陕西省专家讲师团首席专家，陕西省决策咨询委员会委员。刘华为教授敏而好学，学验俱丰，从医几十年来，发表学术论文百余篇，出版著作8部，多次主持、参加国家级、省级科研课题项目，成果丰硕。他临床注重内科疑难杂症的研究，对肿瘤、脾胃病、代谢性疾病、肾病、脑病、呼吸系统疾病、传染病和感染性疾病等疑难杂症都有研究，用中医药成功防治部分传染病，并有创造性研究，成功抢救和治愈了无数危重症和疑难杂症患者，尤擅治疗萎缩性胃炎、肝病、肾病、中风、代谢综合征等疾病。

（二）临床经验

1. 病因病机认识

根据《素问·经脉别论》“食气入胃，散精于肝，淫气于筋，食气入胃，浊气归心，淫筋于脉，脉气流经……流于四脏，气归于权衡”和“饮入于胃，游溢精气，上输于脾，脾气散精，上归于肺，通调水道，下输膀胱，水精四布，五经并行”的论述，刘华为教授认为《黄帝内经》已经明示了人体水谷和水液代谢的全过程。人体正常血脂主要来源于水谷精微，通过脾、胃、肺、心、肝、膀胱等脏腑的气化过程进入津血之中，敷布全身以发挥濡养五脏六腑、四肢百骸等作用。饮食不节、嗜食肥甘厚味、少劳过逸、情志失调等原因均可导致脏腑气机失调，气化失司，精微物质不归正化，体内病理产物（痰、湿、水、瘀）停聚，留于血脉，不能及时代谢而形成本病。现代社会由于人们生活水平不断提高，饮食结构不合理，生活压力大，情绪紧张，外源性脂质摄入过多或内源性脂质代谢异常所导致的高脂血症患者明显增多。根据高脂血症临床症状，辨证可将其分为多种类型，但临床观察认为痰瘀互结型占比最大。

刘华为教授认为，气机失调、气化失司是高脂血症的根本病机。他在治疗高脂血症等代谢性疾病时特别注重中医气机和气化理论的研究，认为气机是人体脏腑经络之气的运行规律，其表现形式是升降出入，规律如下：肝气升，胆气降；脾气升，胃气降；肺气既宣发又肃降；心气、肾气既升又降；小肠、膀胱之气升清降浊，大肠之气下降等。

他认为，气化是中医学对人体物质新陈代谢的高度概括。人体要把饮食物变化为自身的营养成分（气、血、津、液），必须经过脏腑气机的升降出入运动才能实现，而这一运动过程就是气化过程。他认为中医和西医都有研究人体物质新陈代谢的任务，西医称之为“细胞氧化”，中医谓之“气化”。氧化是在细胞中进行的，三羧酸循环是氧化分解的共同途径，而气化是在以五脏为中心的整体中进行的。中医引入了古代阴阳五行哲学思想，用五行学说的循环论和生克制化论来阐明和确立以五脏为中心的气化理论。简言之，以五脏为中心的人体通过循环往复的生克制化（气化）过程，把饮食物变成人体所需要的精微物质（气、血、津、液）。刘华为教授认为在这一过程中，若生理状态的生克制化（气化）功能失司，则出现病理状态的相乘相侮，导致痰、饮、水、湿、瘀等病理产物的产生，形成继发性致病因素。痰、饮、水、湿往往是气和津液气化失常的产物，而瘀血是血液气化失常的产物，他认为气血津液在生理上相互补充，在病理上往往相互影响，在临床上多形成“痰瘀互结”“水瘀互结”“湿瘀互结”等证候，而这些证候常常发生在高脂血症等代谢性疾病的整个病程之中。反过来说，痰（水、湿）瘀等病理产物的形成，也会进一步加重气化失司的程度，形成复杂的因果互致关系。现代临床观察显示，痰瘀互结型高脂血症患者常表现为体胖，胸闷，胸痛，气短，心悸，痰黏，头晕，肢体麻木，纳呆，脘痞，舌质淡暗或瘀暗，舌下脉络青紫迂曲，舌苔滑腻、厚腻或黄厚腻，脉弦滑或沉涩等症状和体征。

在气机失调、气化失司病机中，刘华为教授认为脾胃为气机气化之枢纽。五脏相关，脏腑相关，脏腑皆有气化，但其中心在脾胃。脾居中州络胃，脾以升为和，胃以降为顺，一阴一阳，斡旋中焦。脾胃失和，气机失调，气化失司，则痰、水、湿、瘀等病理产物就会产生。若嗜食肥甘则“饮食自倍，肠胃乃伤”，脾失健运，失其升清降浊之功，水谷之精微无以输布，内聚而成痰湿，痰湿既成，注于血脉，阻塞脉络，终致痰瘀为患，痰瘀互结反过来使气化失司程度加重，形成恶性循环，出现西医所认为的糖原、脂肪、蛋白质等代谢紊乱所致的高脂血症等代谢性疾病。肝胆同居胁肋，肝气宜升，主疏泄，调畅气机；胆气宜降，通达六腑之气。若情志不遂，精神抑郁，导致肝胆失和，气化失司，一则不能助脾运化，而致痰阻，二则失其储藏血液和调节血量的功能，导致血瘀、气滞、痰阻相互胶结而出现高脂血症中的痰瘀互结型。心、肺、肾、小肠、膀胱等脏腑气化失司，水谷精微不归正化，也会导致高脂血症的形成，但总以脾胃为枢纽。

2. 治疗经验

刘华为教授在临床中观察发现，高脂血症患者中痰瘀互结型居多，主张治疗时首先从中焦入手，祛邪保中，即化痰利湿、理气活血，湿去瘀消，恢复人体正常气化功能，这样才能从根本上治疗高脂血症，所谓“大气一转，其气仍散”。他临床常以自拟化痰活血保中汤为基础方加减治疗本病。从基础方的组成来看，化痰活血保中汤为温胆汤、五苓散、四物汤三方的合方化裁，组成：橘红、姜半夏、茯苓、炒白术、枳壳、竹茹、猪苓、泽泻、赤芍、九节菖蒲各 15g，桂枝、炙甘草各 6g。方中以橘红、姜半夏为君药，燥湿化痰；臣药为茯苓、炒白术、枳壳、竹茹、猪苓、泽泻、九节菖蒲、赤芍，健脾利湿，活血化瘀；佐以桂枝，温经通阳；使以甘草，调和诸药。诸药合用，共奏化痰利湿、理气活血之功。

刘华为教授认为，高脂血症涉及五脏六腑，虽然强调以脾胃为中心，以痰瘀为重点，但临床必须灵活化裁，在痰瘀辨证的基础上进一步辨虚实寒热，注意兼证的辨治。

（1）痰瘀互结兼脾胃湿热：临床可伴见口干渴或渴不欲饮，身热汗出，咳痰黏腻不爽，色黄或白，胃脘灼热，口苦心烦，多食易饥，便干或黏腻、排便不利，小便黄赤短少，舌质红，舌苔黄厚腻，脉滑数有力等，以基础方合半夏泻心汤或小陷胸汤化裁。

（2）痰瘀互结兼肝郁气滞：基础方合逍遥散化裁。

（3）痰瘀互结兼脾气亏虚：基础方加党参，重用白术。

（4）痰瘀互结兼气阴两虚：基础方加生脉散化裁。

（5）痰瘀互结兼肾气亏虚：基础方合金匮肾气丸化裁。

刘华为教授在此基础上，根据临床实际，随症增减药物用量。例如头重眩晕、下肢水肿者，常加大茯苓、泽泻用量，至30g之多。气化失司较重者，常加少量制附片，常用3～4g。他认为制附片有温阳之功，“阳化气”，助阳才能生气，温化才能促进气化。少量附片能“少火生气”，量大则“壮火食气”，不利于恢复气机气化。对痰湿蒙蔽清窍，清窍失灵者，他主张在基础方中加杏、蔻、橘、桔、菖、薤等轻苦微辛，具有流动功效的中药，以调畅气机，恢复“气化”。另外，他认为高脂血症病因复杂，除药物治疗外，通过合理膳食、科学减肥、增强锻炼、调畅情志等手段治疗也非常重要。

刘华为教授认为，尽管临床上病机千变万化，治疗亦随证变法，但治疗高脂血症等代谢性疾病的根本目的是把相乘相侮的病理状态转化为相生相克的生理状态，恢复正常的生克制化（气化）关系，在治疗上强调痰瘀互结型高脂血症一定要遵循“病痰饮者，当以温药和之”的原则，用药多选温药，多以和解的方法治疗。刘华为教授把五行学说同中医的气机气化理论有机地联系起来，以探索高脂血症的病机和治则。

六、董燕平教授治疗高脂血症的临床经验

（一）医家简介

董燕平，男，教授，主任医师，1962年毕业于天津中医学院（现天津中医药大学），毕业后在河北省中医院从事中医内科及中西医结合内科临床、教学、科研工作，为第三、第五批全国老中医药专家学术经验继承工作指导老师，第四批河北省老中医药专家学术经验继承工作指导老师，现成立了董燕平名中医工作室。董燕平教授擅长心血管病和风湿免疫性疾病的诊断和治疗，主张中西医结合，汲取近代中药药理学的科研成果，深层探索，从而形成了自己的治疗特色。

（二）临床经验

1. 病因病机认识

董燕平教授认为，肝居于中焦，易上侮肺金，中乘脾胃，下竭肾阴，上逆冲心，旁及胆腑，引发诸脏功能失调，变生百病。另外，肝在疾病传变过程中传变模式多种多样，易受到时令气候、体质、饮食条件及情志变化等因素的影响，表现出各种特殊的传变形式而引发各种内科杂症，故有“肝为百病之贼”之说。肝主疏泄功能正常，一方面可使脾胃升降有序，运化有度，维持脂质精微在体内的正常生成输布；另一方面可保障胆汁（肝之余气）分泌和排泄正常，促进脾胃气机的升降、饮食的消化和吸收，使精微得以上输，浊阴得以下降，胃“游溢精气”和脾“散精”功能正常发挥，使脂质精微在体内能正常代谢。若肝失条达，肝脾失调，气血失和，脾胃的运化受纳和升清降浊失常，失其“游溢精气”和“散精”之职，使气血生化紊乱，膏脂转运输布不利，久则脂浊滞留于营血，停于血脉，形成膏粱之疾，正如《灵枢·百病始生》所曰：“若内伤于忧怒，则气上逆，气上逆则六输不通，温气不行，凝血蕴里而不散，津液涩渗，著而不去，而积皆成矣。”肝与肾的关系有“乙癸同源”之属和“水木同府”之说，系指肝藏阴血，又为刚脏，肾藏阴精，又主命门相火，两脏之阴精可以相互为用，两脏之相火又相互影响。《类证治裁》云：“凡肝阴不足，必得肾水以滋之，血液以濡之。”今肾水不足，而肝肾之阴精与相火同源，必致肝肾之阴均不足，而“肝者，将军之官，相火内寄，得真水以涵濡，真气以制伏”（《临证指南医案》），若肝失所养或肝肾亏损，疏泄不及，气郁化火，内耗阴血，致津液亏损，热灼津液，或痰或浊，引发高脂血症；或肝火旺而下烁肾阴，久则水不涵木，木克脾土，膏脂不能散精于肝，上归于肺，下泄于肾，而滞留于血脉，必致高脂血症。因此，肝失疏泄不仅直接造成脂质的生成和输布障碍，还影响气血的运行，使络道失和。血中之膏脂失于转化和排泄，“清营之血”变为“污秽之血”，积于体内，久则引发痰瘀等病理产物，继而影响后天脾胃的纳运、三焦的气化、胆腑清净和先天肾之藏精功能，进一步造成膏脂的吸收、输布、代谢异常，使浊脂内生，侵及血脉，导致血脂升高而发病。可见，高脂血症的病机是肝失疏泄，延及脾肾为本，脂浊内生为标，属本虚标实之证。董燕平教授在总结多年高脂血症临床及古人经验的基础上，进一步认识到从肝论治高脂血症的重要性。他认为肝气疏泄无权，气机运行失常，肝气久郁化热，劫耗肝阴，肝阴不足，影响胆汁的分泌与排泄，饮食不归正化，膏脂转输障碍，侵及血脉而成本病，或横逆犯脾，肝脾失调导致阴阳气血失和，痰浊丛生，阻滞血脉而发为本病。

2. 辨证论治

董燕平教授指出，临床上高脂血症早期诊断比较困难，从发病的源头（脂质代谢紊乱）论治不易掌握，且疗效有限；若从高脂血症中医进展的终期（脂肪肝→肝硬化→死亡、动脉粥样硬化→心脑血管疾病→死亡）论治，疗效不仅欠佳，且因痰湿浊瘀已生，阴阳气血已伤，难有逆流回天之力。因此，从肝论治本病就是针对疾病的本质进行治疗，是治其本；调肝降脂法则是抓住疾病发展过程中的主要矛盾，是标本兼治的具体体现。董燕平教授从50余年的经验中体会到，疏肝活血治疗可明显疏通血脉，促进血液循环，加快血脂转运和排泄，降低血脂，使高脂血症患者血清和血液流变学异常现象明显改善，降低患者发生脂肪肝、肝硬化和心脑血管疾病的概率。

第十章　心脏神经症

心脏神经症是神经症的一种特殊类型，以心悸、胸痛、气短、乏力为主要表现，伴有其他神经症，是临床上常见的心血管疾病之一。心脏神经症的病因和神经症相似，被认为可能与体质、神经、行为、外界环境、遗传等因素有关。患者的神经类型常为弱型，其家庭成员中可有神经症，此类患者平时活动范围较为狭小，对环境事物较为淡漠，不感兴趣，多惯于抑制其情绪，抑郁和焦虑忧愁，在各种外来的负荷、刺激或劳损，如精神上受到刺激或工作较紧张时，往往不能使自己适应这种环境而易发病或使症状加重，家属中有较严重心脏病患者或有因心脏病而猝死者也常可诱发本病，也有由于患者缺乏对心脏病的认识，将某些生理性心血管功能改变，如对医生所说的“生理性杂音”“窦性心律不齐”等产生误解，或被错误地诊断为“心脏病”后亦常可成为起病因素，在体力活动较少、脑力劳动较多，循环系统缺乏锻炼的基础上，吸烟、饮浓茶或咖啡引起心脏搏动较为强烈或期前收缩，常可导致患者过分注意心脏而产生心脏神经症。本病虽无器质性心脏病证据，但确是一种病态或心理障碍，由此所造成的心脏神经功能紊乱也确实给患者带来莫大痛苦。本病虽非器质性心脏病，不影响人的寿命，但症状较多，反复易变，迁延不愈，严重者可长期处于病理状态，不能正常生活和工作，部分患者完全丧失劳动力。根据不同的临床表现，本病可分属于中医“心悸”“怔忡”“胸痹”等范畴。

一、陈镜合教授治疗心脏神经症的临床经验

（一）医家简介

陈镜合，男，主任医师，教授，博士研究生导师，博士后科研流动站合作导师，国家级重点学科中医内科学心血管方向学术带头人，国家中医药管理局全国中医急症诊疗中心主任，国家中医药管理局省市科技专家评审成员，中华中医药学会内科学会常务委员、广东省中医药学会常务委员、内科专业委员会主任委员。1988 ～ 1990 年，陈镜合教授在日本京都大学医学部循环内科留学，主攻心脏内科急救与经皮冠状动脉腔内成形术（PTCA），师从世界著名心血管专家河合忠一教授、鹰津良树博士。陈镜合教授临床、教学、科研 40 年，多次出席国际性医学会议，承担省部级科研课题多项，主攻“心脏内科急救中西结合临床与实验研究”，曾获卫生部科技进步奖二等奖、省部级科技进步

奖三等奖、国家科技图书奖、省科委著作三等奖、大学科技进步奖二三等奖、大学科技突出贡献奖，曾被评为广东省高教系统先进工作者、全国中医急症先进工作者、新南方教育基金优秀教师。

（二）临床经验

1. 中西互参，病证相合

“心脏神经症”中医学中无此病名，而器质性心脏病和身体其他部位的器质性疾病亦可引起神经系统紊乱和心血管症状。早期的器质性疾病甚至无法找到客观的临床依据，极易与心脏神经症混淆，将前者误诊为功能性疾病可掩盖病情的进展，贻误治疗时机。临床上诊断此病之前还应排除内分泌性疾病，如甲状腺功能亢进症、嗜铬细胞瘤，以及器质性心脏病如冠心病、心肌病或病毒性心肌炎等。故陈镜合教授强调临证务必中西医互参，依靠详细的病史询问、体格检查，及借助西医研究所长，必要时行心电图、运动平板试验、心脏彩超等检查，慎重全面地考虑，甚至可观察病情进展后再下结论，勿使该病误诊漏诊，识证是论治的前提，正如陈修园所说：“此病最多，而人多不识耳。”

2. 解郁为先，创立“开心”

陈镜合教授根据自己多年的临证体会，认为“郁”是本病发病关键所在。《丹溪心法·六郁》指出：“气血冲和，万病不生，一有怫郁，诸病生焉，故人生诸病，多生于郁。”心脏神经症大多发生在青年和壮年，尤以 20 ～ 40 岁为发病高峰，更年期妇女尤为常见。患者多因强烈或长期的精神刺激，或所愿不遂，使情志不舒，肝郁乘脾，耗伤心气营血，心失所养，神失所藏而致病。情志失调是本病主要致病因素。《素问·举痛论》云：“余知百病生于气也。怒则气上，喜则气缓，悲则气消，恐则气下……惊则气乱……思则气结。”心主藏神，为五脏六腑之大主，而总统魂魄，兼赅意志，肝为将军之官，司疏泄，主藏魂，调畅情志，故本病临证常见心肝同病，而理气解郁疏肝为本病治则。诚如《薛氏医案》所说：“肝气通则心和，肝气滞则心乏，此心病先求于肝，求其源也。”

“开心方”系陈镜合教授积多年临床经验总结的治疗本病的验方，由越鞠丸加西洋参、山楂、蒲黄、红花组成，具有行气活血、祛湿化痰、开郁降脂之功。越鞠丸系金元四大家之朱丹溪名方，主治气、血、痰、火、湿、食六郁。方中香附行气开郁、疏肝理气，川芎活血行气、祛风止痛，两者配合，气血同治；同时配合燥湿化痰之苍术、消导之神曲、清热之栀子，使气化则湿行脾健，痰湿无由以生，火郁亦消散。费伯雄《医方论》曰：“凡郁病必先气病，气得流通，郁于何有？”因郁病日久常兼有血瘀，故加山楂入血分而化瘀血，且兼入气分能开郁痰结，西洋参以益气养阴。诸药配合使之成为补虚泻实、以泻实为主的一首良方。既往临床随机对照研究提示本方对心脏神经症疗效确切。

3. 谨守病机，调心肝脾

目前西医对该病病因与发病机制及临床诊治尚缺乏足够的研究，临床治疗仍以对症为主，减轻症状的药物包括小剂量的镇静剂（如安定）、β受体阻断剂（如倍他乐克）及谷维素等。陈镜合教授认为西药治疗可减轻一部分患者症状，但停药后易复发，且不良反应较多，如安定易产生习惯性或成瘾性，β受体阻断剂可有疲乏、眩晕头痛、多梦、失眠、恶心、胃痛等不良反应。这就限制了西药在临床上的应用，患者依从性较差。中药疗法的优点是疗效可靠，无明显不良反应。本病虽可出现多种心血管症状，但客观检查无器质性改变，积极治疗预后良好。陈镜合教授指出，本病可归属于中医学“郁证”“心悸”“怔忡”范畴，虽病在心、肝，以心为主，但临证亦常与脾脏相关。患者除了自觉心中悸动不安、心慌或心前区不适之外，尚可表现为倦怠乏力、面色萎黄、纳差、少气懒言等脾虚症状。因此陈镜合教授强调，本病临床上虽以肝郁气滞类型最为常见，但仍应谨守病机，详细辨析病因、病机、病位、病性，分证立方，辨证施治，方可取得满意的疗效。陈镜合教授根据自己多年的临床心得体会，将本病分为以下四型施治。

（1）痰气郁结型

主症：心慌，情绪抑郁，胸胁不适，胸闷脘痞，舌淡苔薄白，脉弦滑。

治法：理气解郁，化痰散结。

方剂：柴胡疏肝散加减。

（2）气滞血瘀型

主症：情绪不宁，胁肋疼痛，口干不欲饮，或自觉咽有痰阻之状，舌淡或淡暗，脉弦细或涩。

治法：理气活血。

方剂：开心方加减。

（3）心脾两虚型

主症：精神不振，心悸健忘，神疲乏力，失眠，面色无华，口淡，纳差或便溏，舌淡，脉细弱。

治法：补益心脾。

方剂：归脾汤。

（4）阴虚火旺型

主症：心悸失眠，易惊醒，盗汗，健忘，心烦易怒，舌淡嫩，苔少，脉弦细或细数。

治法：滋阴降火。

方剂：百合地黄汤合黄连阿胶汤。

4. 药膳食疗，身心俱重

陈镜合教授强调，目前医学模式已从单纯的生物医学模式转变为社会－心理–生物现代医学模式。这种医学模式的转变提醒我们，人是社会的人，在预防、诊断和治疗疾病的时候，不仅要考虑到身体的情况，还要考虑到社会、心理、精神、情绪等因素对人体健康的影响。故临证治病不应单纯关注患者躯体的疾患，关注患者心理健康也是医生治病不可缺少的一部分。作为一名临床医生，在治疗心脏神经症时使用药物治疗是一方面，更重要的是掌握心理疗法。因为不恰当的解释会在患者思想意识中形成恶性刺激，过重的精神负担导致病情加重，所以医生对于患者要有高度的责任心、同情心，保持热情的态度，只有这样才能使患者对医生产生良好的依从性。对于疾病的治疗，医患双方都应充分发挥各自的主观能动性，才能战胜共同的敌人——疾病。对医生而言，要重视对患者进行心理疏导，告诉患者本病无大碍，让患者树立本病可以治愈的信心，使患者保持愉快的心情。《灵枢·师传》曰："人之情，莫不恶死而乐生，告之以其败，语之以其善，导之以其所便，开之以其所苦。""告""语""开""导"四字，即为开导劝慰的主要内容及形式。此外，医生切忌专事以药石祛病，用药不宜峻猛，应做到理气而不耗气、祛痰而不伤正、补益心脾而不过于温燥与滋腻，若患者情志抑郁，心情不畅，服再多药也收效甚微。患者要培养自己乐观豁达的性格，消除不良情绪刺激，还要合理安排生活，适当进行户外活动。陈教授临证常开出食疗方以配合治疗，如百合地黄鸡子黄汤、参芪鸡汤等。

（三）病案

黄某，女，45岁，公司职员。2008年1月17日初诊。

患者既往体健，近半年来每逢情绪激动、劳累后即自觉阵发性心慌，胸闷、失眠、嗳气。2007年12月在外院查ECG示窦性心律，$V_4 \sim V_6$ T波低平；活动平板心电图提示可疑心肌缺血；心脏彩超无异常。该院诊断为"冠心病"，先后予倍他乐克、复方丹参滴丸、单硝酸异山梨酯片等治疗效不佳，病情时轻时重，遂前来求治于中医。症见：发作性心慌，胸闷，呈走窜性，伴心烦、嗳气，胃脘部胀满不舒，眠差多梦，舌略红，苔薄白，脉弦细。查体：心率89次/分，血压110/65mmHg；心肺听诊未见异常。ECG示正常范围心电图。

西医诊断：心脏神经症。

中医诊断：郁证。

辨证分型：痰气郁结。

治法：疏肝理气，健脾和胃。

处方：柴胡疏肝散加减。党参30g，柿蒂30g，当归15g，茯苓15g，白芍10g，白术10g，柴胡10g，枳壳10g，沉香10g，香附10g，炙甘草3g。7剂，水煎服，每日1剂。同时嘱患者作息要规律，调畅情志，适当运动。

二诊：患者服上方后烦躁及胃脘部不适较前减轻，仍时感心慌、胸闷，但程度有所减轻。前方去沉香，加用素馨花15g，丹参10g。7剂，水煎服。

三诊：患者自觉心慌、胸闷明显好转，已无胃部不适，睡眠亦改善，遂改汤剂为开心胶囊4粒，每日3次，口服，以巩固疗效。

【按语】本案西医诊断为心脏神经症，中医诊断为郁证。患者平素情绪不畅，肝气不疏，每逢情绪不畅则肝气郁结更甚，气机紊乱，则见胸闷呈走窜性，有嗳气；"见肝之病，知肝传脾”，木郁乘土则见胃脘不适等症状。陈镜合教授拟方柴胡疏肝散加减以理气疏肝，配合党参、茯苓、白术等健脾和胃，炙甘草养心，全方共奏健脾疏肝之功效，临床疗效甚好。

二、邱保国教授治疗心脏神经症的临床经验

（一）医家简介

邱保国，男，湖北武汉人，1960 年毕业于河南医学院医疗系本科。其曾在河南省医疗防疫大队任内科医师、业务小队长，在驻马店地区医院内科任负责医师；历任河南省中医研究所临床研究室副主任，河南省医学情报所研究员、所长，河南省中医药研究院院长、研究员，兼任河南省中西医结合学会副会长，河南虚证与老年病委员会主任委员，中华医学会老年医学分会第五、六届理事，中华医学会河南省老年医学会第四、五届主任委员，中国老年医学保健研究会理事，河南省新药评审委员；现返聘于隶属河南省中医药研究院的河南名医馆。

邱保国为第三批全国老中医药专家学术经验继承工作指导老师，享受国务院政府特殊津贴，并获得河南中医药事业终身成就奖的荣誉称号。他擅长采用中医、西医两种方法，对老年心脑血管疾病进行诊断和治疗。邱保国理论造诣深，临床注重辨病与辨证相结合，颇多独到见解。从事临床与研究工作 50 多年来，他诊治了大批重病和疑难病患者，尤其在老年病的治疗与研究方面取得了突出成绩，邱保国编写了《冠心病》《衰老与老年病》两书，《衰老与老年病》一书在 1980 年获中华医学会优秀图书奖，其后主编了在国内颇具影响的《中国老年学》，这是我国第一部跨学科的老年学专著，获优秀书籍奖。他还编写了《现代老年学》《心脑血管病临床治疗要览》《传统老年医学》《老年医学保健指导》等医学著作，发表论文 40 余篇。邱保国 2007 年获中国老年学会颁发的老年学成果奖，为我国老年医学的发展作出突出贡献。他主持多项攻关项目，开发研究了清热解毒口服液、寿康、不老丸、金砂消食口服液等药品和 3 项保健功能食品，获河南省科技进步奖 6 项。

（二）临床经验

1. 病位在心，始于肝，终于肾

心脏神经症属于中医学“心悸”“郁证”“不寐”“胸痹”等范畴。本病青中年患者多见，女性患者较多。邱保国教授认为其发病多由内伤七情、五志过极所致。五志虽分属五脏，而统领五志者为心。张景岳曰：“心为五脏六腑之大主，而总统魂魄，兼赅志意，故忧动于心则肺应，思动于心则脾应，怒动于心则肝应，恐动于心则肾应，此所以五志唯心所使也。”又云：“情志之伤，虽五脏各有所属，然求其所由，则无不从心而

发。”故邱保国教授认为本病病位在心。肝在五行属木，喜条达而恶抑郁；肝主疏泄，调畅情志，为气机升降之枢纽，故情志内伤首先犯肝。肝失疏泄，肝木不得条达，少阳胆气抑遏不伸，气机瘀滞不畅，则见精神不振、胸闷、善太息、胁痛等症。根据五行相因、母病及子之理，肝气郁滞顺传于心，则见惊悸、怔忡、胸闷、心痛等症。若木郁土壅，不能化生气血，心失所养致心脾两虚，则见心悸胆怯、少寐健忘、面色不华、胃脘痞满、食欲不振等症；肺气郁结，则见精神恍惚、悲忧善哭；若气郁化火，火盛伤阴，阴血暗耗，久病及肾，则见心悸少寐、心烦易怒、男子遗精、女子月事不调。赵献可曰：“木者生生之气，即火气，空中之火，附于木中，木郁则火亦郁于木中矣。不特此也，火郁则土自郁，土郁则金亦郁，金郁则水亦郁，五行相因，自然之理。”故邱保国教授认为，心脏神经症虽病位在心，却由肝气郁结而始，渐及心肺脾气机不畅，日久累及肾。本病盖一脏有郁，五脏互累，可合而为病，表现为心虚胆怯、心脾两虚、心肾不交等证。

2. 气机瘀滞为本，慎辨气血虚实

心脏神经症的早期表现为精神抑郁，情绪不宁，胸闷，善叹息，胁肋胀痛，继则急躁易怒，头痛目赤，嘈杂吞酸，日久则见多思善虑，心悸胆怯，少寐健忘，面色不华，食欲不振；后期表现为心悸眩晕，心烦易怒，遗精盗汗，腰膝酸软。邱保国教授认为，本病总由情志所伤，肝失疏泄，气机郁滞为本。气郁化火，肝火扰心，心火亢盛，扰动心神，日久火盛伤阴，阴血暗耗，或木郁土壅，肝木横克脾土，使脾运不健，生湿聚痰，日久气血生化乏源，气血阴津不足，无以养心，或阴津亏虚，阴虚内热，致肝肾亏虚，心肾不交。邱保国教授强调本病早期病变在气，有气滞、气郁、郁火、痰浊之不同，日久由气及血，在血分有阴亏、血虚、血瘀之别。新病多实，久病多虚。虚有心阴亏虚、心血不足、心脾两虚、肝肾阴虚；实有气滞、气郁、郁火、痰浊、血瘀。临床上还要注意鉴别假虚真实征象，有些患者虽病已多日，出现乏力倦怠、神疲懒言等虚弱之象，但其体质素壮，且伴有咽阻、胸闷、脘胀等阻滞症状，此乃郁结未解，气机不展，必待开郁行气，诸症可减。因此邱保国教授强调，本病以气机郁滞为本，注意辨别气血，详查虚实，勿犯虚虚实实之戒。

3. 治宜疏肝解郁、养心安神

《医方论·越鞠丸》云：“凡郁病必先气病，气得流通，郁于何有？”邱保国教授认为，理气解郁法是治疗心脏神经症中最关键的一环。因本病病位在心，多由肝郁而起，他强调疏肝解郁、养心安神为本病基本治法，应贯穿本病之始终。邱保国教授依据本病的病因病机，将其分为四型辨证论治。

（1）心虚胆怯，气滞血瘀

主症：胸痛，气短，烦躁，易怒，善惊易恐，坐卧不安，少寐多梦，症状多变，时而加重，时而消失，舌质暗或有瘀点、瘀斑，脉弦细。

治法：疏肝解郁，化瘀通络。

方药：逍遥散合血府逐瘀汤加减。柴胡 15 ～ 20g，白芍 12 ～ 15g，枳壳 12 ～ 15g，川芎 12 ～ 15g，当归 12 ～ 15g，桃仁 12 ～ 15g，丹参 15 ～ 30g，柏子仁 30g，酸枣仁 30g。

加减：若胸闷，或胸胁及背部胀痛，抑郁，嗳气，为肝气郁结证，加玫瑰花、凌霄花、香附、佛手、檀香、紫苏梗等；若胸痛部位固定，频频发作，为气滞血瘀证，加乳香、没药、三棱、莪术、延胡索等；若胸部灼热，心烦易怒，心悸，口干而苦，大便干，为肝郁化火证，加黄连、栀子、生地黄、白蒺藜、蒲公英等。

（2）气郁化火，痰热内扰

主症：心烦易怒，心悸不宁，胸闷，常伴有叹息样呼吸，心中烦热，时有咽干，气短，胸痛或刺痛，口苦，少寐多梦，头晕目眩，耳鸣，口渴，面红，舌红，苔薄黄，脉滑数。

治法：清化痰热，清心安神。

方药：柴胡疏肝散合温胆汤加减。柴胡 12 ～ 15g，白芍 12 ～ 15g，枳实 10 ～ 15g，香附 10 ～ 12g，陈皮 10g，川芎 10 ～ 15g，竹茹 10 ～ 15g，半夏 10 ～ 15g，当归 10 ～ 12g，丹参 15 ～ 30g，莲子心 10 ～ 12g，柏子仁 30g，酸枣仁 30g。

加减：可加用黄连、栀子清化痰热以宁心安神；胸痛明显，加川楝子、郁金、延胡索；胸闷明显，加青皮或越鞠丸；面红易怒，加牡丹皮、栀子；头胀头痛，加菊花、川芎、钩藤、桑叶、珍珠母；咽部异物感，咳之不出，咽之不下，加厚朴、生姜、紫苏梗；舌暗紫或有瘀点，加桃仁、红花、葛根。

（3）肝郁气滞，心脾两虚

主症：心悸，气短，胸闷，善叹息，胸痛，头晕，目眩，面色无华，胃脘痞满，食欲不振，倦怠乏力，舌质淡，苔白，脉细弦。

治法：疏肝健脾，养血安神。

方药：逍遥散合归脾汤。柴胡 10 ～ 15g，白芍 10 ～ 15g，枳实 10 ～ 15g，川芎 10 ～ 15g，当归 10 ～ 12g，丹参 15 ～ 30g，生黄芪 12 ～ 30g，党参 15 ～ 30g，生地黄 15g，熟地黄 15g，龙眼肉 30g，炒白术 12 ～ 15g，柏子仁 30g，酸枣仁 30g。

加减：动则气短、心悸、汗出，为气虚较甚，予归脾汤加黄芪、红参、茯苓、桂枝、柏子仁、酸枣仁、远志等；自汗，加煅龙骨、煅牡蛎、浮小麦；畏寒肢冷，有阳虚证候，加肉桂、附子；五心烦热，阴虚明显，加生地黄、枸杞子等。

（4）阴虚火旺，心肾不交

主症：心悸怔忡，虚烦不宁，失眠多梦，头晕，耳鸣，精神不易集中，腰腿酸软，咽干口燥，男子遗精，女子月经紊乱，舌红少苔，脉沉弦细。本型症状繁多，患者痛苦异常，常见于更年期妇女。

治法：滋阴降火，交通心肾。

方药：交泰丸合天王补心丹加减。玄参 12 ～ 15g，北沙参 12 ～ 15g，女贞子 10 ～ 15g，麦冬 10 ～ 15g，五味子 12 ～ 15g，当归 12 ～ 15g，生地黄 12 ～ 15g，熟

地黄12～15g，佛手12g，丹参30g，黄连10g，黄柏10g，白芍12～15g，竹茹10～15g，桔梗10g，肉桂3g，柏子仁30g，酸枣仁30g。

加减：心悸甚，加磁石、龙齿；手足烦热，加鳖甲、栀子、赤芍；腰酸腿软，加杜仲、牛膝；肩背沉困不支，加山茱萸、黄精、枸杞子；眠差多梦，加首乌藤、合欢皮。

上述辨证中，临床以心虚胆怯、气滞血瘀型最为常见，其次为气郁化火、痰热内扰型，其他两类型相对较少。对本病的治疗，邱保国教授尤重心理疏导，反对专事以药石祛病；鼓励患者畅情志，忌嗔怒，正告患者病无大碍，增强患者治疗的信心，使患者保持愉快的心情，将会取得事半功倍的效果。

（三）病案

姜某，女，50岁，教师。2004年1月30日初诊。

患者1年来每逢情绪激动、劳累则出现阵发性心悸、胸闷、胸痛，查ECG示广泛性心肌缺血。在外院诊断为“冠心病”，先后予速效救心丸、复方丹参滴丸、单硝酸异山梨酯片等，疗效不佳，病情时轻时重。症见：发作性心慌，胸闷，胸痛，呈走窜性，伴心烦易怒，烦热汗出，善叹息，眠差多梦，舌质红，苔薄白，脉沉细。查体：心率86次/分，血压118/72mmHg；心肺听诊未见异常。ECG示Ⅱ、Ⅲ、aVF、V_4～V_6 T波低平。普萘洛尔试验结果阳性。

西医诊断：心脏神经症。

中医诊断：心悸，郁证。

辨证分型：肝火扰心。

治法：疏肝理气，清心安神。

处方：丹栀逍遥散加减。白芍15g，郁金10g，川芎12g，当归12g，香附10g，麦冬15g，栀子15g，柴胡15g，佛手15g，枳实12g，生龙骨10g，生牡蛎10g，炙甘草10g，炒柏子仁30g，炒酸枣仁30g。4剂，水煎服，每日1剂。

二诊：患者服上方后烦躁易怒及烦热汗出感明显减轻，仍感心慌、胸闷，眠差多梦。上方加合欢皮15g，首乌藤15g，远志10g，加重安神定志之品用量，7剂。

三诊：患者自觉心慌、胸闷明显好转，睡眠亦明显改善，微感咽部有吞咽异物感。上方去远志、枳实，加厚朴12g、半夏12g、生姜3片、紫苏梗12g以开郁化痰。10天后复诊，诉诸症基本消失。予逍遥丸，每次10粒，每日3次，口服，以巩固疗效。

【按语】肝在五行属木，喜条达而恶抑郁，肝主疏泄，调畅情志，为气机升降之枢纽，故情志内伤首先犯肝。患者情绪不畅，肝失疏泄，肝木不得条达，少阳胆气抑遏不伸，气机郁滞不畅，则见胸闷痛、善太息等症；气郁化火，上扰心神，故见心烦易怒；失眠寐差，烦热汗出，舌红，苔薄白，脉沉细，均为肝火旺盛之象。本病中医诊断为郁证，证属肝火扰心，辨证准确。邱保国教授治以理气疏肝、清心安神之法，丹栀逍遥散配合养心安神药物，疗效较好。二诊患者夜寐较差，邱保国教授予安神中药加味。三诊患者症状明显好转，显为半夏厚朴汤证，其予经典方调之，合理合法而取得良效。

三、夏洪生教授治疗心脏神经症的临床经验

（一）医家简介

夏洪生，1939年出生，从医40多年，第二批全国老中医药专家学术经验继承工作指导老师，深圳市第二人民医院教授、主任医师、博士研究生导师。夏洪生1963年毕业于长春中医学院，长期从事中医临床、教学、科研工作。他熟读中医四大经典，中医基础扎实，兼习西医知识，融会贯通，强调理论与实践相结合，中医与西医相结合，辨病与辨证相结合。夏洪生结合临床，开展中西医结合研究，对心血管病、呼吸系统疾病、消化系统疾病、泌尿系统疾病、内分泌系统疾病等进行临床探索，取得良好效果。科学研究方面，夏洪生主持科研课题多项，获得省部级科研成果8项，其中6项获科技进步奖二等奖，发表学术论文逾百篇，出版医学著作45部。他致力于国际学术交流，多次举办国际学术交流会议，弘扬中医药学，为中医药走向世界作出了贡献。夏洪生担任国家医学考试中心中医药专家委员会委员、全国仲景学说专业委员会委员、广东省仲景学说专业委员会副主任委员、深圳整体医学研究会副会长、深圳市中医药专家委员会副主任委员。他还被评为国家有突出贡献专家，享受国务院政府特殊津贴。

（二）临床经验

1. 谨守病机，辨证抓重点

心脏神经症是临床常见的一种神经症，其病因复杂，目前尚无特效的治疗方法。夏洪生教授认为本病是一种本虚标实之证，且以气血两虚为主要内因，情绪失调导致肝气郁结，气滞血瘀为标，久病者又以痰瘀互结为多见。本病常见心慌心悸，气短，头晕，疲倦乏力，夜卧不安，多梦，甚至失眠，时有胸闷而痛等。从临床症状上看，本病与心血管病很相似，但检查提示本病并无器质性病变。虽然本病的证候特点多样，但可以概括为虚实兼夹，其中实者以肝气郁滞、痰火扰心为主，虚者以心、脾、肾亏损多见。本病的病因病机主要是现代生活紧张，竞争激烈，过度的情志刺激破坏了人体内、外环境的平衡状态，引起机体失调，气血不和，经脉失畅，脏腑功能紊乱而发病。故《素问·举痛论》有云："余知百病生于气也。怒则气上，喜则气缓，悲则气消，恐则气下……惊则气乱……思则气结。"此外，身体过于虚弱，抵抗能力低，稍遇不如意事，则易诱发本病。

夏洪生教授通过长期大量的临床观察，根据病因病机，总结了心脏神经症的中医辨证分型。他主张用阴阳、气血、脏腑辨证合参。如辨阴阳，临证时首先要清楚本病属阴还是属阳。阴证多见于气血不足，脏腑亏虚；阳证多见于气机郁结，脏腑有余。其次是

辨气血。气又有虚实之分，气虚者，多见心悸怔忡，失眠，头晕，短气，易疲倦乏力，面色萎黄；实者，则见胸胁胀满，心悸怔忡，多梦易醒或失眠，烦躁不安，多言语。在血者也有虚证、实证，虚证，多见心悸怔忡，失眠，或难于入睡，或多梦易醒，头晕，手足麻木；实证，以血瘀证多见，除心悸失眠外，还有舌紫暗或晦暗或有瘀斑瘀点，脉涩不畅。再次是辨脏腑，以心脾两虚、心阴不足、肝气郁结多见。夏洪生教授在临床上常将本病分为四型。实证者，如痰火扰心，除心慌心悸、夜卧不安、多梦或失眠以外，还有心烦，口干，平日痰多，胸闷，头晕如坐舟车，天旋地转；肝气郁滞者，症见心慌心悸，失眠或多梦，头晕兼见胀痛，情绪抑郁，心烦不安，善太息，胸胁胀痛，女子则月经失调；虚证者，如心阴亏虚，症见心慌心悸，夜卧不安，多梦，易醒或失眠，头晕多有耳鸣，腰膝酸软，五心烦热，口干，心前区疼痛；心脾两虚者，症见心前区疼痛，心慌心悸，失眠或多梦易醒，头晕而有空虚感，疲倦乏力，健忘，面色无华。本病虽复杂，但基本上以上述四种证型多见。病程日久，由于气机失调，气行不畅，气滞血瘀，或多或少有血瘀症状，临证须灵活运用方药。

2. 调心肝脾，巧妙用药对

夏洪生教授辨证清晰，在明了病因病机之后，在治则治法的指导下，有针对性地采用古方治病。在组方用药时，他结合患者体质、年龄，以及气候环境对机体的影响，采用不同的治法和不同的药物。本病的重点是睡眠障碍，涉及脏腑是心、肝、脾、肾，治则、治法、方药都是围绕心、肝、脾、肾而展开的。如痰火扰心型，治宜化痰清热、和中安神，方用温胆汤化裁（枳实、竹茹、茯神、制半夏、陈皮、栀子、知母、炒酸枣仁、柏子仁、合欢皮、首乌藤、龙齿、牡蛎、珍珠母）；肝气郁滞型，治宜疏肝理气、重镇安神，方用柴胡疏肝散化裁（柴胡、枳壳、白芍、生甘草、川芎、制香附、郁金、龙胆草、栀子、珍珠母、龙齿、牡蛎、柏子仁、炒酸枣仁、茯苓）；心阴亏虚型，治宜滋阴清心、养心安神，方用黄连阿胶汤化裁（川黄连、黄芩、白芍、阿胶、鸡子黄、麦冬、熟地黄、玄参、柏子仁、炒酸枣仁、茯苓、龙齿、牡蛎）；心脾两虚型，治宜补养心脾、养心安神，方用归脾汤化裁（党参、白术、黄芪、炙甘草、远志、炒酸枣仁、茯苓、当归、木香、牡蛎、龙齿、珍珠母）。由于脏腑相连，气血相关，气病及血，临床单纯见某一证型的较少，错综复杂的证型较多。

夏洪生教授根据各证型的不同，选用经长期临床证实确有良效的古方化裁。在化裁的过程中，他每每喜用药对，如炒酸枣仁、柏子仁、茯神，又如龙齿、牡蛎、珍珠母等。精于方者，必精于药之配伍，故立法当亦必用方准、用药精也。现择其要者简述于下。

（1）炒酸枣仁、柏子仁、茯苓

配伍意义：酸枣仁养心，宁心安神，《名医别录》（简称《别录》）谓其“治烦心不得眠”；柏子仁益智宁神，养心，还可润肠燥；《神农本草经》（简称《本经》）谓其“主惊悸，益气，除风湿，安五脏”；茯苓利水渗湿，宁心安神；《世补斋医书》认为“茯苓一味，为治痰主药，痰之本，水也，茯苓可以行水，痰之动，湿也，茯苓又可以行湿”。

三药合用，常用于脾虚而有痰湿之怔忡、惊悸、失眠等。

若脾虚而兼有腹胀满，加陈皮、厚朴、大腹皮；脾气虚甚者，加党参、黄芪，且用量要大；脾肾阳虚者，加益智仁、巴戟天、肉苁蓉。

（2）山栀、炒酸枣仁

配伍意义：山栀清热泻火除烦，酸枣仁养心安神。二药合用，一补一泻，烦热可除，而心自安宁，故能入寐，常用于肝郁化火，火扰心神不安的失眠。

若肝郁甚者，加郁金、佛手、制香附。

（3）合欢皮、首乌藤

配伍意义：合欢皮解郁安神，《本经》谓其“安五脏，和心志”；首乌藤养心安神。二药合用，常用于情志不遂所致的虚烦不安、健忘失眠。

若兼有阴虚血少者，加首乌、熟地黄、当归、女贞子等。

（4）龙齿、牡蛎、珍珠母

配伍意义：龙齿镇惊安神；牡蛎、珍珠母均有平肝潜阳、镇静安神之效。三药合用，重镇安神作用加强，且用量要大才显效，常用于阴虚阳亢所致的烦躁易怒、头晕目眩、心悸失眠等。

（5）枳实、竹茹

配伍意义：枳实行气消痰；竹茹清热化痰，除烦止呕。二药合用，虽无温胆汤的全部药物，却有温胆汤的功效。古有“胃不和则卧不安”之说，二药合用，能清胆胃之热，降胆胃之气上逆，常用于胆火夹痰所致的胸闷痰多、心烦失眠。

（6）黄连、阿胶

配伍意义：黄连清热泻火，阿胶滋阴降火。阴虚火旺，上扰心神所致夜卧不安的患者很常见。二药合用，一补一泻，黄连泻上焦心火，阿胶滋下焦阴虚，心肾相交，邪去正安，故能入寐。

（7）远志、石菖蒲

配伍意义：远志宁心安神，《别录》谓其“定心气，止惊悸，益精”；石菖蒲芳香化湿，开窍宁神，《重庆堂随笔》认为“石菖蒲舒心气，畅心神”。二药合用，常用于湿浊阻滞所致的心神不宁、心烦意乱、失眠多梦等。

（8）知母、百合

配伍意义：知母清热泻火，滋阴，《大明本草》谓其“安心止惊悸”；百合清心安神，《本草求真》谓其“能敛气养心，安神安魄”。二药合用，常用于阴虚不太甚，有微热的心神不安、烦躁失眠。

（9）枳实、郁金

配伍意义：枳实、郁金二药均有宽胸理气解郁的作用，常用于肝气郁结，湿邪与气滞胶结所致的致胸脘痞满、夜卧不安。

（10）当归、鸡血藤

配伍意义：当归补血，鸡血藤补血行血。二药合用，既有补血之功，又可防止补益之壅滞，常用于血虚所致之头昏心悸、失眠等。

（11）党参、黄芪

配伍意义：党参补中益气，《本草从新》谓其“主补中益气，和脾胃，除烦渴，中气微弱，用以调补，甚为平妥”；黄芪，《别录》谓其“补丈夫虚损，五劳羸瘦”。二药合用，常用于脾气虚弱所致倦怠乏力、短气多汗、夜难入睡或失眠。若脾气虚弱较甚者，要重用党参、黄芪才能取得显效。

上述11组药对是夏洪生教授临证用药精华之一，意在适应复杂多变的病证，根据病情不同，加减应用。

（三）病案

刘某，女，32岁，已婚。2001年12月3日就诊。

患者诉失眠、胸痛伴月经后期已3个月。发病前，患者因家庭纠纷，情绪郁结，致彻夜难眠，后经中西药物治疗，效果甚微。血常规及心电图检查无异常，西医诊为“心脏神经症”。近几天来失眠症状加重，心慌心悸以早上为甚，胸部疼痛，有空虚感，气短，头昏，疲倦乏力，月经后期7～10天，有时甚至40多天才行经1次，末次月经2001年11月1日，大便每天3～4次，质稀溏。舌质淡红，苔薄白，脉弦细无力。

西医诊断：心脏神经症

治法：益气补血，补脾养心，兼疏肝理气。

处方：归脾汤化裁。黄芪30g，党参30g，白术12g，炒酸枣仁30g，茯苓30g，柏子仁20g，木香9g，当归15g，合欢皮15g，首乌藤40g，龙齿40g，珍珠母25g，鸡血藤30g，陈皮10g，枳实10g，郁金10g。7剂。水煎服。每日1剂，复渣再煎，2次分服。

二诊：服上方7剂后，睡眠稍有改善，心慌心悸、疲倦乏力、空虚感等症状减轻，大便次数减少，每天1～2次。上方去柏子仁，党参改为40g，酸枣仁改为50g。7剂，每日1剂，复渣再煎，2次分服。

三诊：服上方后睡眠改善明显，晚上能睡5～6小时，余症明显减轻。效不更方，照上方7剂。嘱患者节喜怒，调饮食。随访症状基本消失而愈。

【按语】该患者由于平素脾胃虚弱，气血亦虚，再加上肝气郁结，肝失疏泄，脾失健运，升降失常，故见月经后期，大便稀溏，且次数多。生化之源不足，气血亏虚，血不养心，故见心慌心悸，多梦易醒，甚至失眠，疲倦乏力。辨为心脾两虚，血不养心。夏洪生教授予归脾汤加减，辨证合理，收效显著。

四、曲生教授治疗心脏神经症的临床经验

（一）医家简介

曲生，男，生修堂中医院院长，长春中医药大学客座教授、兼职教授，长春市中医院原副院长，主任医师，长春中医药大学硕士研究生导师，黑龙江中医药大学博士研究生导师，享受国务院政府特殊津贴。曲生为长春有突出贡献专家，曾任中华中医药学会内科专业委员会委员，吉林省中医学会常务理事，长春市中医学会副理事长兼秘书长、内科专业委员会主任委员，长春市抗癌学会中医委员会主任委员，长春市人体气功研究会常务理事，长春市科协委员，第二、第三、第四、第五批全国老中医药专家学术经验继承工作指导老师；曾荣获长春市劳动模范，长春市卫生系统白求恩式的卫生工作者，长春市卫生局优秀共产党员，拔尖人才，并连续 11 年荣获长春市科协先进工作者称号。曲生现任吉林省中医学会顾问，中华人民共和国成立 60 周年前夕曾获长春市卫生功勋奖，中国共产党成立 90 周年前夕曾获吉林省卫生厅长春卫生局卫生忠诚奖。曲生作为吉林省著名老中医，从医 50 余年，在临床实践中对脾胃病、咳喘病、肺病、转氨酶升高的肝病、结节性红斑等治疗有独到之处，对急慢性肾炎、肾功能不全、冠心病、肝病、肝硬化、血小板减少性紫癜、再生障碍性贫血、各类风湿病，以及妇女月经不调、痛经、经漏等的治疗也都有良好的效果。曲生教授从医 50 余年来，诊治心脏神经症甚多，效果显著。

（二）临床经验

1. 病因病机认识

心脏神经症的主要临床表现有心悸、心慌、心前区疼痛或不适、头晕、倦怠乏力、气短、汗多、情绪焦虑、不寐、多梦、健忘、食少纳呆、恶心，伴有血压升高或期前收缩等。曲生教授依据本病的临床表现，认为其属中医学“惊悸”“怔忡”“胸痹心痛”等范畴。其发生主要因人们生活水平提高、生活节奏加快，压力不断增加，导致人体受到过多精神刺激，情绪异常变化，脏腑生理功能异常而引起。如《灵枢·口问》中有言：“悲哀愁忧则心动，心动则五脏六腑皆摇。”本病的病位在心，然与肝、肾、脾、肺等亦密切相关。如肝气郁滞，气郁化火扰心；肾阴亏虚，肾水不能上济心火；脾为后天之本，其功能失常则不能运化水谷，化生精微以养心；肺主一身之气，肺气虚则气机运行不利，同样可导致心血运行不畅。可见，五脏与本病的发生均密切相关，且有虚、实两方面的表现。其主要病机为气滞、瘀血、痰浊、气虚而导致脉络不通或心血失养。

2. 分型论治

（1）肝气郁滞型

主症：心悸，心慌，气短，乏力，胸胁胀闷，嗳气，善太息，烦躁不安，女性伴有乳胀、痛经，食少纳呆，舌质淡，苔薄白，脉弦细。

治法：疏肝解郁。

方药：《太平惠民和剂局方》逍遥散加减。

（2）气滞血瘀型

主症：胸闷，胸痛，伴有胁痛，心悸不安，善太息，气短乏力，烦躁，少寐或不寐，梦多，重者见唇甲青紫，舌质暗，可见瘀点、瘀斑，脉弦细或细涩。

治法：行气导滞，活血化瘀。

方药：《医林改错》血府逐瘀汤加减。

（3）痰浊内阻型

主症：胸部闷胀，心悸，短气，烦躁不安，时有恶心，食少纳呆，四肢沉重，体型肥胖，舌质淡，苔白腻，脉弦滑。

治法：化痰排浊，宁心安神。

方药：《校注妇人良方》导痰汤加减。

（4）痰热扰心型

主症：心悸不宁，胸闷气短，或有胸痛，烦躁易怒，头晕目眩，善太息，咽干口苦，少寐或不寐，小便黄赤，大便秘结，舌质红，苔黄腻，脉滑数。

治法：清热化痰。

方药：《六因条辨》黄连温胆汤加减。

（5）阴虚火旺型

主症：心悸，怔忡，心烦不宁，口干咽燥，耳鸣，头晕，腰膝酸软，手足心热，少寐，梦多，遗精，舌尖红，苔薄少而干，脉细数。

治法：滋阴降火。

方药：《摄生秘剖》天王补心丹加减。

（6）心脾两虚型

主症：心悸，心慌，短气，面色淡白，头晕，口淡无味，唇甲色淡，腹胀，食少纳呆，倦怠乏力，少寐多梦，舌质淡，苔薄白，脉沉细或细弱。

治法：健脾养心，益气补血。

方药：《正体类要》归脾汤加减。

3. 临证注意事项

曲生教授认为，心脏神经症属功能性疾病，临床多见，中医药采用辨证论治本病，较西医用镇静药、神经调节药物具有明显的优势，如不良反应少、效果好、有效改善临床症状且不易复发等。然而，在中医辨证论治的基础上，仍需注意一些问题，有助于提高临床效果。由于精神因素在本病的发生、发展过程中起着至关重要的作用，因此在治疗的同时应配合情志疗法（西医学称心理疏导法）。如在患者就诊过程中应注意与患者交流，掌握其心理特征，给予安慰和鼓励，同时告知其养成良好的生活起居习惯，移情易性，对提高治疗效果、防止复发具有重要作用。另外，在使用中药时，注意结合中药的现代药理作用而选药：丹参、红花、赤芍等具有改善冠状动脉血流的作用，故可用于辨证属血瘀的患者；党参、黄芪具有抗疲劳、调节机体免疫、降血压、抗心律失常等药理作用，故可用于辨证属虚证且合并高血压、心律失常的患者。用药需精练，使药效专一，不可庞杂。曲生教授常言，用药在精不在多，故他治疗本病，方中药物均不超过 10 味，恰当选择君药，再结合辨证选取数味辅药即可，药虽简，力却专，切不可见一症而用一药，以防药物杂乱而影响效果。此外，曲生教授认为由于本病的病变脏腑不止于心，与肝、脾、肾亦有密切关系，且有虚实之分，因此在治疗时需注意脏腑和虚实的主次不同，既不可单一治心，又需要虚实同治，以求既可祛除实邪，又可促进脏腑功能的恢复，达到标本兼顾的目的。

五、张琪教授治疗心脏神经症的临床经验

（一）医家简介

张琪，男，1922 年 12 月出生，河北乐亭人，1942 年 1 月起从事中医临床工作，是当代著名中医学家，黑龙江省中医研究院研究员、主任医师，黑龙江中医药大学兼职教授、博士研究生导师，中华中医药学会顾问，黑龙江省中医药学会名誉会长，《黑龙江中医药》期刊主编。张琪曾当选第五、第六届全国人大代表，黑龙江省政协常委等。张琪从事肾病研究 30 余年，是黑龙江省中医肾病学科带头人，对慢性肾小球肾炎、慢性肾衰竭等的治疗疗效卓著，颇具特色。他先后著有《脉学刍议》《临床经验集》《张琪临床经验荟要》等著作，发表学术论文 50 余篇，由其主持或直接指导完成的多项课题获省部级科技进步奖，其研制的宁神灵冲剂在 1984 年布鲁塞尔展览中，获尤里卡银牌奖。张琪多年来培养硕士、博士研究生 20 余名，学术继承人 2 人，为中医教育事业的发展作出了积极的贡献，是国家级非物质文化遗产传统医药项目代表性传承人。2009 年，张琪被评为首届国医大师。他从医数十年来，对心脏神经症亦有自己独到的见解。

（二）临床经验

心脏神经症是以心血管、呼吸和神经系统病变为主要表现的临床综合征，又称神经性血循环衰弱症、Dacosta 综合征、焦虑性神经症等。西医学尚无较满意疗法，患者往往因缺乏有效治疗而甚为痛苦。张琪教授治疗本病疗效卓著，现将其治疗经验介绍如下。

1. 证多肝实心虚，兼夹痰浊瘀血，化裁柴加龙牡，重视大黄、桂枝

心脏神经症临床表现多而模糊。轻者心悸、胸闷、气短、胸痛。胸痛或为刺痛，转瞬即逝，或为隐痛，持续数小时至数日；胸闷常伴叹息样呼吸、心烦易怒、失眠多梦，多因情绪激动、猝受惊吓、心志不遂、劳困过度而发作。重者或猝然晕厥、手抖腿颤，或胸痛难忍。张琪教授认为：本病概属肝实心虚兼夹痰瘀。肝实为要，不泻肝实，则病不得痊。肝实者乃肝气郁结、肝火过盛、肝阳上亢之谓，心虚者乃心气不足、心阳不振。气虚气阻，血流不畅则成瘀血，津停火灼则凝炼成痰。肝气肝火肝阳杂以瘀血痰浊，犯扰心宫，是以诸症毕现，变幻莫测。病机以肝郁火盛夹以心之气阳虚，实中夹虚为多。治疗以疏肝、清肝、镇肝为主，兼以益心气、助心阳、化痰活血。张琪教授每以柴胡加龙骨牡蛎汤化裁，常用药物有柴胡、黄芩、半夏、大黄、龙骨、牡蛎、人参、桂枝、茯苓、丹参、甘草。

张琪教授认为，大黄为清疏肝经郁火之要药，不可等闲视之，不论临床便秘与否，皆断然用之。一般用量为 7 ～ 10g，与他药同煎，不为导泻，故不后下。桂枝为通补心气心阳之妙药，非他药可比，对本病尤为重要。加减变化：胸痛明显，加川楝子、郁金、香附、延胡索；胸闷明显，加青皮或合越鞠丸；失眠，加五味子、酸枣仁、远志、柏子仁；面红易怒，加牡丹皮、栀子；舌苔厚腻，体胖，加郁金、石菖蒲；头胀头痛，加桑叶、菊花、钩藤；口干舌红明显，加生地黄、麦冬；舌暗紫或有瘀点，加桃仁、红花、葛根；肩背沉困不支，可加山茱萸、枸杞子；手抖腿颤或猝然晕厥，加天麻、钩藤、石决明、珍珠母；心气虚不明显，去人参。

2. 亦有心虚证，意守养心功

张琪教授认为，本病以肝实心虚为多，但亦有纯属虚证者，临床以心气虚者常见。患者禀赋不足或病情经久反复可见虚证，见心悸、气短、乏力。气虚明显，则动则心悸汗出；阳虚明显，则手足冰凉、形寒怕冷；心血不足，则面色少华、舌淡；心阴不足，则舌红、脉数或细数。治疗以益心气、养心神为主。张琪教授常以《证治准绳》养心汤化裁治疗，常用药物有黄芪、红参、茯苓、白芍、当归、柏子仁、酸枣仁、远志、桂枝、甘草。加减变化：中气不足，加柴胡；气虚明显，重用黄芪；自汗，加龙骨、牡蛎；阳虚，加肉桂、附子；阴血不足，加生地黄、枸杞子等。

（三）病案

病案一：

李某，女，37 岁，干部。1992 年 10 月初诊。

患者诉心悸、胸闷、气短 3 年余，每因工作紧张、情志不畅而加重。胸部时时隐痛，失眠多梦，遇见亲朋好友则激动、手抖腿颤，头晕，严重影响工作。查心电图：窦性心动过速，心率 109 次 / 分，ST–T 段下移。西医诊断为心脏神经症，排除“甲亢”、器质性心脏病，曾服用多种中西药，疗效欠佳。查体：舌质红，苔白稍腻，舌体颤，脉弦数。

西医诊断：心脏神经症。

治法：疏肝清热化痰，益气通阳安神。

处方：柴胡加龙骨牡蛎汤加减。柴胡 15g，黄芩 15g，半夏 15g，桂枝 15g，生龙骨 20g，生牡蛎 20g，大黄 7g，茯苓 15g，远志 15g，丹参 20g，石菖蒲 15g，川楝子 15g，酸枣仁 15g。水煎服，每日 1 剂，每日 3 次。

二诊：上方用 14 剂后，患者心悸、胸闷、气短、胸痛均明显减轻，手抖腿颤次数亦减少，头晕仍较明显。上方去川楝子，加天麻 15g。

患者连续服用 32 剂方药，诸症消失，遂停药，随访经年未反复。

【按语】本例患者发病与精神紧张及情绪变化密切相关，舌质红、苔白稍腻、舌体颤、脉弦数，为典型的肝气郁结、痰浊内蕴、心失所养证，不疏肝气病不得愈，不化痰浊病不得愈，不养心神病不得愈。在治疗方面，张琪教授以柴胡加龙骨牡蛎汤加减。方中柴胡、川楝子疏肝气；黄芩、大黄泻肝火；茯苓、半夏、石菖蒲化湿浊；远志、酸枣仁养心神；桂枝温通心阳；生龙骨、生牡蛎重镇潜阳；丹参活血化瘀。全方共奏疏肝化浊、活血养心之功效。

病案二：

刘某，男，40 岁。1992 年 11 月 4 日就诊。

患者心悸、气短、胸闷、乏力，病程月余。时需大口深吸气，自诉好像周围空气乏氧，在室内更明显，眠浅梦多。心电图检查未见明显异常，于某医院诊为心脏神经症。舌尖红、苔薄白、脉弱。

西医诊断：心脏神经症。

中医辨证：心气虚，心血不足。

治法：益心气，养心血，安神。

处方：黄芪 30g，红参 15g，甘草 15g，桂枝 15g，茯苓 20g，当归 15g，川芎 15g，柏子仁 20g，远志 15g，五味子 15g，酸枣仁 15g。水煎服，日 1 剂。

二诊：用药 7 剂后，心悸、气短明显减轻，胸闷、深吸气亦有所好转，仍眠浅梦多。上方加柴胡 15g。

患者连服 24 剂，除有时乏力外，余症消失。后嘱其服补中益气丸合归脾丸调理两月余，乏力症状基本消失。追访病情未反复。

【按语】张琪教授根据本患者心悸、气短、胸闷、乏力、气不足息等症状，结合其脉象虚弱等特点，辨证为心气虚、心血不足证，故以益心气、养心血、安神为治疗大法，以养心汤加减。方中黄芪、红参、茯苓健脾益气；五味子敛心阴；桂枝温心阳；当归、川芎活血化瘀；柏子仁、远志、酸枣仁养心神；甘草调和诸药。上述药物共奏益心气、养心神之效，因而临证效果甚好。

参考文献

[1] 尹克春，吴焕林 . 邓铁涛教授治疗心力衰竭经验介绍［J］. 江苏中医药,2002(7):9-10.

[2] 邓铁涛 . 邓铁涛临床经验辑要［M］. 北京：中国医药科技出版社，1998.

[3] 张晓华，于德洵，刘淑荣，等 . 于作盈治疗慢性心力衰竭经验［J］. 中国中医药信息杂志，2013，20（11）：85-86.

[4] 苏春芝，耿立梅，董燕平 . 董燕平治疗慢性心力衰竭经验［J］. 世界中医药，2011，6（4）：306.

[5] 李新梅，任毅 . 黄春林教授治疗慢性心力衰竭经验拾萃［J］. 内蒙古中医药，2010，29（8）：49.

[6] 何怀阳，李芳 . 黄春林治疗心衰经验撷要［J］. 山东中医杂志，2005，24（4）：244-245.

[7] 孙元莹，吴深涛，姜德友，等 . 张琪治疗充血性心衰经验介绍［J］. 辽宁中医杂志，2006，33（11）：1394-1395.

[8] 郑晓丹 . 严世芸教授以五脏同治法论治心衰病经验［J］. 云南中医学院学报，2013，36（5）：74-76，94.

[9] 李立志 . 陈可冀治疗充血性心力衰竭经验［J］. 中西医结合心脑血管病杂志，2006，4（2）：136-138.

[10] 焦华琛，李晓，李运伦，等 . 丁书文教授治疗早搏经验［J］. 中国中医急症，2012，21（12）：1924，1941.

[11] 蒋宁 . 丁书文教授治疗过早搏动的药物配伍特点及临床辨证规律探析［D］. 济南：山东中医药大学，2013.

[12] 时莉晓 . 丁书文教授清热解毒法治疗早搏的思辨规律探析［D］. 济南：山东中医药大学，2011.

[13] 戴梅，张大炜，周旭升，等 . 魏执真辨治快速型心律失常的临床经验［J］. 北京中医药，2011，30（5）：343-345.

[14] 王辉，王璐瑜 . 魏执真治疗缓慢性心律失常经验［J］. 中医杂志，2002（11）：816，838.

[15] 戴梅 . 魏执真学术思想与临床经验总结及对其治疗快速型心律失常证治规律的

研究［D］. 北京：北京中医药大学，2011.

[16] 胡文娟，邵念方 . 邵念方治疗心悸经验［J］. 辽宁中医杂志，2010，37（12）：2303–2304.

[17] 李志明 . 心律失常现代中医文献的整理与研究［D］. 北京：北京中医药大学，2007.

[18] 江泳 . 全国首届国医大师郭子光验方赏析之一——抗早搏方［J］. 成都中医药大学学报，2013，36（1）：19–20.

[19] 郭子光 . 心律失常的凭脉辨治［J］. 成都中医药大学学报，1996（1）：8–13.

[20] 周文斌，尹克春，蒋丽媛 . 邓铁涛教授调脾护心法治疗心悸的经验［J］. 辽宁中医杂志，2005（8）：758–760.

[21] 吴焕林，周文斌 . 邓铁涛教授治疗心悸（心律失常）临床经验［J］. 中医药信息，2005（5）：60–61.

[22] 武蕾，何红涛 . 汪慰寒教授治疗心律失常经验［J］. 河北中医，2006（2）：88–89.

[23] 牛慧佳 . 汪慰寒教授心悸从胃论治验案举隅［J］. 河南中医，2007（3）：71.

[24] 李西云，袁智宇 . 袁海波教授益气养血、化瘀通脉法治疗胸痹心悸经验［J］. 中医研究，2011，24（9）：64–65.

[25] 寇玮蔚，张明飞，郭茂松，等 . 郭文勤教授补肾法治疗缓慢型心律失常经验介绍［J］. 内蒙古中医药，2010，29（1）：53–54.

[26] 周玲凤 . 国医大师朱良春教授治疗心悸经验［J］. 中医研究，2011，24（7）：64–65.

[27] 郭闫葵 . 浦家祚教授辨治心悸经验举隅［J］. 中国中医急症，2011，20（8）：1243.

[28] 唐虹 . 吴新欲主任中医师治疗心悸的经验［J］. 中国中医急症，2014，23（2）：272–274.

[29] 吴耀南，谢俊杰，许正锦 . 路志正调理脾胃治疗胸痹的学术思想浅析［J］. 北京中医，2006（2）：88–89.

[30] 顾珈裔，魏玮 . 路志正调理脾胃学术思想［J］. 辽宁中医杂志，2013，40（7）：1323–1324.

[31] 路广林，张秋霞 . 聂惠民教授辨治胸痹临床经验探究［J］. 北京中医药大学学报，2011，34（4）：274–276.

[32] 何红涛 . 汪慰寒治疗冠心病心绞痛经验［J］. 辽宁中医杂志，2006（1）：15.

[33] 刘蜜 . 丁书文教授清热解毒法治疗胸痹心痛的临证思辨规律探讨［D］. 济南：山东中医药大学，2010.

[34] 陈可冀 . 陈可冀医学选集［M］. 北京：北京大学医学出版社，2002.

[35] 杨利 . 邓铁涛教授治疗冠心病经验采菁［J］. 湖北民族学院学报（医学版），2005（3）：35-37.

[36] 高尚社 . 国医大师邓铁涛教授辨治冠心病心绞痛验案赏析［J］. 中国中医药现代远程教育，2012，10（12）：5-7.

[37] 梁德任 . 邓铁涛教授治疗风湿性心脏病的经验［J］. 新中医，1987（3）：4-7.

[38] 邢锡波 . 邢锡波医案集［M］. 北京：人民军医出版社，1991.

[39] 陈冰，付义，李虹 . 丁书文治疗病毒性心肌炎经验［J］. 山东中医杂志，2000（12）：744-745.

[40] 杨文军 . 丁书文治疗病毒性心肌炎经验［J］. 山东中医药大学学报，1997（1）：49-51.

[41] 朱智德 . 李锡光教授治疗病毒性心肌炎经验［J］. 广西中医药，2003（6）：28-29.

[42] 邵念方 . 中国现代百名中医临床家丛书 · 邵念方［M］. 北京：中国中医药出版社，2006.

[43] 崔向宁 . 邵念方从肾论治病毒性心肌炎［J］. 山东中医杂志，1995（7）：315-316.

[44] 赵地 . 邵念方治疗病毒性心肌炎经验撷菁［J］. 河南中医，2012，32（6）：685-686.

[45] 肖延龄 . 田芬兰主任用中医药治疗病毒性心肌炎经验［J］. 天津中医学院学报，1992（1）：15-17.

[46] 张瑜 . 曹玉山诊治病毒性心肌炎的经验［J］. 中医研究，2005（12）：45-46.

[47] 刘凯 . 曹玉山主任医师治疗小儿病毒性心肌炎经验［J］. 中医儿科杂志，2011，7（6）：7-8.

[48] 李小颖 . 34 例病毒性心肌炎的辨证分型与疗效观察［J］. 新中医，1996（3）：32-33，21.

[49] 吴建梅，林宏英，赵李宏，等 . 同仁堂红参与高丽红参品质的初步比较研究——人参皂苷和人参多糖的含量测定［J］. 中国中药杂志，2007（7）：573-577.

[50] 潘燕，张硕，张岫美 . 黄芪的药理作用与临床应用研究进展［J］. 食品与药品，2006（9）：5-7.

[51] 任凤梧，郭文勤 . 郭文勤教授应用人参芍药散治疗病毒性心肌炎临床经验［J］. 辽宁中医药大学学报，2011，13（7）：35-36.

[52] 于慧卿，郭秋红，李武卫 . 邢月朋主任医师治疗病毒性心肌炎的经验［J］. 河北中医药学报，2009，24（4）：44-45.

[53] 张九成 . 宋祚民治疗小儿病毒性心肌炎经验简介［J］. 浙江中医学院学报，1991（5）：24-26.

[54] 全国心肌炎心肌病学术研讨会纪要［J］. 中华心血管病杂志，1999（6）：7–11.

[55] 叶任高 . 内科学［M］. 北京：人民卫生出版社，2002.

[56] 戴梅，周旭升，张大炜，等 . 魏执真教授辨治扩张型心肌病的临床经验［J］. 中国中医药现代远程教育，2011，9（9）：11–12.

[57] 马鸿斌 . 曹玉山治疗扩张型心肌病经验［J］. 中医研究，2000（6）：6–7.

[58] 侯德建，郭子光 . 郭子光辨治扩张型心肌病经验［J］. 湖北中医杂志,2008（3）：21–22.

[59] 曹洪欣 . 中医基础理论［M］. 北京：中国中医药出版社，2004.

[60] 吴焕林 . 心脾相关论与心血管疾病［M］. 北京：人民卫生出版社，2004.

[61] 高学敏 . 中药学［M］. 北京：中国中医药出版社，2007.

[62] 于睿，赵昕，于游，等 . 李德新诊疗扩张型心肌病经验总结［J］. 辽宁中医杂志，2011，38（10）：1958–1959.

[63] 曹林生，廖玉华 . 心脏病学［M］. 北京：人民卫生出版社，2010.

[64] 安海英 . 黄丽娟学术思想与临床经验总结及治疗冠心病介入术后再狭窄的临床研究［D］. 北京：北京中医药大学，2011.

[65] 王志英，郭立中，叶放，等 . 周仲瑛教授治疗肺系病证的经验［J］. 中华中医药杂志，2009，24（1）：53–55.

[66] 赵凤达 . 洪广祥教授治疗慢性肺源性心脏病的经验［J］. 新中医,1994(10):9–10.

[67] 奚肇庆，程永红 . 汪履秋老中医治疗肺心病经验［J］. 新中医，1996（5）：2–3.

[68] 张建强 . 邢月朋治疗原发性高血压经验［J］. 河北中医，2011，33（6）：808–809.

[69] 吴坚，高想，蒋熙，等 . 国医大师朱良春高血压病辨治实录及经验撷菁［J］. 江苏中医药，2014，46（7）：1–3.

[70] 张维骏，郑昭瀛，路洁，等 . 路志正理血解痉降压汤治疗高血压病经验［J］. 中医杂志，2014，55（7）：551–552.

[71] 唐东昕，林璐，张国伦 . 张国伦治疗高血压病经验［J］. 山东中医杂志，2004（5）：307–308.

[72] 王体华 . 钟坚治疗高血压病经验［J］. 山东中医杂志，2008（1）：57–58.

[73] 曹艳萍，刘芳 . 罗铨教授诊治高血压病经验［J］. 云南中医中药杂志,2008（1）：1–3.

[74] 张春燕 . 夏翔治疗老年期高血压经验［J］. 山东中医杂志，2005（5）：306–307.

[75] 韩小磊，何华，李鲤 . 李鲤教授运用保和丸治疗高血压病的经验［J］. 中国中医药现代远程教育，2014，12（11）：23–24.

[76] 倪诚 . 王琦教授从气血逆乱热扰水停论高血压病主方［J］. 辽宁中医药大学学报，2011，13（8）：15–16.

[77] 孔令钧 . 张继东治疗高脂血症经验［J］. 中华中医药杂志，2006（2）：108-109.

[78] 张继东 . 陈克忠治疗高脂血症经验［J］. 山东中医杂志，1995（3）：123-124.

[79] 张大年 . 全国名老中医陈克忠治高脂血症经验［J］. 农村实用技术与信息，2005（9）：63.

[80] 韩景波，张以昆 . 方显明教授治疗高脂血症经验［J］. 中医研究，2011，24（7）：67-69.

[81] 屈小元，刘华为 . 刘华为教授治疗高脂血症经验介绍［J］. 现代中医药，2011，31（1）：3-4.

[82] 余锋，陈镜合 . 陈镜合教授治疗心脏神经官能症经验介绍［J］. 陕西中医，2009，30（6）：705-706.

[83] 韩伟锋，邱保国 . 邱保国论治心脏神经官能症的经验［J］. 四川中医，2007（2）：7-8.

[84] 温桂荣 . 夏洪生教授治疗心脏神经官能症的经验［J］. 深圳中西医结合杂志，2002（5）：259-260，262.

[85] 韩谨 . 周耀庭教授运用疏肝法治疗神经官能症经验［J］. 吉林中医药，2011，31（9）：836-837.

[86] 宋智冰，焦志玲 . 曲生论治心脏神经官能症经验小结［J］. 中国民间疗法，2013，21（10）：13-14.

[87] 王暴魁，谢宁，刘志强，等 . 张琪教授治疗心脏神经官能症的经验琐谈［J］. 中医药学报，1996（1）：12.